ANJA CONSTANCE GACA

BABYERNÄHRUNG

Vom Stillen bis zur Beikostphase –
gesund und glücklich durch das erste Jahr

INHALT

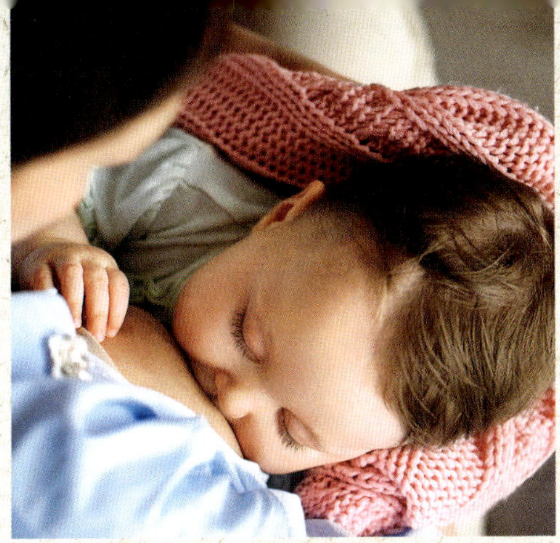

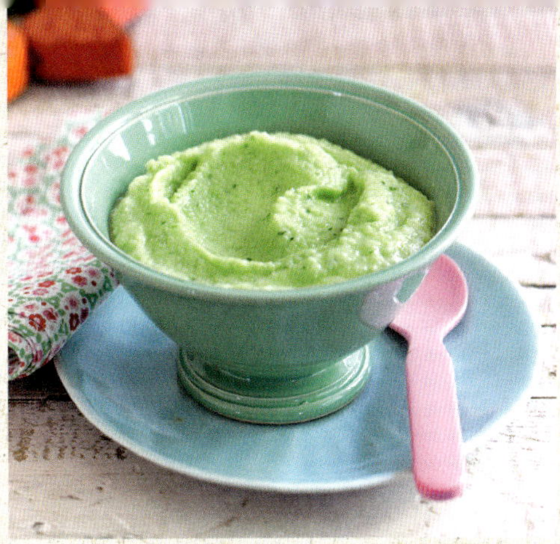

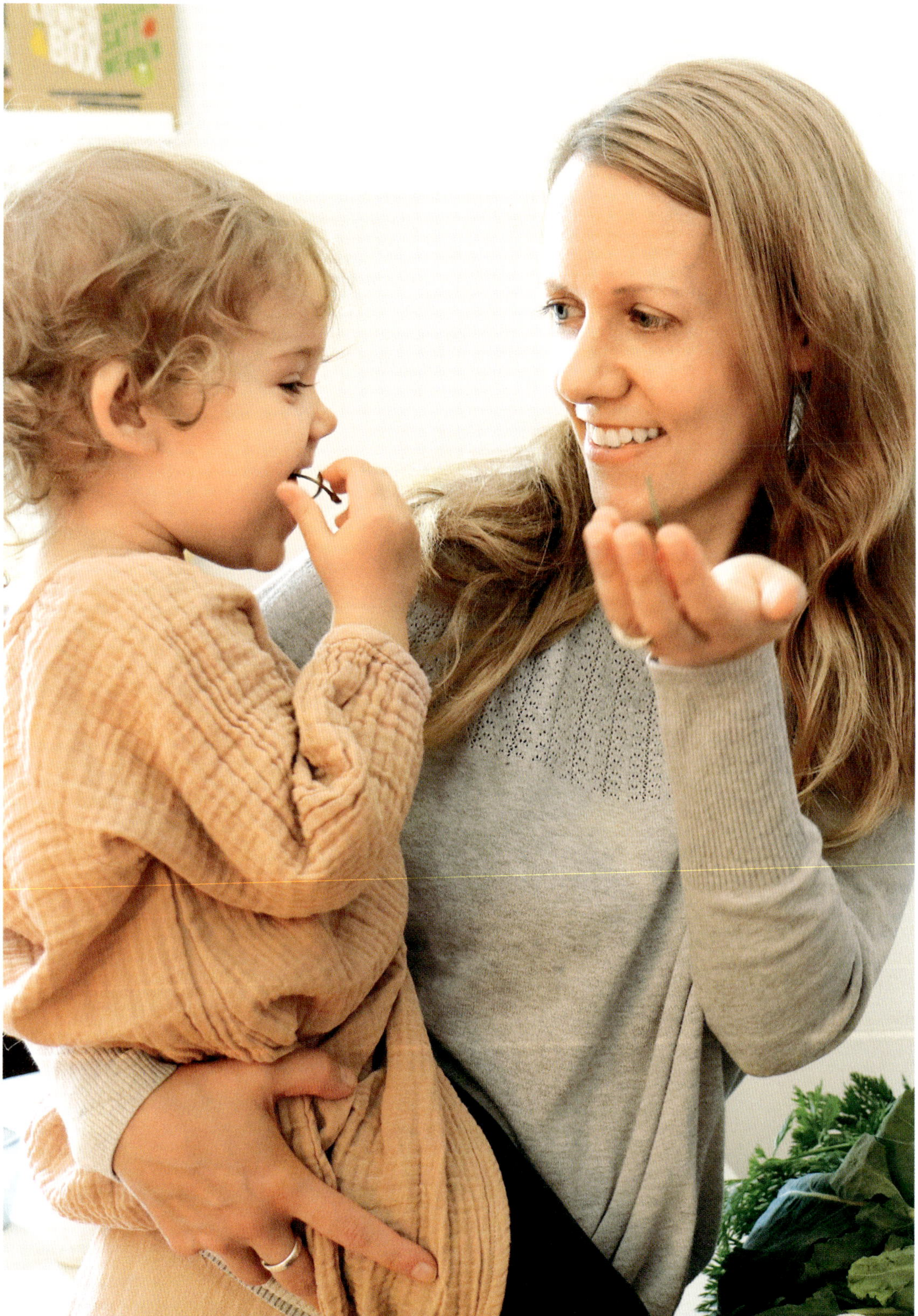

VOM STILLEN ZUR BEIKOST – GESUND DURCHS ERSTE JAHR

Essen und Schlafen – so selbstverständlich diese beiden Grundbedürfnisse in unserem täglichen Leben auch sind, so kompliziert fühlt es sich manchmal an, wenn wir uns als Eltern mit dem Schlaf- und Essverhalten unseres neugeborenen Babys konfrontiert sehen. So vieles ist völlig anders als gewohnt und zum Teil vollkommen neu. Mit der Geburt eines Kindes wird der Alltag auf den Kopf gestellt. Vom ersten Augenblick an dürfen Eltern lernen, die »Sprache« ihres Babys zu verstehen.

Das Stillen, die Fläschchenbeziehung oder später die gemeinsamen Mahlzeiten am Familientisch stellen Situationen dar, die über die reine Zufuhr von Nährstoffen weit hinausgehen. Begleiten Sie Ihr Kind mit liebevoller Zuwendung, Geborgenheit und Vertrauen in seine eigenen Fähigkeiten auf seiner Entdeckungstour durch das Geschmacksuniversum und geben Sie ihm dabei Halt und Orientierung.

Das Essen im Babyjahr ist erst der Anfang von vielen, vielen gemeinsamen Mahlzeiten, die Sie in den kommenden Jahren zusammen als Familie einnehmen werden. Bereits in den ersten Monaten werden prägende Erfahrungen gemacht, die das spätere Essverhalten beeinflussen. Darum machen Sie es sich von Anfang an schön mit Ihrem Baby, ob an der Brust, im Arm oder am Esstisch. Berücksichtigen Sie die Kompetenzen, die Ihr Baby schon bei der Geburt mitbringt. Dies wird Ihnen helfen, Ihr Kind auch in der späteren Autonomiephase so zu begleiten, wie es das braucht – nicht nur am Esstisch.

Beim Essen geht es oft darum, dem Kind zu vertrauen und ihm zuzutrauen, dass es weiß, was es braucht. Es geht aber auch um Vertrauen in Ihre eigenen elterlichen Fähigkeiten, die Signale Ihres Babys zu erkennen und angemessen darauf zu reagieren. Obwohl wir heute in Sachen Ernährung so zahlreiche Möglichkeiten haben, ist das Thema für viele Menschen unübersichtlicher und komplexer als je zuvor. Wenn es dann noch darum geht, den besten Weg für das eigene Kind zu finden, wird es noch verwirrender.

Gibt es einen Weg, der für alle passt?

Auch von ausgewiesenen Fachleuten werden Sie immer wieder unterschiedliche Meinungen hören. Oft sind es tatsächlich primär Meinungen und keine Fakten, die Sie meist erst auf Nachfrage bekommen. So halten sich zum Beispiel viele Ammenmärchen zum Thema Stillen recht hartnäckig, obwohl sie längst widerlegt sind. Auch im Bereich Beikost gibt es zahlreiche, zum Teil widersprüchliche Aussagen. Und dann gibt es da noch Ihr Kind, das vielleicht ganz eigene Ansichten zum Thema Essen hat.

Auch dieses Buch wird Ihnen nicht den einen »richtigen« Weg aufzeigen können. Ich hoffe aber, dass Sie nach der Lektüre etwas entspannter auf das Thema Babyernährung blicken können. Finden Sie Ihren eigenen Weg, der die aktuellen Entwicklungen und die Bedürfnisse Ihres Babys berücksichtigt. Setzen Sie sich weniger mit konkreten Erwartungen, dafür aber mit viel Neugier und Vorfreude zusammen mit Ihrem Kind an den Familientisch. Vieles wird allein dadurch schon einfacher werden. Und rückblickend werden Sie hoffentlich feststellen, dass die Sache mit der Babyernährung doch nicht so kompliziert war, wie ursprünglich angenommen. Genießen Sie Ihr Kind. Und genießen Sie Ihre gemeinsamen Mahlzeiten.

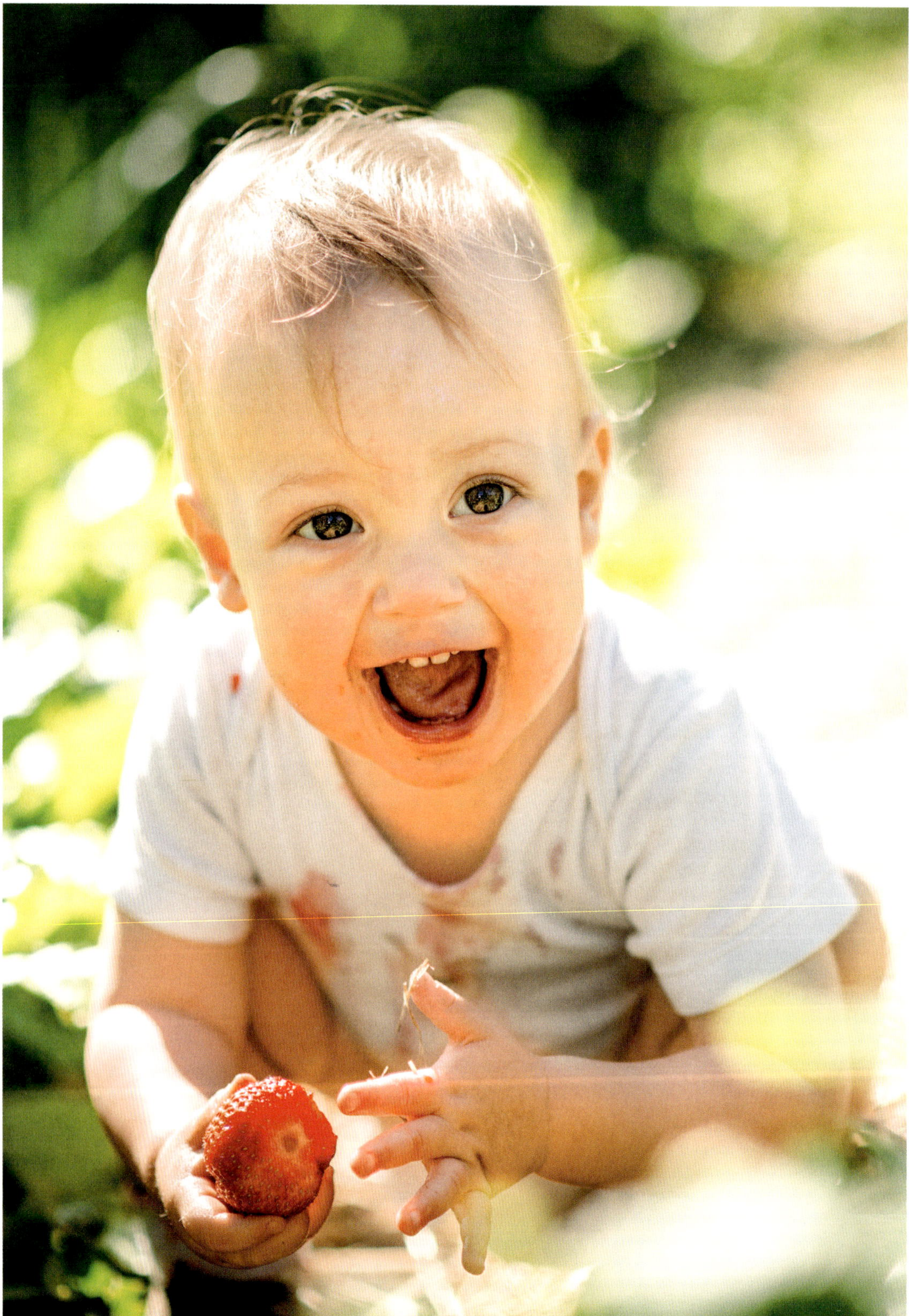

1

MÜSSEN BABYS ESSEN LERNEN?

Viele junge Eltern fragen sich, ob sie ihrem Kind das Essen tatsächlich erst »beibringen« müssen. Bei den Unmengen an Informationen, Plänen und Ratschlägen zum Thema Babyernährung ist dieser Gedanke verständlich. Doch in Wirklichkeit kommt ein Baby schon ziemlich kompetent zur Welt. Und auch die Mutter ist entsprechend vorbereitet – selbst wenn sie noch kein einziges Buch zum Thema gelesen hat.

DAS BABY ISST MIT

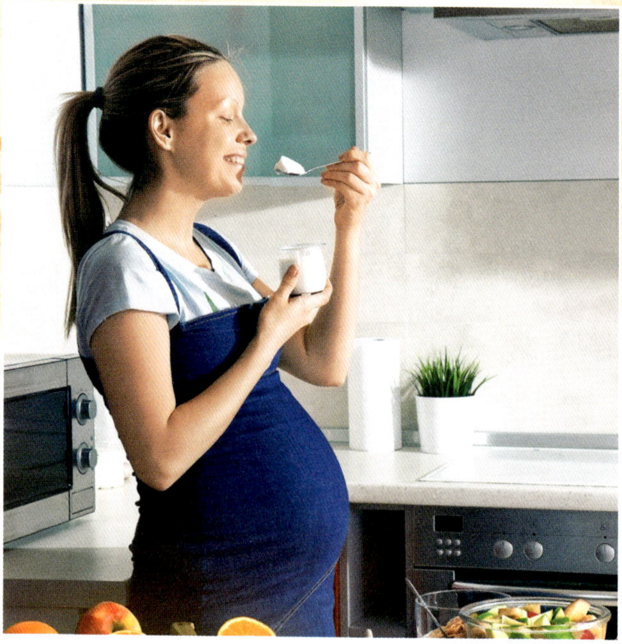

Damit aus einer mit einer Samenzelle verschmolzenen Eizelle ein kleiner Mensch heranwachsen kann, ist Nahrung von Anfang an essenziell. Zunächst wird der winzige Embryo noch durch ein nährstoffreiches Sekret direkt aus dem mütterlichen Gewebe ernährt. Schon bald bekommt das schnell wachsende Kind aber über Plazenta und Nabelschnur alle Nährstoffe, die es braucht.

Ist die Nährstoffversorgung nicht ganz optimal, nimmt der Körper sich zunächst alles für das wachsende Baby. Damit weder Mutter noch Kind unterversorgt sind, ist es wichtig, auf eine ausreichende und vor allem qualitativ hochwertige Ernährung zu achten. So wie das Kind durch die Plazenta alle guten und wichtigen Nährstoffe aus dem mütterlichen Blutstrom bekommt, so kriegt es auch mögliche Schadstoffe ab. Der Verzicht auf Alkohol, Nikotin und andere schädigende Substanzen ist deshalb wichtig.

Die Schwangerschaft ist eine Zeit, in der sich viele Frauen ausführlicher mit den Themen Ernährung und Gesundheit allgemein auseinandersetzen. Der Wunsch, beste Bedingungen für das eigene Kind zu schaffen, ist nicht nur ein Grund, mit dem Rauchen aufzuhören, sondern auch Anlass, das eigene Essverhalten zu überprüfen. Von positiven Veränderungen der Lebensgewohnheiten profitiert nicht nur das Baby, sie nützen auch seinen Eltern.

ERNÄHRUNG IN DER SCHWANGERSCHAFT

Frauen werden in Sachen Ernährung schnell mit vielen Dos und Dont's konfrontiert, sobald sie erfahren, dass sie schwanger sind. Es geht nicht nur darum, auf welche Lebensmittel jetzt besser verzichtet werden sollte, sondern auch darum, mit welchen Produkten eine optimale Nährstoffversorgung für Mutter und Kind erreicht werden kann. Es stimmt: Schwangere müssen nicht für zwei essen, wie irrtümlich oft angenommen wird. Aber für zwei denken müssen sie schon. Mittlerweile ist wissenschaftlich gut belegt, dass sich der Gesamtbedarf an Kalorien in der Schwangerschaft nicht stark erhöht. Erst in den letzten Monaten steigt die tägliche Energieerfordernis um rund zehn Prozent. Das entspricht gerade mal einem zusätzlichen Käsebrot oder einem halben Schokomuffin. Insgesamt also nicht sehr viel! Trotzdem: Die Anforderung an die Versorgung mit bestimmten Nährstoffen ist von Beginn an erhöht und bleibt es auch während der Stillzeit. Ihr Baby isst von Anfang an mit. Es kommt aber weniger auf die Quantität als auf die Qualität der Nahrung an. Ob eine zusätzliche Gabe von bestimmten Nährstoffen in Form von Nahrungsergänzungsmitteln erforderlich ist, hängt von den individuellen Ernährungsgewohnheiten ab. Besprechen Sie sich mit Ihrer Hebamme oder Ihrem Frauenarzt, wenn Sie unsicher sind. Gerade bei individuellen Besonderheiten wie Über- oder Untergewicht, einem Schwangerschaftsdiabetes, bei Allergien oder einer vegetarischen beziehungsweise veganen Lebensweise ist eine qualifizierte Ernährungsberatung sinnvoll.

Das Baby kommt auf den Geschmack

Nicht nur in puncto Energie- und Nährstoffversorgung sitzt Ihr Baby schon während der Schwangerschaft mit Ihnen in einem Boot. Auch geschmacklich ist Ihr Baby bereits in der Bauchzeit voll mit dabei. Was Sie essen, kommt nicht nur in Form von Nährstoffen, sondern auch als erste Geschmacksprägung bei Ihrem Kind an. Die Zunge und mit ihr die ersten Geschmacksknospen entwickeln sich bereits zwischen der achten und zehnten Schwangerschaftswoche, kurz darauf bilden sich die Geschmacksnerven.

Fruchtwasser ist das erste Getränk

Im Bauch trinkt das Baby vom Fruchtwasser und kann den sich durch die Ernährung der Mutter immer wieder verändernden Geschmack wahrnehmen. Fruchtwasser besteht zu 99 Prozent aus Wasser – der Rest setzt sich unter anderem aus Eiweiß, Glukose, Harnstoff und verschiedenen Elektrolyten zusammen. Glukose sorgt für seinen süßlichen Geschmack.

Bevorzugt »süß«

Süß ist dementsprechend auch die von allen Babys bevorzugte Geschmacksrichtung nach der Geburt.

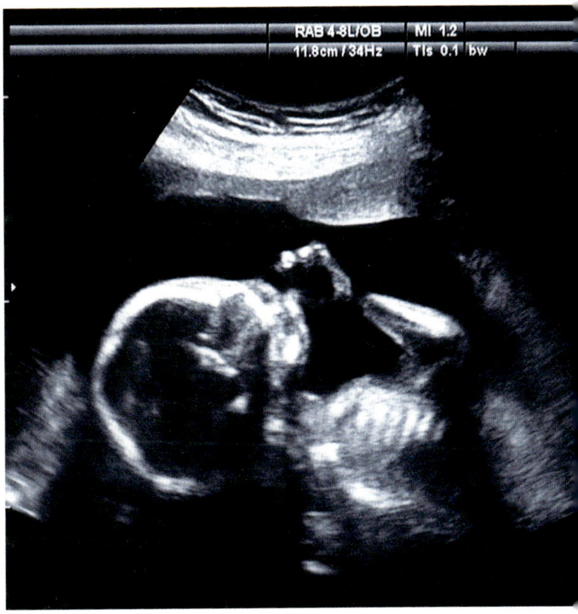

Mit dem süßlichen Fruchtwasser macht das Baby erste Saug- und Schluckübungen.

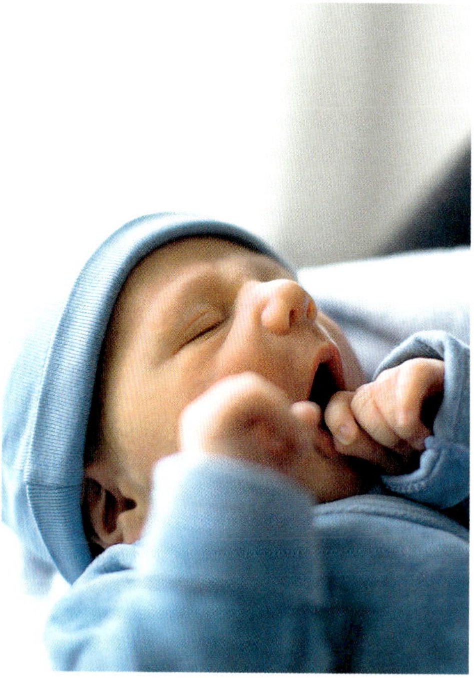

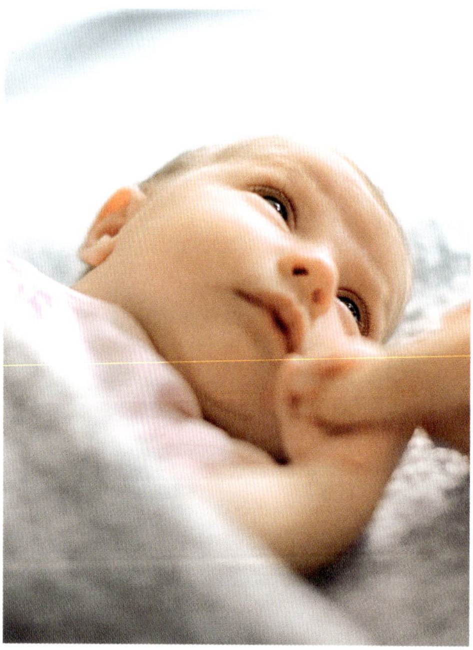

Die Neugeborenenreflexe helfen dem Baby dabei, auf der Welt anzukommen.

Erste Erfahrungen in Sachen Geschmacksbildung werden also schon im Mutterleib gemacht. Dieses Wissen spricht für eine vielfältige und ausgewogene Ernährung in der Schwangerschaft. Auch eine breite Geschmacksvielfalt in der Stillzeit scheint die Bereitschaft des Kindes zu fördern, später neue Lebensmittel zu kosten und auch zu mögen.

Schlucken, Saugen, Suchen – erste Vorbereitungen im Bauch

Im Bauch wird das Baby passiv über die Nabelschnur ernährt, aber bereits jetzt bereitet es sich aktiv auf die Nahrungsaufnahme nach der Geburt vor. Ab der zwölften Schwangerschaftswoche übt es die ersten dafür erforderlichen Reflexe ein, wie das Saugen und das Schlucken durch Trinken von Fruchtwasser. Die Saug-Schluck-Atem-Koordination reift im letzten Schwangerschaftsdrittel. Dann kommt auch der Saugreflex hinzu.

Der Suchreflex

Der Suchreflex wird auch Rooting-Reflex genannt. Berührt man Wangen- und Mundregion des Babys, dreht es den Kopf in die entsprechende Richtung. Es öffnet den Mund und lässt die Zunge herausgleiten. So »sucht« es nach der Nahrungsquelle. Dieser Reflex lässt sich in den ersten drei Monaten nach der Geburt immer dann beobachten, wenn das Baby hungrig wird. Bei satten Kindern lässt sich der Reflex nicht auslösen.
Bis zur Geburt hat das Baby die Such-, Saug- und Schluckreflexe so gut koordiniert und geübt, dass es direkt nach der Geburt mit der aktiven Nahrungsaufnahme beginnen kann. Zu früh geborene Kinder haben deshalb je nach Geburtszeitpunkt mehr oder weniger große Schwierigkeiten bei der Nahrungsaufnahme.

Neugeborenenreflexe

Darüber hinaus gibt es weitere Reflexe, die auf den ersten Blick gar nicht mit der Nahrungsaufnahme in Verbindung stehen, aber dennoch eine wichtige Rolle dabei spielen. Zu den sogenannten primitiven frühkindlichen Reflexen gehören zum Beispiel der Schreit- sowie der Greifreflex, mit denen das Baby bei gezielten Berührungen bestimmte Bewegungen von Beinen und Händen ausführt. Untersuchungen zeigen, dass auch diese Reflexe dem Baby helfen, den Weg zur Brust zu finden, anzudocken und zu saugen. Entscheidend für das Auslösen dieser Reflexe ist die mütterliche Körperhaltung. Diese kann die Reflexe des Babys stimulieren oder im Gegenteil eher behindern, was Auswirkungen auf das Anlegen (siehe Seite 30) an die Brust haben kann.

Ihr Baby bringt also von Anfang an erstaunliche Kompetenzen mit. In den kommenden Monaten entwickelt es seine Fähigkeiten weiter, sodass es später auch festere Nahrung zu sich nehmen kann. Begleiten Sie Ihr Kind auf diesem Weg mit Vertrauen, Geduld und Spaß – aber in seinem Tempo.

WO BEKOMME ICH HILFE?

Scheuen Sie sich nicht, Hilfe in Anspruch zu nehmen, wenn Sie die Ernährung Ihres Babys immer wieder vor (neue) Herausforderungen stellt. Viele Fragen lassen sich mit dem nötigen Hintergrundwissen und praktischer Anleitung unkompliziert klären. Ansprechpartner kann die Hebamme oder der Kinderarzt sein, aber auch Still- und Ernährungsberaterinnen sowie Psychologen kommen als Berater infrage.

Hebammenbetreuung: Hebammen können Sie in den ersten zwölf Wochen nach der Geburt begleiten. Darüber hinaus können sie bei Ernährungsschwierigkeiten bis zum Ende der Stillzeit beziehungsweise bis zum Ende des neunten Monats bei nicht (mehr) gestillten Kindern beraten. Die Kosten werden von den gesetzlichen (und vielen privaten) Krankenkassen getragen.

Kinderärzte: Gerade bei Gedeih- und Ernährungsstörungen sind die kinderärztliche Abklärung und Betreuung wichtig. Kinderärzte haben verschiedene fachliche Schwerpunkte. Gegebenenfalls wird Sie Ihr Kinderarzt auch an andere Ärzte oder Therapeuten weiterverweisen.

Still- und Laktationsberaterin IBCLC: Die Abkürzung IBCLC steht für »International Certified Lactation Consultant« (International zertifizierte Stillberatung). IBCLC haben einen medizinischen Grundberuf und eine umfassende Zusatzausbildung. In der Regel müssen die Kosten für die Beratung durch eine IBCLC selbst getragen werden.

Stillberaterin, Stillgruppen: Es gibt neben den IBCLC auch eine große Anzahl von Stillberaterinnen, die verschiedene andere Weiterbildungen und fachliche Hintergründe haben. Bei Fragen und Problemen beraten sie zum Teil ehrenamtlich oder rechnen die Leistungen privat ab. Beratungen sind per E-Mail, telefonisch oder persönlich möglich. Auch Stillgruppen werden in der Regel von ausgebildeten Stillberaterinnen geleitet.

Krisenbegleitung bei Schrei-, Schlaf-, Still- und Fütterstörungen: Manchmal ergeben sich im Säuglingsalter auch aus anderen Gründen Stillprobleme oder Schwierigkeiten bei der Nahrungsaufnahme. Das Verhalten eines untröstlich weinenden Babys ist für seine Eltern häufig auch eine große Herausforderung, wenn es ums Stillen oder Füttern geht. Die bindungsorientierte Unterstützung in einer »Schreiambulanz« kann hilfreich sein.

Ernährungsberatung: Es gibt zahlreiche Angebote mit unterschiedlichen Beratungsschwerpunkten. Fragen Sie vor allem bei besonderen Ernährungserfordernissen wie Nahrungsmittelunverträglichkeiten sowie bei einer rein veganen Lebensweise Ihren Arzt oder Ihre Hebamme nach einer konkreten Empfehlung.

Andere: Darüber hinaus gibt es viele andere Berufsgruppen wie Logopäden, Ergotherapeuten oder Osteopathen, die weiterhelfen können, wenn bei der Babyernährung Probleme auftreten.

KOMPETENT VON ANFANG AN

Das Baby entwickelt in der Schwangerschaft nicht nur alle Kompetenzen, die für die spätere Nahrungsaufnahme (siehe Seite 10) wichtig sind, sondern bereitet sich auch darauf vor, die Nahrung zu verdauen. Es trainiert den Magen-Darm-Trakt, indem es Fruchtwasser trinkt und über das Harnsystem wieder ausscheidet.
Bereits kurze Zeit nach der Geburt beginnt die Stuhlausscheidung, wenn sich der Darm in den ersten Lebensstunden mit Luft füllt und gleichzeitig mit Darmbakterien besiedelt wird. Durch verschiedene physiologische Prozesse, die die kindliche Sauerstoffversorgung unter der Geburt betreffen, wird zudem die Darmperistaltik angeregt. Gleichzeitig setzt die Produktion von Magensaft und Darmsekreten sein. Diese Mechanismen sorgen dafür, dass das Baby bereits am ersten Lebenstag Stuhl ausscheidet.
Dieser erste, grünlichschwarze und klebrige Stuhlgang des Babys wird Mekonium genannt und besteht unter anderem aus Schleimhautepithel, Fruchtwasser, eingedickter Galle, verschluckten Hautpartikeln und Härchen. Die Ernährung mit Muttermilch verändert Konsistenz und Farbe des Stuhlgangs innerhalb weniger Tage. Von Anfang an ist Ihr Baby also gut auf die aktive Nahrungsaufnahme vorbereitet.

Hautkontakt fördert das Stillen

Auch wenn ein Baby bei der Nahrungsaufnahme auf elterliche Unterstützung angewiesen ist, kommt es mit zahlreichen dafür erforderlichen Fähigkeiten zur Welt. Die Voraussetzungen für einen komplikationslosen Stillbeginn sind besonders gut, wenn die spontane Geburt möglichst interventionsarm verlaufen ist.
In den ersten zwei Stunden nach der Geburt sind die meisten Babys in einem sehr aufnahmebereiten Wachzustand, der beste Voraussetzungen dafür bietet, dass Mutter und Kind sich kennenlernen und mit dem Stillen beginnen können. Diese sensible Phase sollte möglichst nicht gestört werden. Da der Haut-an-Haut-Kontakt Bonding und Stillen fördert, sollte das Baby noch nicht angezogen werden, sondern gut zugedeckt direkt auf dem Bauch der Mutter liegen. Auch die Wärmeregulation des Babys funktioniert so am besten.

Babys finden allein den Weg zur Brust

Babys kommen so kompetent auf die Welt, dass sie den Weg zur Brust von ganz allein finden und mit dem Saugen beginnen. Diesen sogenannten

BINDUNGSAUFBAU

Mit dem Begriff Bonding ist der Prozess gemeint, in dem erste emotionale Bande zwischen Eltern und Kind geknüpft werden. Das Baby macht seine ersten Bindungserfahrungen, indem sich Eltern und Kind auf die gemeinsame Beziehung einlassen. Ein Baby ist essenziell auf seine Bezugspersonen angewiesen, weshalb der Bindungsaufbau zu ihnen eine wichtige Rolle spielt. Durch sein Verhalten und den Ausdruck seiner Emotionen reagieren Eltern auf seine Bedürfnisse. Wenn diese Reaktionen feinfühlig und prompt erfolgen, werden ihm diese gemachten Erfahrungen ein Gefühl von Sicherheit und Geborgenheit geben. Dies wiederum ist wichtig, weil es das Kind vor Stress schützt und ihm den Raum gibt, die Welt zu erkunden und sich weiterzuentwickeln. Faktoren wie Ruhe und Intimität sowie ein ungestörter, ausgedehnter Hautkontakt unmittelbar nach der Geburt unterstützen den Bindungsaufbau. Bonding ist aber ein Prozess und kein einmaliges Ereignis. So können Eltern und Kinder auch nach einem schwereren Start das erste Beschnuppern entsprechend »nachholen«, sobald die Umstände es zulassen.

»Breast Crawl« kann man am besten nach einer interventionsfreien Geburt beobachten, wenn das Baby gut zugedeckt nackt auf dem Bauch der Mutter liegt und eine ruhige, entspannte Atmosphäre herrscht, in der die Dinge sich entwickeln können: Wenn das Kind nach der Geburt bäuchlings auf Bauch oder Brustkorb der Mutter liegt, schiebt es sich kraftvoll mit seinen Füßen Zentimeter für Zentimeter in Richtung Milchquelle. Angelockt wird das Baby durch den Geruch der Brustwarze, der an den von Fruchtwasser erinnert, welches das Baby ja schließlich viele Monate umgeben hat.
Es wird vermutet, dass ein Temperaturunterschied zwischen der wärmeren Brustwarze und den kühleren Lippen ein weiterer Faktor für das selbstständige Finden der Milchquelle ist.
Manchmal verhindert eine medizinisch notwendige Behandlung von Mutter und Kind dieses erste ungestörte Kennenlernen. Holen Sie diesen Moment nach, sobald es möglich ist. Direkter Hautkontakt gehört mittlerweile standardmäßig zum Therapiekonzept bei der Behandlung von zu früh oder zu leicht geborenen Kindern. Studien belegen die unmittelbar positiven Auswirkungen auf die Gesundheit des Kindes. Diese Methode unterstützt zusätzlich die Bindung und fördert gleichzeitig die Milchproduktion der Mutter.

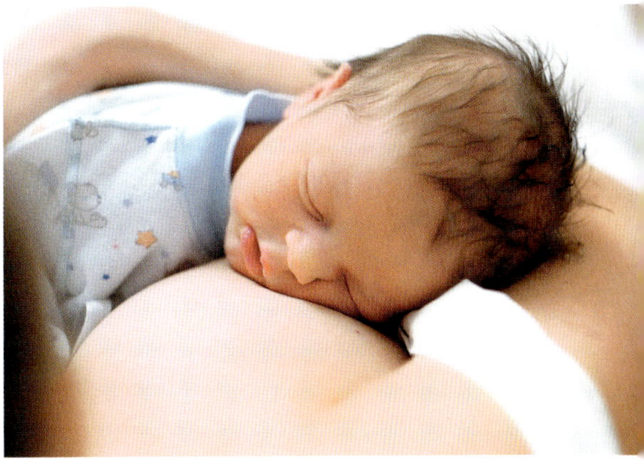

Wichtig für den Bindungsaufbau: ganz viel Nähe und Körperkontakt.

Frühe Hungerzeichen

Jedes Babys hat das Bedürfnis nach Nahrung und Nähe. Es macht deshalb auf sich und seinen Hunger frühzeitig aufmerksam. Die frühen Feinzeichen können Sie aber nur bemerken, wenn Sie Ihr Kind möglichst ununterbrochen bei sich haben. Früher, als in den Kliniken das Zusammensein von Mutter und Kind rund um die Uhr noch nicht üblich war, wurde das Baby meist erst gebracht, wenn es vor Hunger schon schrie. Ein erfolgreiches Anlegen ist so aber nur schwer möglich. Häufig klappt es erst, wenn das Kind zuvor anders beruhigt und getröstet wurde.
Die Koordination von Saugen und Schlucken funktioniert vor allem dann gut, wenn das Baby in einem aktiven Wachzustand und nicht völlig außer sich ist. Den richtigen Zeitpunkt für die Mahlzeiten herauszufinden ist eine wichtige Voraussetzung für entspanntes Stillen und auch fürs Füttern. Wenn ein Neugeborenes wach wird, macht sich das durch vermehrte Unruhe bemerkbar. Es räkelt sich, ballt die Fäustchen und macht mit dem Köpfchen vielleicht erste Suchbewegungen, vor allem, wenn es sich schon auf dem Arm der Mutter und in Brustnähe befindet.
Manche Babys schmatzen oder saugen an ihren Händchen oder anderen Dingen, die ihnen vor den Mund kommen. Spätestens zu diesem Zeitpunkt sollte den deutlichen Hungersignalen des Kindes nachgegangen werden. Eltern finden schnell heraus, was ihr Baby gerade braucht, wenn sie viel Zeit miteinander verbringen.

Nahrung für die Seele

Neben den benötigten Nährstoffen braucht Ihr Baby aber auch liebevolle Zuwendung, Nähe und Geborgenheit – also die Nahrung für die Seele. Das Stillen vereint all diese Bedürfnisse. Aber auch wenn ein Baby mit Säuglingsnahrung ernährt wird, können und sollten all diese Aspekte berücksichtigt werden. Ausführliche Informationen dazu finden Sie in den folgenden Kapiteln.

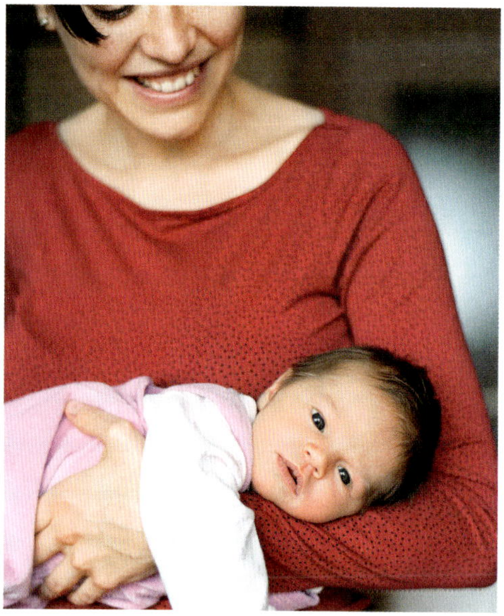

Tragen im Fliegergriff massiert sanft die Bauchorgane – gut gegen Bauchweh.

Die Verdauung

Ein Neugeborenes muss nicht nur in der Lage sein Nahrung aufzunehmen, sondern auch sie entsprechend verdauen, um die darin enthaltenen Nährstoffe verwerten zu können. Bereits unmittelbar nach der Geburt findet daher eine große Umstellung für den bisher recht unbelasteten Magen-Darm-Trakt des Babys statt.

Oft kann man richtig sehen und auch hören, wie die Verdauung arbeitet. Die Anstrengung ist dem Baby im Gesicht abzulesen. Es zieht die Stirn in Falten, winkelt Arme und Beinchen an oder weint vielleicht sogar. Auch wenn wir dem Kind die Verdauungsarbeit nicht abnehmen können, ist es wichtig, es dabei zu unterstützen und zu begleiten. Der Bauch wird sich in der Kindheit immer wieder bemerkbar machen. Nicht jedes »Bauchweh« werden wir jederzeit und sofort lindern können, aber Dasein, Tragen, Halten und Trösten tun kleinen und großen Kindern gut.

DREIMONATSKOLIKEN – EIN MYTHOS?

Der englische Kinderarzt Ronald Illingworth hat die auch Trimenonkoliken genannten rhythmisch auftretenden und unstillbaren Schreiattacken ohne erkennbare Ursache schon 1954 beschrieben. Bis heute ist nicht abschließend geklärt, ob wirklich eine »Störung« des Magen-Darm-Trakts die Ursache für diese anhaltenden Schreiphasen sind, die meist ab dem vierten Lebensmonat abnehmen oder sogar ganz verschwinden.

Entsprechend uneinheitlich sind die Therapieansätze, die bei Dreimonatskoliken empfohlen werden. Von der Bauchmassage über osteopathische Behandlungen bis hin zu diversen Hausmittelchen und Arzneien ist alles dabei. Bei jedem Kind hilft scheinbar etwas anderes und manchmal auch einfach gar nichts.

Es spricht nichts dagegen, verschiedene Maßnahmen auszuprobieren, aber zu viel Aktionismus kann zusätzliche Unruhe in die Situation bringen. Denn viele Kinder reagieren auf elterlichen Stress mit noch mehr Unbehagen und Schreien.

Am wichtigsten sind das gelassene Halten des Kindes und das Aushalten der hohen emotionalen Belastung, wenn das Baby untröstlich weint. Damit Eltern dies gelingt, brauchen sie selbst Unterstützung und Zuspruch. Gerade in anstrengenden Elternzeiten ist es besonders wichtig, gut für sich selbst zu sorgen, um feinfühlig für sein Baby da sein zu können.

Damit andere mögliche Ursachen für ein vermehrtes untröstliches Weinen ausgeschlossen werden können, ist bei der Ursachenforschung die Zusammenarbeit mit dem Kinderarzt, der Hebamme oder einer Stillberaterin sinnvoll. Stecken Unverträglichkeiten, Gedeihstörungen oder auch körperliche Symptome dahinter, ist eine entsprechende Behandlung oder Therapie erforderlich (siehe auch Seite 41).

DIE FÄHIGKEITEN DER MUTTER

Nicht nur das Baby, auch die Mutter geht gut vorbereitet mit allen benötigten Voraussetzungen zur Ernährung ihres Babys in die Zeit nach der Geburt. Oft liest und hört man, dass im Prinzip jede Frau stillen kann. Betrachtet man die reinen Fakten, ist es tatsächlich so, dass nach der Geburt über 98 Prozent der Mütter die biologischen Voraussetzungen dazu mitbringen.

Fast jede Mutter kann stillen

Nur sehr wenige Mütter sind aufgrund gesundheitlicher Probleme oder anatomischer Besonderheiten nicht in der Lage, ihr Baby mit Muttermilch zu versorgen. Manchmal ist dies schon vor der Geburt bekannt. Andere Stillhindernisse zeigen sich erst danach. Die Wahrscheinlichkeit, stillen zu können, ist also tatsächlich sehr hoch. Dementsprechend beginnen über 80 Prozent der Mütter nach der Geburt damit, ihrem Kind die Brust zu geben. Doch wie sich der weitere Weg gestaltet, hängt von vielen Faktoren ab: Der individuelle Geburtsverlauf sowie kindliche, aber auch mütterliche Umstände nach der Geburt, Schmerzen, die Einstellung des Partners, Hilfe im Wochenbett, aber vor allem auch die (fehlende) Unterstützung bei Stillschwierigkeiten können sich positiv oder negativ auswirken.

Essenziell: Unterstützung

Wesentlich für eine harmonische Stillbeziehung sind die Quantität und die Qualität der Unterstützung, die eine Mutter gerade bei Sorgen oder Stillproblemen erhält. Besonders der Stillverlauf der ersten Tage und Wochen ist weichenstellend für den weiteren Weg. Zu wenig Personal in den Geburtskliniken und zu wenige Hebammen für die häusliche Wochenbettbetreuung machen es Müttern zunehmend schwer, bei Problemen schnelle und kompetente Hilfe zu bekommen.

Möglichst viele Informationen

Es ist wichtig, sich schon vor der Geburt mit dem Thema Stillen auseinanderzusetzen. Bücher und Videos sind hilfreiche Informationsquellen. Auch ein Stillvorbereitungskurs oder ein Gespräch mit der Hebamme oder Stillberaterin ermöglicht eine individuelle Vorbereitung. Wer es weniger förmlich mag, kann sich auch im Familien- und Freundeskreis umhören. Es gibt sicher die eine oder andere stillende Mutter, die aus ihrer persönlichen Erfahrung berichten kann.
Ein guter Zeitpunkt, sich mit dem Stillwunsch zu beschäftigen, ist das zweite Schwangerschaftstrimester, denn im letzten Drittel rückt das Thema Geburt in den Fokus, und andere Themen treten in den Hintergrund. Der Partner sollte bei diesem Thema auf jeden Fall ins Boot geholt werden, da seine Einstellung mitentscheidend für den Stillerfolg und die Stilldauer ist. Auch wenn Sie schon jetzt wissen, dass Sie nach der Geburt nicht stillen können oder möchten, ist es wichtig, sich die Bedürfnisse eines Neugeborenen in Bezug auf Nähe, Hautkontakt und Füttern nach Bedarf möglichst früh klarzumachen.

Der Körper bereitet sich vor

Der Körper der Mutter bereitet sich ab Beginn der Schwangerschaft auf die spätere Ernährung des Babys vor. Schon lange bevor eine Babykugel sichtbar wird, spüren viele Frauen erste Veränderungen an der Brust. Sie kann größer, praller und berührungsempfindlicher werden. In der zweiten Schwangerschaftshälfte kann bereits erstmalig Kolostrum austreten. Auch wenn diese Anzeichen für die Vorbereitung auf die spätere Stillzeit nur gering oder gar nicht spürbar sind, sagt das nichts über die Stillfähigkeit aus, ebenso wenig wie die Größe der Brust mit der Menge der gebildeten Milch in Zusammenhang steht.

Der weibliche Körper nach der Geburt

Durch den Abfall der Schwangerschaftshormone nach der Geburt und die Stimulation durch das

VERÄNDERT STILLEN DIE BRUST?

Die Sorge um das Aussehen der Brust nach der Stillzeit ist für manche Frauen ein relevantes Thema, für andere wiederum überhaupt nicht. Für alle ist es aber wichtig, zu wissen, dass viel weniger die Stillzeit selbst als vielmehr die Anzahl der Schwangerschaften, das mütterliche Alter sowie die Beschaffenheit des Bindegewebes und Faktoren wie Rauchen, Bewegungsmangel und Ernährung das Aussehen der Brust beeinflussen und verändern.
Nach der Geburt kann die Brust zunächst deutlich verändert aussehen. Dies hängt aber vor allem mit den vorbereitenden Prozessen im Verlauf der Schwangerschaft zusammen.
Denn unabhängig davon, ob eine Frau nach der Geburt stillen möchte oder nicht, bereitet ihr Körper sich ganz natürlich darauf vor. Das Brustdrüsengewebe differenziert sich durch hormonelle Einflüsse und wächst. Das Fettgewebe wird verdrängt. Die Brustwarze verändert sich in Größe und Farbe und wird sensibler. In der Stillzeit selbst finden weitere Veränderungen statt, und die Milchbildung kommt nun richtig in Gang. Die Brust kann dadurch praller und größer aussehen.
In der Abstillphase bilden sich die milchspendenden Zellen zurück, sodass der Milchfluss allmählich versiegt. Dadurch erscheint die Brust nun meist deutlich kleiner und auch schlaffer. Das durch das Drüsengewebe verdrängte Fettgewebe baut sich nach und nach wieder auf, sodass die Brust ihre Form erneut verändert. Dieser Vorgang kann einige Monate bis zu einem Jahr dauern. Bei starkem Gewichtsverlust fällt der Aufbau der Fettschicht entsprechend verhaltener aus.
Einige Zeit nach dem Abstillen lässt sich anhand der Brustform übrigens nicht mehr feststellen, ob und wie lange eine Frau gestillt hat oder nicht.

Saugen des Babys kommt es zum Einsetzen und zur Aufrechterhaltung der reichlichen Milchbildung (Laktation). Alle körperlichen Prozesse und Veränderungen vor, bei und nach der Geburt sind so fein aufeinander abgestimmt, dass für die Ernährung des Kindes gut gesorgt ist.

Die Psyche: verunsichert vom »Verantwortungsschock«

Trotz bester Vorbereitung kann es sein, dass Sie sich nach der Geburt alles andere als kompetent und gut vorbereitet fühlen. Zum einen können die bei einer Geburt auftauchenden Emotionen als überwältigend erlebt werden. Zum anderen befinden Sie sich nun in einer äußerst sensiblen und gefühlsintensiven Lebensphase. Diese emotionale Offenheit im Wochenbett macht Sie feinfühlig für die Bedürfnisse Ihres Kindes, aber gleichzeitig auch sehr verletzlich gegenüber Kritik. Das eigene Bauchgefühl wird immer wieder verunsichert durch gut gemeinte Ratschläge.

Dazu kommt der große »Verantwortungsschock«, wenn man begreift, dass man von nun an rund um die Uhr für dieses kleine Menschenkind gut sorgen muss. Dabei ist die Frage, wie das Kind ernährt werden soll, gerade im ersten Jahr ein wichtiger Aspekt, für den wir uns verantwortlich fühlen. Auch in Zeiten und Regionen, in denen Nahrungsmangel keine Rolle spielt, kommt die »mütterliche Urangst«, dass das Kind nicht genug Nahrung bekommt, immer wieder mal hoch.

Holen Sie sich Unterstützung!

Deshalb gehört zu einer guten Vorbereitung auf das Stillen, aber auch auf eine Ernährung mit Säuglingsnahrung, dass Sie einen fachkompetenten Ansprechpartner haben, der Sie nach der Geburt unterstützt, mit Ihrem Kind Ihren eigenen Weg zu finden.
Das kann die Wochenbetthebamme sein, aber auch die Stillberaterin, die Sie vielleicht schon in der Stillgruppe kennengelernt haben. Der Aus-

tausch mit anderen Frauen, die bereits geboren haben, ist nicht nur in Bezug auf das Stillen, sondern auch im Hinblick auf andere Babythemen hilfreich und wohltuend.
Hören Sie auch hier auf Ihr Bauchgefühl und umgeben Sie sich mit Menschen, die Sie stärken. Erfahrungen von anderen können hilfreich sein. Belehrungen und unerbetene Ratschläge bewirken eher das Gegenteil.

Selbstbewusstsein und Selbstvertrauen

Für eine gute und entspannte Stillzeit braucht es also ein bisschen mehr als Brüste und ein Baby. Selbstbewusstsein und Selbstvertrauen sind wichtige Voraussetzungen. Beides können Sie auch in schwierigen Situationen fördern, wenn Sie sich immer wieder innerlich zentrieren. Am einfachsten funktioniert das, indem Sie sich bewusst für einige Augenblicke auf Ihre Atmung konzentrieren: Atmen Sie langsam und tief durch die Nase ein und ebenso langsam und tief durch die Nase wieder aus. Dadurch gelingt es, wieder im Hier und Jetzt anzukommen, wenn Stress, Sorgen und Überforderung überwältigend erscheinen.

Die Rolle der Mütter

Vielleicht fühlen Sie sich ab und zu auch ein wenig verlassen, weil Ihre eigene Mutter Ihnen nur wenig Unterstützung in Stillfragen anbieten kann. Sie sind damit aber nicht allein! Viele Mütter sind selbst nur kurz oder gar nicht gestillt worden, sodass Wissen und Unterstützung im familiären Umfeld oft nicht vorhanden sind. Auch bei den Großmüttern ist die Unsicherheit bei diesem Thema also groß und wird ganz unterschiedlich verarbeitet: Manche Oma bringt eine Waage mit zum Babybesuch und versucht, ihrer Tochter das Stillen auszureden, manch andere kocht Unmengen Wochenbettsuppe und hält sich im Hintergrund. Nehmen Sie es, wie es kommt, und treffen Sie Ihre eigenen Entscheidungen.
Eine gute Vorbereitung und ein helfendes Netzwerk bei möglichen Schwierigkeiten sind wichtige Bausteine für eine entspannte Stillzeit. Durch anstrengende Babyzeiten geht es sich besser gemeinsam. Das »kollektive Gejammer« von Eltern ist deshalb eben nicht nur Gejammer, sondern eine wichtige Form der Selbstfürsorge in anstrengenden Babyzeiten. Erzählen Sie Ihrer Freundin oder den anderen Müttern in der Stillgruppe von Ihren Sorgen. Zu erfahren, dass es anderen sehr ähnlich geht und auch deren Kraft nicht unendlich reicht, hilft sehr, die eigene Situation und auch Ihr Kind anders wahrzunehmen. Vielleicht bekommen Sie auch die eine oder andere Inspiration, was in einer schwierigen Situation noch helfen könnte. Oft geht es aber weniger um konkrete Tipps als vielmehr um das gute Gefühl, von anderen verstanden zu werden.

BABYFREUNDLICHES KRANKENHAUS

Seit 1992 gibt es das von WHO und UNICEF initiierte Programm »Baby-friendly Hospital Initiative« auch in Deutschland. Kliniken können sich nach entsprechender Schulung des geburtshilflichen Personals und der Umsetzung bestimmter Standards als »Babyfreundliches Krankenhaus« zertifizieren lassen.
Die Kriterien beziehen sich vor allem auf den Schutz der Eltern-Kind-Bindung sowie auf die Entwicklungs- und Stillförderung. Zwischenzeitlich gab es auch die Bezeichnung »stillfreundliches Krankenhaus« für im Rahmen dieser Initiative zertifizierte Geburtskliniken. Seit 2005 heißt es aber wieder »babyfreundlich«, weil eben alle Babys – ob gestillt oder nicht – und Eltern von den familienfreundlichen und bindungsorientierten Ansätzen in diesen Krankenhäusern profitieren. Inzwischen gibt es deutschlandweit über 100 Kliniken. Sie können sie im Netz unter www.babyfreundlich.org finden.

ESSEN: MEHR ALS REINE NAHRUNGSAUFNAHME

Von Anfang an ist bei Mutter und Kind alles auf eine angemessene und artgerechte Ernährung ausgelegt. Babys nennt man im ersten Lebensjahr auch Säuglinge, weil sie den Hauptteil ihrer Nahrung – also Muttermilch – saugend zu sich nehmen. Auch während der Beikostzeit (siehe ab Seite 96) wird diese Form der Ernährung noch lange Zeit die Hauptrolle spielen.

Doch Essen ist nicht nur reine Nahrungsaufnahme, um das Überleben zu sichern. Es ist immer auch mit Kommunikation, Berührung und Bindung verbunden. Im ersten Lebensjahr werden wichtige Grundlagen für den späteren Umgang mit dem Essen gelegt. Natürlich spielt es eine große Rolle, was das Baby bekommt (siehe Seite 98). Ebenso entscheidend ist aber das Wie (siehe Seite 128). Eltern sind hier die wichtigsten Begleiter und Vorbilder für ihre Kinder.

Hinterfragen Sie übernommene Glaubenssätze!

Es ist sinnvoll, einen kritischen Blick auf das eigene Essverhalten zu werfen. Innere Überzeugungen, aber auch alte, von den eigenen Eltern mitgegebene Glaubenssätze werden sich gerade in herausfordernden Situationen am und um den Esstisch immer wieder einmal bemerkbar machen. Es ist hilfreich, wenn sich Eltern vorab ein paar grundsätzliche Fragen zu diesem Thema stellen und ehrlich beantworten. Sie werden feststellen, dass die Erfahrungen von Ihnen und Ihrem Partner weit voneinander abweichen können. Der »Essfragebogen« (siehe Seite 19) kann Anstoß für ein fruchtbares Gespräch sein und dabei helfen, mögliche Konfliktpunkte schon vorab aus dem Weg zu räumen. Vielleicht merken Sie auch, dass es Themen gibt, die Sie für sich selbst noch bearbeiten möchten.

Was schmeckt uns eigentlich?

Genussvoll und gleichzeitig gesund zu essen ist etwas, das uns ein Leben lang immer wieder beschäftigt. Dementsprechend spielt die Ernährung ihrer Kinder für Eltern eine große Rolle – mit allem, was dazugehört.

Wir haben heutzutage so viele Möglichkeiten. Das ist einerseits schön, stellt den Einzelnen gleichzeitig aber auch vor viele Herausforderungen. Das Angebot ist groß und entsprechend unübersichtlich. Dazu kommen diverse Werbebotschaften, die uns erzählen wollen, was wir angeblich brauchen. Ungesunde Lebensmittel sind häufig erst auf den zweiten Blick als solche erkennbar. Oft schmecken aber gerade diese »falschen Freunde« besonders gut, weil sie frühe Geschmacksprägungen bedienen. Es ist manchmal gar nicht so einfach, wahrzunehmen, was der Körper wirklich braucht.

Die Auseinandersetzung mit den Bedürfnissen von Kindern, aber auch mit den eigenen Vorlieben und Abneigungen, ist eine gute Grundlage für die Schaffung einer schönen und entspannten Esskultur in der Familie – von Anfang an.

MEINE EIGENEN ESSERFAHRUNGEN

Beantworten Sie diese Fragen für sich oder auch gemeinsam mit Ihrem Partner. Wenn Sie merken, dass Sie in einigen Bereichen Beratungs- oder Unterstützungsbedarf haben, sprechen Sie darüber am besten mit Ihrer betreuenden Hebamme oder Ihrem Frauenarzt.

Was verbinde ich positiv mit dem Wort Essen? Wie stelle ich mir die ideale Essatmosphäre vor? Was ist mir wichtig bei gemeinsamen Mahlzeiten?

Welche Vorlieben und Abneigungen habe ich gegenüber bestimmten Lebensmitteln?

Welche Stimmungen und Gefühle beeinflussen mein Essverhalten?

Gab oder gibt es Anzeichen für mögliche Essstörungen? Welche Hilfe hatte oder habe ich? Gibt es Bedarf, sich jetzt noch einmal um passende Unterstützung zu kümmern?

Gibt es Erfahrungen aus meiner Kindheit, die mein Essverhalten bis heute prägen (zum Beispiel die Ablehnung bestimmter Lebensmittel)?

Welche positiven Aspekte aus meiner eigenen Kindheit in Bezug auf das Essen möchte ich meinem Kind gern weitergeben?

Worauf freue ich mich, wenn ich an die gemeinsamen Mahlzeiten mit meinem Baby denke?

Was macht mir Sorgen, wenn ich daran denke?

Wie sieht meine bzw. unsere Essenssituation gerade aus? Hat sich mein Essverhalten durch die Schwangerschaft verändert? Gibt es regelmäßige gemeinsame Mahlzeiten? Gibt es bestimmte Rituale?

Wie sieht meine Ernährung im Augenblick gerade aus? Was läuft gut? Wo gibt es noch Optimierungsbedarf?

Gibt es Bereiche, in denen ich vielleicht noch Fragen oder Beratungsbedarf habe? In Bezug auf meine Ernährung, mögliche Essstörungen, aber auch in Hinblick auf die Ernährung meines Babys, wie zum Beispiel auf das Stillen?

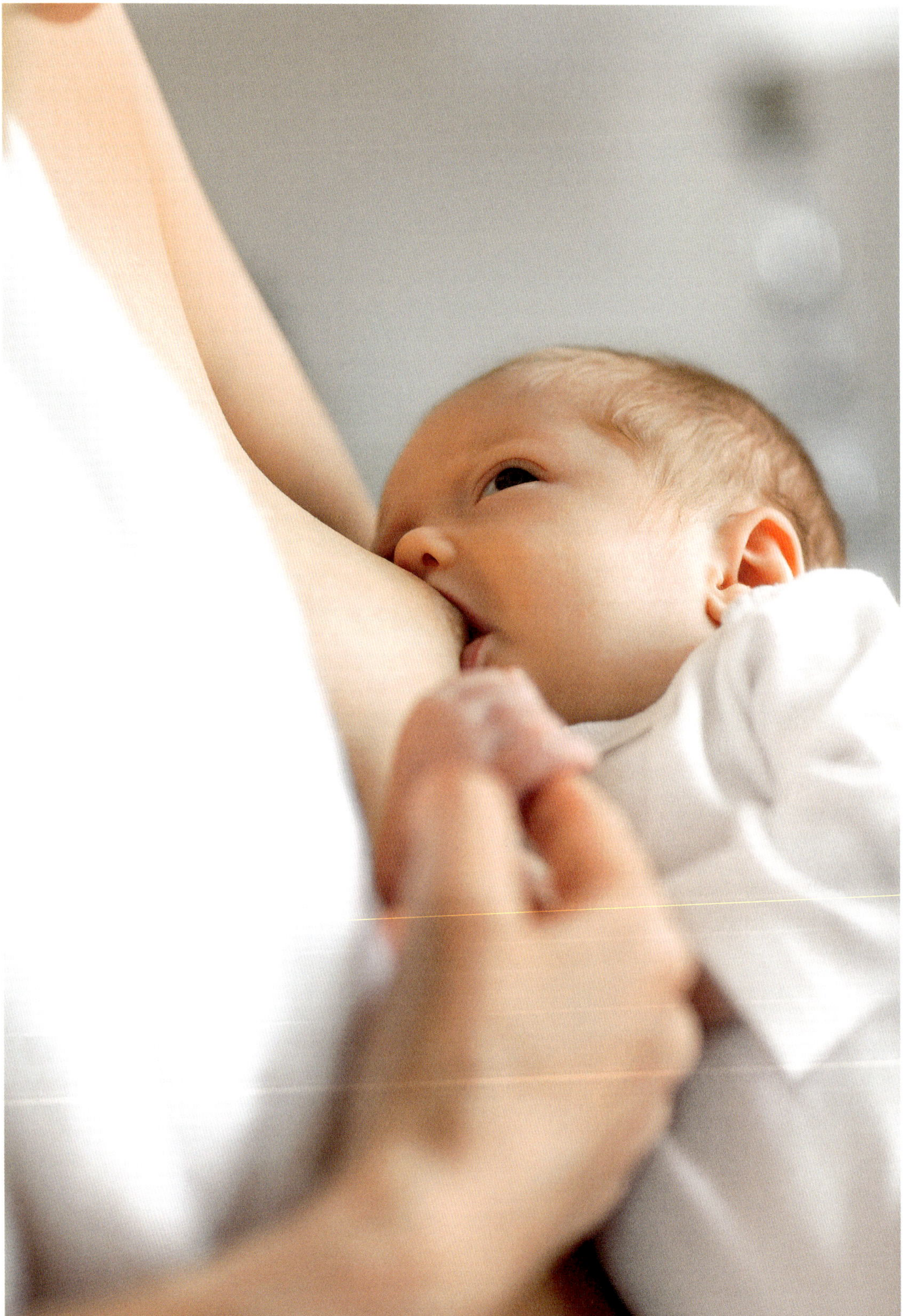

2

ENTSPANNT STILLEN NACH BEDARF

Es ist wichtig, schon vor der Geburt über das Stillen nachzudenken. Denn sobald das Baby da ist, geht es auch schon los. In diesen ersten Tagen machen Sie so viele neue Erfahrungen, dass es oft nicht leicht ist, sich zu allen Themen eine eigene Meinung zu bilden. Überlegen Sie vorab, warum Ihnen das Stillen wichtig ist. Ihre eigenen Beweggründe sind die beste Motivation, sich bei Schwierigkeiten die richtige Hilfe zu organisieren.

STILLEN IST NORMAL

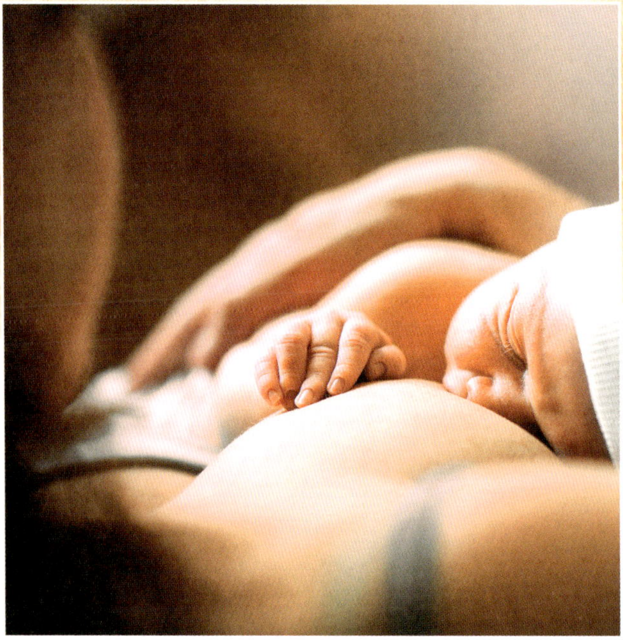

Wenn man sich zum Stillen informiert, werden häufig als Erstes die vielen gesundheitlichen Vorteile der Muttermilchernährung aufgezählt. Dabei hat Stillen so gesehen gar keine Vorteile, denn Muttermilch ist schlicht die für Menschenkinder biologisch vorgesehene Nahrung. Eine Nahrung, die optimal auf die Entwicklung des Kindes und auch auf sein Alter abgestimmt ist.

Wussten Sie zum Beispiel, dass zu früh geborene Babys von ihrer Mutter eine Milch bekommen, die sich in ihrer Zusammensetzung von der unterscheidet, die der Körper von Müttern bildet, deren Babys termingerecht zur Welt kommen? Stillen ist die für Menschenkinder vorgesehene Normalität und entspricht den jeweiligen Bedürfnissen der Babys. An dieser Norm versuchen sich die Hersteller künstlicher Säuglingsnahrung zu orientieren. Trotz aller Bemühungen sind viele Inhaltsstoffe der Muttermilch aber unnachahmlich.

GESUND, NACHHALTIG UND VERBINDEND

Muttermilch beinhaltet alle vom Kind benötigten Nährstoffe, Vitamine, Mineralstoffe, Spurenelemente und die notwendige Flüssigkeitsmenge.

Darüber hinaus gibt es verschiedene Inhaltsstoffe, die die Darmflora des Babys positiv beeinflussen, wie zum Beispiel der Bifidusfaktor. Spezifische Fettsäuren in der Muttermilch fördern das Gehirnwachstum sowie die Entwicklung der Netzhaut. Andere Stoffe verbessern die Aufnahme von wichtigen Nährstoffen und Spurenelementen wie Eisen (Laktoferrin). Muttermilch ist ein lebendiges Produkt und beinhaltet zahlreiche Zellen, Enzyme und Proteine, die Gesundheit und Entwicklung des Babys positiv beeinflussen und seine Immunabwehr unterstützen. In der Muttermilch der ersten Tage, dem Kolostrum, befinden sich besonders viele wertvolle Abwehrstoffe.

Gesund von Anfang an

Die besondere Zusammensetzung der Muttermilch sorgt dafür, dass die Gesundheit von gestillten Kindern im Vergleich zu der von nicht gestillten Kindern robuster ist:

- Stillkinder leiden seltener an Erkrankungen der Atemwege und des Magen-Darm-Trakts sowie an Mittelohrentzündungen.
- Infektionserkrankungen verlaufen bei gestillten Kindern häufig milder.
- Das Risiko, später im Leben Übergewicht und/oder einen Diabetes mellitus zu entwickeln, ist bei gestillten Kindern deutlich geringer als bei Babys, die mit künstlicher Säuglingsnahrung ernährt werden.
- Stillen – auch Teilstillen – reduziert deutlich das Risiko für den plötzlichen Kindstod (SIDS) ebenso wie das Risiko, im Kindesalter an Leukämie zu erkranken.

Gut für die Mutter

Auch die Mutter profitiert vom Stillen:

- Nach der Geburt werden das Zusammenziehen der Gebärmutter und die Rückbildung gefördert. Beides reduziert den Blutverlust.
- Langfristig senkt Stillen das Risiko der Mutter, an Brustkrebs, Eierstockkrebs oder Diabetes Typ 2 zu erkranken.
- Positive Effekte des Stillens wurden auch in Bezug auf Osteoporose, Bluthochdruck und kardiovaskuläre Erkrankungen beobachtet. Die Muttermilchforschung ist ein anhaltender Prozess und bringt stetig neue Erkenntnisse.

Das Nähebedürfnis wird gestillt

Stillen gibt Nähe, Wärme, Geborgenheit und Ruhe. Das Baby entspannt sich beim Saugen, die Mutter wird von den beim Stillen ausgeschütteten Hormonen beruhigt. Stillen schafft auf diese Weise gute Voraussetzungen für den Bindungsaufbau zwischen Mutter und Kind.
Zudem ist Muttermilch immer richtig temperiert und hygienisch einwandfrei »verpackt«. Und: Stillen ist umweltfreundlich und spart Zeit und Geld.

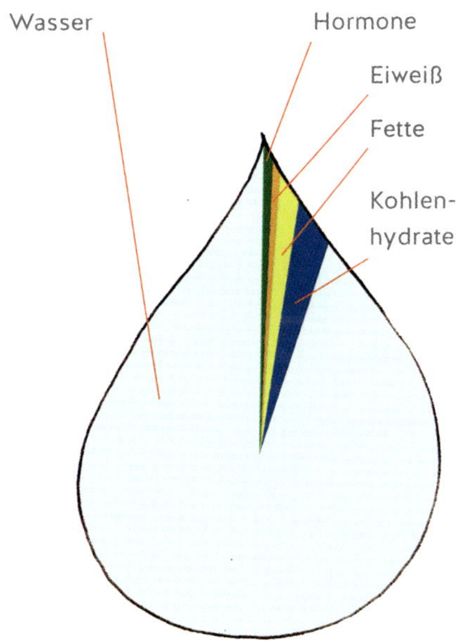

Muttermilch enthält über 400 verschiedene Substanzen, darunter wichtige Immunstoffe.

Kolostrum: die erste Milch

In den ersten Stilltagen bekommt Ihr Baby mit dem Kolostrum eine genau auf seine anfänglichen Bedürfnisse abgestimmte Milch. Diese enthält weniger Fett und Laktose, dafür aber wesentlich mehr Eiweiß als die spätere reife Muttermilch. Kolostrum ist dickflüssiger und durch das enthaltene Betacarotin von gelblicher Farbe. Es beinhaltet besonders viele Immunfaktoren, die die noch unreife Immunabwehr des Babys unterstützen.
Die besondere Zusammensetzung des Kolostrums fördert die Ausscheidung und stabilisiert nach der Geburt den Blutzuckerspiegel.

Die Milchbildung kommt in Gang

Ungefähr am zweiten bis vierten Tag nach der Geburt werden Sie deutlich spüren, dass die Hormone arbeiten und die Milchbildung so richtig in Gang kommt. Der für diese Phase verwendete Begriff »Milcheinschuss« ist eigentlich nicht ganz passend. Die meist deutlich vergrößerte und gespanntere Brust kommt vor allem dadurch zustande, dass mehr Blut und Lymphflüssigkeit in der Brust zirkulieren. Es »schießt« also keine Milch ein. Trotzdem spüren die meisten Mütter sehr deutlich, wie sich die Milchmenge bei jeder Stillmahlzeit erhöht.
Diese sogenannte »initiale Brustdrüsenschwellung« ist nicht zu verwechseln mit einem Milchstau. Trotzdem können dabei ähnliche Symptome wie zum Beispiel eine etwas erhöhte Körpertemperatur auftreten. Diese Tage, in denen die Milchproduktion auf Hochtouren läuft, sind körperlich anstrengend. Die Wochenbettruhe ist in dieser Phase deshalb besonders wichtig.

Wichtig: häufiges Anlegen

Zu seltenes Stillen führt in dieser Zeit nicht nur zu unangenehmen Spannungsgefühlen oder gar Schmerzen in der Brust, sondern kann auch das Anlegen erschweren. Wenn der Bereich rund um die Brustwarze geschwollen ist, tun sich manche Babys schwer damit, die Brustwarze gut zu erfassen. Wunde Brustwarzen können die Folge sein. Ihr Baby sollte also mindestens zehn- bis zwölfmal in 24 Stunden an der Brust trinken. Einerseits damit die Milchproduktion gut in Gang kommt, aber auch damit Sie keine Beschwerden bekommen. »Stillen nach Bedarf« berücksichtigt so auch die Bedürfnisse der Mutter. Wenn Sie merken, dass die Brust unangenehm spannt, dürfen Sie Ihr Kind ruhig sanft wecken und anlegen.

Der Übergang zur reifen Muttermilch

In den nächsten Tagen wird sich die Zusammensetzung der Muttermilch verändern. Auch die gebildete Menge steigt rasch deutlich an. Die hohe Stillfrequenz wird Ihr Baby zunächst beibehalten. Nach ungefähr acht bis zehn Tagen ist die sogenannte Übergangsmilch (transitorische Milch) in die reife Muttermilch übergegangen. Sie enthält im Vergleich zum Kolostrum mehr Laktose und Fett, dafür weniger Proteine. Auch der Kaloriengehalt ist mit rund 70 kcal höher als der von Kolostrum mit etwa 58 kcal pro 100 ml.
Diese grundsätzliche Zusammensetzung in Bezug auf die Nährstoffe behält die Muttermilch bei, bis sich diese im Zuge des Abstillprozesses erneut verändert. Allerdings treten diese Veränderungen erst auf, wenn das Kind täglich über 300 ml Muttermilch weniger als zuvor trinkt. Dann steigt der Gehalt an Proteinen (Eiweißen) und an Natrium an, während der Gehalt an anderen Nährstoffen wie zum Beispiel Laktose (Milchzucker) sinkt.

Gehaltvolle Muttermilch

Sogar innerhalb einer Stillmahlzeit variiert die Zusammensetzung der Milch. Zu Beginn schwankt vor allem der Fettgehalt. Das bedeutet, dass am Anfang ein niedrigerer und später ein höherer Fettgehalt vorliegt. Somit beeinflusst die Dauer einer Stillmahlzeit den Fettgehalt der Muttermilch. An besonders heißen Tagen trinken Babys im Normalfall oft häufiger, dafür aber in kleineren Portionen. So komponieren sie sich selbst eine Milch, die etwas weniger Fett enthält und somit besser geeignet ist, den Durst zu löschen. Der Laktosegehalt in der Muttermilch bleibt hingegen unverändert.

Abwehrstärkende Inhaltsstoffe

Muttermilch enthält zahlreiche Antikörper und Immunglobuline, die bei der Infektabwehr helfen und das Immunsystems des Babys aktivieren. Besonders viele dieser immunologisch aktiven und entzündungshemmenden Substanzen findet man im Kolostrum. Manche dieser Bestandteile steigen auch mit der Stilldauer an, wie zum Beispiel Lysozym. Dieses Enzym erreicht erst rund sechs Monate nach der Geburt sein höchstes Level. In diesem Alter wird das Baby zunehmend mobiler. Durch den erweiterten Bewegungsradius und die erste Beikost bekommt es Kontakt mit mehr potenziellen Krankheitserregern. Die erhöhte Lysozymaktivität schützt das Baby vor vielen möglichen Infektionen und Erkrankungen.
Muttermilch ist also weitaus mehr als »nur Milch« – sie ist ein lebendiges Produkt, das das Wachstum, die Entwicklung und die Gesundheit Ihres Kindes optimal unterstützt.

Wie viel Milch kann der Körper bilden?

Mengenmäßig pendelt sich die täglich produzierte Muttermilchmenge bei rund 800 ml ein, wobei das von vielen Faktoren abhängt, sogar vom Geschlecht des Babys. So trinken kleine Jungen durchschnittlich rund 75 ml mehr als ihre weiblichen Altersgenossen. Auch Geburtsgewicht und -alter des Kindes spielen eine Rolle. Die Milchbildung der Mutter passt sich den Bedürfnissen an. So ist es auch möglich, dass Zwillinge gestillt werden, die ja die doppelte Menge Milch benötigen. Durch die häufigere Saugstimulation bildet der Körper entsprechend mehr Muttermilch.
Die Trinkmenge pro Mahlzeit variiert, abhängig davon, wie häufig das Kind in 24 Stunden und auch wie lange es trinkt.
Das Saugen an der Brust stillt zudem weitere emotionale Bedürfnisse nach Beruhigung, Trost oder Einschlafbegleitung. Bei diesem non-nutritiven Saugen steht für das Baby aber nicht die Nahrungsaufnahme im Fokus.

Häufiges Wiegen stört die Stillbeziehung

Wie viel Ihr Kind pro Mahlzeit trinkt, ist nicht wirklich messbar und auch unerheblich, wenn die Gesamtbilanz stimmt. Mit einem Wiegen vor und nach der Stillmahlzeit lässt sich die tatsächlich getrunkene Menge nicht wirklich bestimmen. Gerade die anfangs sehr kleinen Trinkmengen von Neugeborenen lassen sich mit einer Waage nur schlecht erfassen. Die daraus resultierende Unsicherheit führt häufig dazu, dass vorzeitig zugefüttert wird, was ein unerwünschtes Abstillen begünstigt. Bei einem gesunden Neugeborenen ist nach dem Wiedererreichen des Geburtsgewichts und einer guten Zunahme tägliches Wiegen nicht empfehlenswert. Es führt nur zu unnötigem Stress, der sich ungünstig auf das Stillen auswirkt.

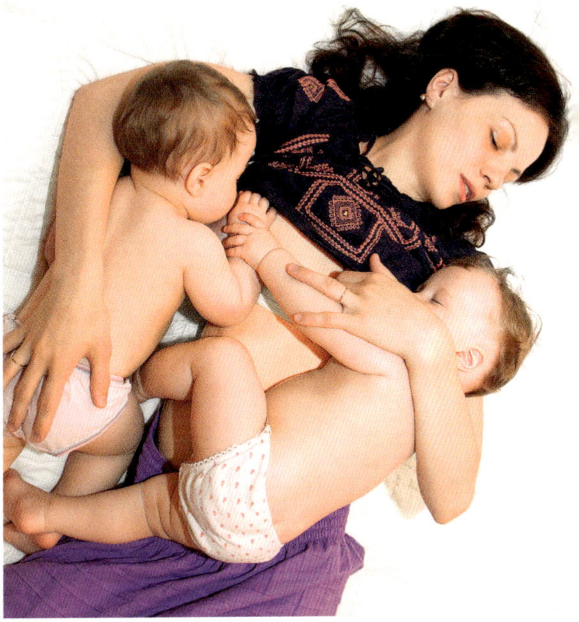

Die Milchmenge passt sich an: Auch Zwillinge können ausschließlich gestillt werden.

BEKOMMT MEIN BABY, ALLES WAS ES BRAUCHT?

Beim Stillen sieht man nicht, wie viel Nahrung das Baby genau trinkt. Deshalb sind andere Anhaltspunkte als die »gemessene Trinkmenge« besser geeignet, um zu beurteilen, ob ein Kind alles bekommt, was es zum Wachsen braucht. Stillkinder zeigen gutes Gedeihen durch folgende Faktoren an:

- Das Baby ist in Wachphasen aktiv und munter. Es reagiert angemessen auf seine Umgebung und entwickelt sich altersentsprechend.
- Die Haut ist rosig, und die Augen glänzen. Haut und Muskulatur haben einen guten Spannungszustand.
- Der physiologische Gewichtsverlust nach der Geburt beträgt nicht mehr als sieben Prozent des Geburtsgewichts.
- Spätestens ab dem fünften Lebenstag nimmt das Baby wieder zu.
- Bis zum zehnten Tag nach der Geburt hat das Baby sein Geburtsgewicht wieder erreicht.
- Der ausschließlich gestillte Säugling nimmt während der ersten zwei Lebensmonate jede Woche zwischen 170 und 330 Gramm zu.
- Im dritten bis vierten Lebensmonat nimmt es wöchentlich zwischen 110 und 330 Gramm zu.
- Die durchschnittliche Gewichtszunahme nach dem vierten Lebensmonat beträgt bis zu einem Alter von sechs Monaten etwa 70 bis 140 Gramm pro Woche.
- Im zweiten Lebenshalbjahr nehmen gestillte Babys wöchentlich dann im Durchschnitt 40 bis 110 Gramm zu.
- Das Gewicht ausschließlich gestillter Säuglinge ist in den ersten zwei bis drei Monaten höher als das von Babys, die mit industriell hergestellter Säuglingsnahrung gefüttert werden. Ab dem vierten bis sechsten Monat ist das Gewicht der ausschließlich gestillten Kinder niedriger. Die oft hohe Zunahme gerade am Anfang ist also physiologisch, und das Stillen muss und sollte auf keinen Fall begrenzt werden. Stillen senkt das Risiko, später im Erwachsenenalter übergewichtig zu werden.
- Fünf bis sechs nasse Einmalwindeln oder entsprechend sechs bis acht nasse Stoffwindeln zeigen eine gute Urinausscheidung an. Der Urin selbst ist hellgelb bis klar.
- In den ersten vier bis sechs Wochen haben gestillte Babys mindestens dreimal oder häufiger pro Tag Stuhlgang. Erst danach kann sich die Stuhlfrequenz auch deutlich reduzieren. Bei ausschließlich gestillten Kindern ist dann auch eine Stuhlausscheidung alle zehn oder vierzehn Tage normal.
- Ungefähr nach drei bis vier Monaten hat Ihr Baby sein Geburtsgewicht verdoppelt. Nach zehn bis 16 Monaten hat es dieses sogar verdreifacht.

Es gibt auch immer Kinder, die die hier aufgeführten Kriterien zum Teil nicht erfüllen, sich aber trotzdem gesund entwickeln. Wichtig ist es, bei Abweichungen genauer hinzuschauen, um mögliche Gedeih- oder Entwicklungsstörungen rechtzeitig zu erkennen. Im ersten Lebensjahr sind engmaschige Vorsorgeuntersuchungen vorgesehen, um bei Problemen zeitnah handeln zu können. Im Wochenbett achtet auch die Hebamme auf das Gedeihen des Babys. Wenn Sie über diese präventiven Kontrollen hinaus Sorgen oder Fragen haben, können Sie sich damit jederzeit bedenkenlos an Ihren Kinderarzt oder Ihre Hebamme wenden.

Wie sieht die Realität aus?

Es ist sinnvoll, über all diese Aspekte Bescheid zu wissen, aber es geht nicht nur um eine Gewichtung der Vor- und Nachteile. Entsprechende Informationen können bei der persönlichen Entscheidungsfindung zwar helfen. Oft geht es aber gar nicht um die generelle Entscheidung, ob eine Mutter stillen möchte, sondern darum, wie es mit der Babyernährung weitergeht, wenn das Stillen nicht so verläuft wie erhofft.

Fast alle Frauen stillen nach der Geburt

Über 90 Prozent der Mütter in Deutschland möchten nach der Geburt stillen, und fast alle von ihnen (97 Prozent) beginnen auch damit. Damit liegt Deutschland im internationalen Vergleich im unteren Bereich. In Schweden zum Beispiel beginnen 98 Prozent der Mütter nach der Geburt mit dem Stillen. Trotz der hohen Anfangszahlen kommt es bereits nach zwei Monaten zu einem starken Abfall der Stillquote.
Befragungen haben gezeigt, dass ein großer Teil der Mütter ursprünglich vorhatte, länger zu stillen. Als häufigste Abstillgründe wurden Probleme mit der Milchbildung oder mit der Brust, zum Beispiel Schmerzen durch wunde Brustwarzen, angegeben. Aber auch die Einführung von Beikost und damit verknüpfte falsche Erwartungen gehören zu den Gründen für ein ungewolltes, frühzeitiges Abstillen. Fehlende oder falsche Informationen sowie ausbleibende familiäre Unterstützung begünstigen eine ungewollte Abstillspirale.

Stillen ist bunt

So normal und einfach das Stillen vom Prinzip her ist, so außergewöhnlich und schwierig kann es manchmal sein. Tatsächlich ist in den meisten Fällen ein unkompliziertes Stillen möglich. Doch wie die Stillbeziehung sich in der Realität gestaltet, ist von vielen Faktoren abhängig. Entscheidend für den Erfolg ist oft eine schnelle und kompetente Unterstützung, wenn Probleme auftreten, die aber leider nicht immer zur Verfügung steht.
Jeder Stillweg ist anders. Keiner ist besser oder schlechter. Manche Wege sind vielleicht leichter, andere voller Herausforderungen, die Mütter immer wieder an ihre Grenzen bringen. Stillen heißt nicht nur, das Baby sofort nach der Geburt anlegen zu können, sechs Monate ausschließlich und dann mit ergänzender Beikost bis zum zweiten Geburtstag oder darüber hinaus zu stillen. Und natürlich immer glücklich und entspannt.
Stillen heißt auch, dass bange Tage oder Wochen auf der Intensivstation vergehen, bevor ein Baby überhaupt das erste Mal angelegt werden kann. Stillen kann auch monatelanges Abpumpen und Füttern mit dem Fläschchen bedeuten.
Manche Mütter haben zu viel Muttermilch, andere ringen um jeden Tropfen. Beides kann immer wieder Probleme verursachen.
Manche Kinder werden an der Brust zugefüttert. Andere Kinder bekommen die Milch ihrer Mama aus einem kleinen Becher oder aus dem Fläschchen. Mal endet die Stillzeit für die Mutter ungewollt vorzeitig, mal sehnt sie das Ende geradezu herbei. Einige Mütter stillen mehrere Kinder gleichzeitig – vielleicht Zwillinge, vielleicht auch ein Neugeborenes und ein Kleinkind. Manche Kinder werden ein paar Tage, andere ein paar Monate oder auch Jahre gestillt.

Zum Stillen gehören viele Emotionen. Und das sind nicht immer nur Dankbarkeit, Liebe und Glück im Oxytocinrausch. Auch Angst, Schmerzen, Unsicherheit und Überforderung sind mit von der Partie. Stillen ist bunt und hat viele Facetten.

DER STILLBEGINN – DIE ERSTEN TAGE UND WOCHEN

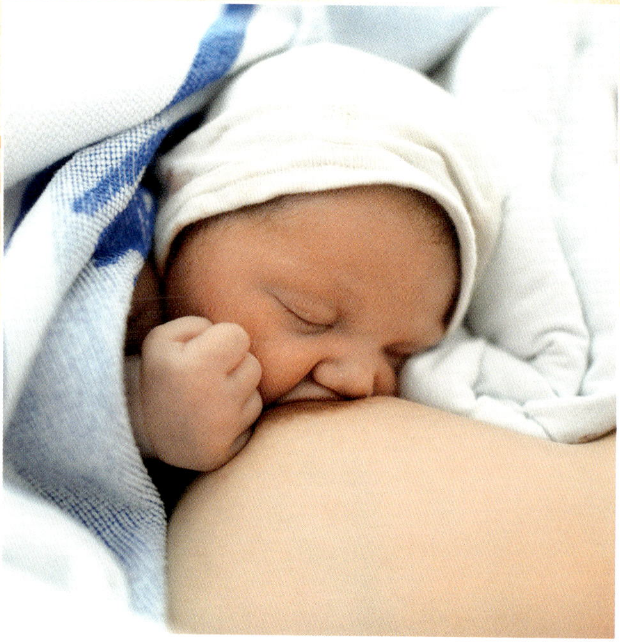

Aller Anfang ist schwer? Stimmt das wirklich? Oder kann er im Gegenteil auch ganz leicht sein? Tatsächlich ist es beim Stillen so, dass gute Startbedingungen den Beginn sehr erleichtern. Doch auch nach einem schwereren Start ins Leben ist ein erfolgreiches Stillen möglich. Meist brauchen dann Mutter und Kind ein wenig mehr Unterstützung – und vor allem viele Informationen. Denn mit dem nötigen Know-how lassen sich viele Stillschwierigkeiten überwinden. Wissen Sie über die grundsätzlichen Faktoren Bescheid, die das Stillen und die Milchbildung (Laktation) beeinflussen, können Sie selbst den Schlüssel zur Lösung für so manches Stillproblem finden.

Dieses Wissen finden Sie in Büchern (siehe Seite 154) oder im Internet in einschlägigen Blogs. Sie können auch den direkten Weg gehen und Ihre Hebamme oder eine Stillberaterin ins Boot holen. Wichtig ist, dass die Person, die Sie ins Vertrauen ziehen, dem Stillen positiv gegenübersteht und entsprechende Fachkenntnisse hat. Das ist auch bei Ärzten nicht immer automatisch der Fall. Lassen Sie sich nicht verunsichern, wenn Ihre Umgebung zum Teil aus Stillskeptikern besteht. Schauen Sie sich in Stillgruppen, Elterncafés und Rückbildungskursen um: Sicher werden Sie dort Mütter in ähnlichen Situationen treffen, mit denen Sie sich gegenseitig unterstützen können.

DAS ERSTE ANLEGEN

Ideal ist es, wenn die Mutter ihr Baby nach der Geburt selbst auf den Arm und an die Brust nimmt. Meist wird sie es vorab einen Moment betrachten. Dies wird unnötig erschwert, wenn ihr das Kind direkt auf den Oberkörper gelegt wird: Das Anschauen des Kindes gehört zum Bindungsaufbau dazu.

Zeit zum Kennenlernen

Ihr Baby wird in der ersten Stunde nach der Geburt zeigen, dass es saugen möchte. Sie können das intuitive Stillverhalten Ihres Kindes nach der Geburt unterstützen, indem Sie es sich einfach bequem machen und den direkten Hautkontakt zu Ihrem Kind genießen. Nehmen Sie sich Zeit, einander aufmerksam zu betrachten. Dann bemerken Sie von ganz allein, wie Ihr Kind aktiver wird. Mit schiebenden Beinbewegungen wird es sich Richtung Brustwarze bewegen. Dort angekommen, öffnet es seinen kleinen Mund und streckt die Zunge heraus. Oft sind auch die Händchen aktiv und berühren die Brustwarze, die sich durch diesen Reiz aufstellt. So kann Ihr Baby leicht an der Brust andocken.

Unterstützen Sie Ihr Kind, indem Sie es vielleicht noch etwas bequemer an der Brust platzieren oder seinen Körper mit Ihren Armen etwas stützen. Hier ist weniger oft mehr. Das Anlegen gelingt leichter, wenn Sie den feinen Signalen und Bewegungen Ihres Kindes folgen, anstatt selbst beim Anlegen zu aktiv zu werden. Neugeborene sind in diesem eigentlich von Natur aus ganz selbstverständlich eingerichteten ersten Stillprozess relativ leicht zu irritieren. Je weniger eingegriffen wird, umso besser klappt das erste Anlegen.

Ungestörter Hautkontakt ist wichtig

Lassen Sie sich bei Bedarf mehr mit Worten als mit Taten helfen. Das kann zum Beispiel ein Tipp für eine bequemere Position sein. Niemand sollte Ihnen das Baby »an die Brust drücken«, damit es zu saugen beginnt.

Nach einer spontanen Geburt, bei der es Mutter und Kind gut geht, sind die Voraussetzungen für das erste Anlegen gegeben, wenn die beiden anschließend genug ungestörte Zeit und den Raum für ununterbrochenen Hautkontakt bekommen. Wiegen, Messen und die erste Vorsorgeuntersuchung können entsprechend warten. Bei einem erschwerten Start sollte der ungestörte Hautkontakt mit dem Baby sobald wie möglich nachgeholt werden. Ungefähr zwei Stunden nach der Geburt fallen die meisten Babys in eine tiefere Schlafphase. Mit dem Anlegen müssen Sie dann bis zur nächsten Wachphase warten.

Mütter sind oft überrascht, wie intensiv sich das erste Saugen anfühlt. Eine leichte Empfindlichkeit der Brustwarzen in den ersten Stilltagen kann normal sein – Schmerzen allerdings nicht. Diese sind in der Regel ein Signal, dass etwas nicht ganz stimmt. Dann sollten Sie als erste Maßnahme das Baby abnehmen und es erneut andocken lassen.

Beim ersten Anlegen ist weniger oft mehr.
Verlassen Sie sich auf Ihre Intuition: Ihr kompetentes Baby findet allein den Weg zu Brust!

GUTES ANLEGEN

Entscheidend dafür, wie sich das Stillen für Sie anfühlt, ist die Lage der Brustwarze (Mamille) im Mund des Babys. An der dafür vorgesehenen Stelle, nämlich mit der Spitze kurz vor dem Übergang zum weichen Gaumen, wird die Brustwarze nicht gereizt. Die Zunge des Kindes liegt dabei über der unteren Zahnleiste. So ist die Mamille vor Druck und Reibung gut geschützt.

Bequem soll es sein

Die beste Stillposition ist die, bei der Sie bequem sitzen oder liegen können und Ihr Kind die Brustwarze und das umgebende Gewebe mit dem Mund erreichen kann, ohne sich dabei zu überstrecken, den Kopf zu neigen oder sich gar verdrehen zu müssen.

Die Stillpositionen

Sie können Ihr Kind in der klassischen Wiegehaltung im Arm (Bild 2) oder auch im Liegen stillen. Vielleicht halten Sie es auch in der Rückenhaltung (Bild 3) wie einen »Football« unter Ihrem Arm. Stützen Sie Ihr Baby, aber auch Ihren haltenden Arm, nach Bedarf ab, sodass Sie das Gewicht des Kindes nicht die ganze Zeit halten müssen. Beim Stillen in Seitenlage kann es manchmal hilfreich sein, das Kind auf eine zusammengelegte Decke zu legen, damit sich sein Mund und seine Nase auf Höhe Ihrer Brustwarze befinden.
Noch bequemer ist die Laid-Back-Position (Bild 1), bei der Sie es sich halb liegend gemütlich machen und Ihr Baby in Bauchlage auf Ihrem Oberkörper liegt. Hier werden die Stillreflexe beim Baby optimal aktiviert. Wichtig: Immer das Baby zur Brust ziehen, nicht umgekehrt.

Hautkontakt löst den Suchreflex aus

Halten Sie Ihr Baby beim Stillen immer nah an oder auf Ihrem Körper. Stützen Sie es so, dass es, ohne den Kopf zu verdrehen, Ihre Brustwarze gut erreichen kann. Der Mund Ihres Babys befindet sich weiterhin auf Höhe Ihrer Brustwarze. Durch den Kontakt mit der Brustwarze wird der Suchreflex ausgelöst. Das Baby öffnet den Mund weit und senkt die Zunge auf die untere Zahnleiste. So saugt es die Mamille und das umgebende Brustgewebe weit in den Mund. Seine Lippen stülpen sich nach außen. Durch die Berührung des Gaumens mit der Brustwarze wird der Saugreflex ausgelöst.

Saugen aktiviert den Milchspendereflex

Anfangs saugt Ihr Baby mit hoher Frequenz, um den Milchfluss anzuregen. Ist der Milchspendereflex aktiviert, wird die Saugfrequenz etwas langsamer. Durch das im Mund erzeugte Vakuum sowie bestimmte Bewegungen der Zunge wird nun die Milch entleert. Dabei koordiniert das Baby das Saugen und Schlucken mit der Atmung. Gerade das Schlucken ist meist deutlich hörbar.
Wenn Ihr Baby gut angelegt ist, befinden sich sein Näschen und sein Kinn dicht an Ihrer Brust. Durch die besondere Form der Babynase kann es trotzdem gut atmen, sodass Sie die Brust nicht weghalten müssen. Wäre die Atmung behindert, würde Ihr Baby zudem die Brust einfach loslassen. Zu viele Finger an der Brust und am Mundbereich können das Baby so irritieren, dass es mit dem Saugen aufhört und die Brust loslässt. Wenn Sie Ihre Brust beim Stillen etwas stützen möchten, umfassen Sie sie mit dem C-Griff (Bild 4). Der abgespreizte Daumen und die übrigen Finger umfassen die Brust so, dass sie ein C bilden.

Bei Schmerzen erneut anlegen

Legen Sie Ihr Baby grundsätzlich immer neu an, wenn Sie Schmerzen haben. Ein gespitzter Mund und nach innen gezogene Lippen beim Baby zeigen an, dass es nicht »genug Brust«, sondern nur die Brustwarzenspitze im Mund hat. Auch schnalzende Geräusche beim Stillen weisen auf eine ungünstige Anlegetechnik hin. Korrigieren Sie diese entsprechend, sodass es sich für Sie angenehm anfühlt und Ihr Baby gut trinken kann. Lassen Sie sich auch von einer Stillberaterin helfen.

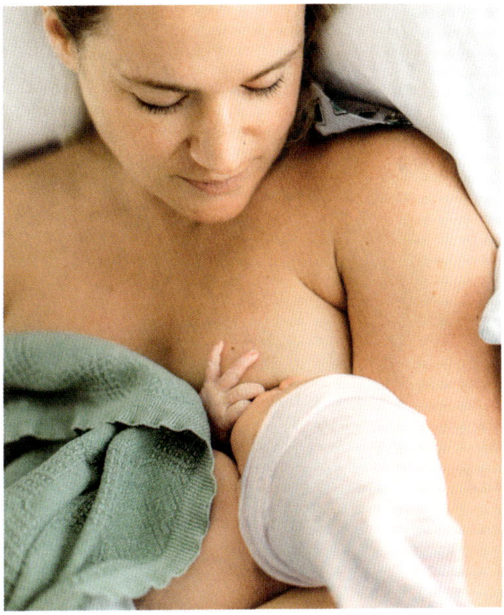

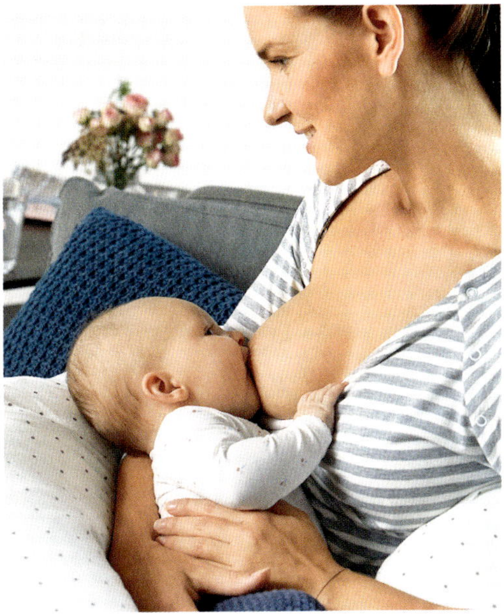

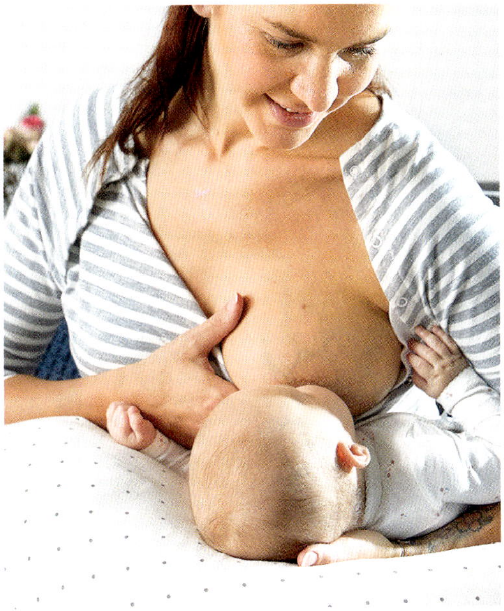

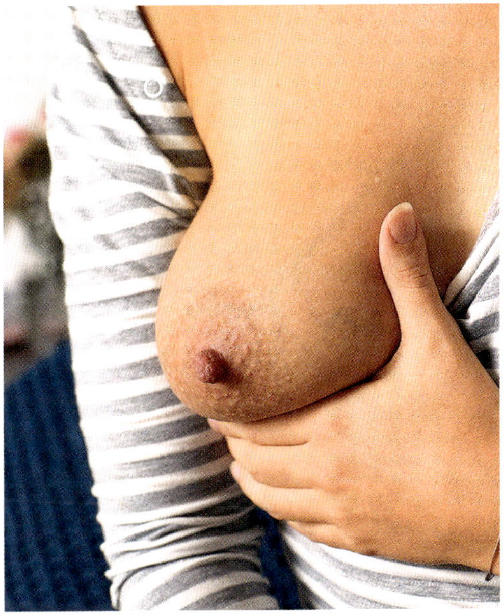

DIE ERSTEN TAGE

Nach dem ersten Anlegen wird Ihr Baby wahrscheinlich ein längeres Schläfchen einlegen. Vielleicht nicken Sie mit ihm zusammen ein. Vielleicht sind Sie aber durchflutet von den Geburtshormonen und viel zu aufgeregt. Dann ruhen Sie sich aus und genießen die Anwesenheit des kleinen Menschenkinds in Ihrem Arm.

Saugen, schlafen, saugen ...

Ungefähr nach drei oder vier Stunden wird sich Ihr Baby erneut zum Stillen melden. Da Stillen und Verdauen wirklich anstrengend für ein Neugeborenes sind, wird es gegen Ende der Mahlzeit wahrscheinlich wieder einschlafen. Entweder gleitet die Brustwarze dabei von selbst aus dem Mund, oder Sie lösen das Vakuum mit Ihrem Finger, wenn Ihr Baby nur noch »nuckelt«. Sobald es die Mamille nicht mehr richtig im Mund hat, besteht die Gefahr, dass diese durch den Kontakt mit Zunge und Lippen gereizt wird.

Acht bis zwölf Mahlzeiten sind normal

Am ersten Lebenstag sollte Ihr Baby mindestens sechsmal an der Brust trinken, gern häufiger. In den nächsten Tagen steigert sich die Stillfrequenz weiter, sodass es ab dem dritten Tag in 24 Stunden zwischen acht- und zwölfmal oder häufiger nach der Brust verlangt. Diese hohe Stillfrequenz hat zwei wichtige Ursachen. Zum einen ist der Magen eines Neugeborenen gerade einmal so groß wie eine Haselnuss. Anfangs kann er nur rund fünf bis sieben Milliliter fassen. Viele kleine Mahlzeiten sind daher günstiger als wenige große, damit sich die Verdauung langsam umstellen kann.
Die Stilldauer selbst variiert von Kind zu Kind und von Stillmahlzeit zu Stillmahlzeit. Das Stillen sollte zeitlich nicht begrenzt werden. Lassen Sie Ihr Baby so lange trinken, bis es die Brustwarze von selbst loslässt oder einschläft. Wenn Ihr Kind eher kurz trinkt, kann ein Seitenwechsel es dazu animieren, wieder aktiver zu trinken. Sie können auch mehrmals während einer Stillmahlzeit die Brust wechseln.

Gut für die Milchbildung: Stillen nach Bedarf

Ein weiterer wichtiger Grund dafür, ein Baby von Anfang an möglichst häufig anzulegen, besteht darin, dass dadurch die Milchbildung angeregt wird. Verantwortlich dafür sind die dabei ausgeschütteten Hormone. Das Saugen des Babys bewirkt bestimmte Impulse, die über sensible Nervenbahnen an die zuständigen Teile des Gehirns weitergeleitet werden. Das wiederum bewirkt die Ausschüttung von Prolaktin aus der Hirnanhangsdrüse (Hypophyse). Prolaktin regt die Milchbildung in den Milchbildungszellen (Alveolen) der Brust an. Außerdem bewirkt das Saugen die Ausschüttung des Hormons Oxytocin, das den Milchspendereflex auslöst.
Je häufiger angelegt wird, umso mehr wird die Milchbildung gefördert. Denn je »leerer« die Brust ist, desto höher ist die Rate der Milchsynthese. Das bedeutet, dass umso schneller wieder neue Muttermilch gebildet wird.
Die regelmäßige Milchentnahme durch das Stillen (oder bei Schwierigkeiten durch Abpumpen) ist also der wesentliche Einflussfaktor für die Steigerung und die Aufrechterhaltung der Milchproduktion. Für den Stillerfolg ist es entscheidend, wie oft und effektiv das Baby an der Brust trinkt.

DIE MAGENGRÖSSE DES NEUGEBORENEN

1. Tag: Menge: 5 bis 7 ml
Durchmesser: 2,1 bis 2,4 cm
Beispiel: Haselnuss
3. Tag: Menge: 22 bis 27 ml
Durchmesser: 3,5 bis 3,9 cm
Beispiel: Pflaume (3,7 cm)
10. Tag: Menge: 45 bis 60 ml
Durchmesser: 4,4 bis 4,8 cm
Beispiel: ein kleines Hühnerei

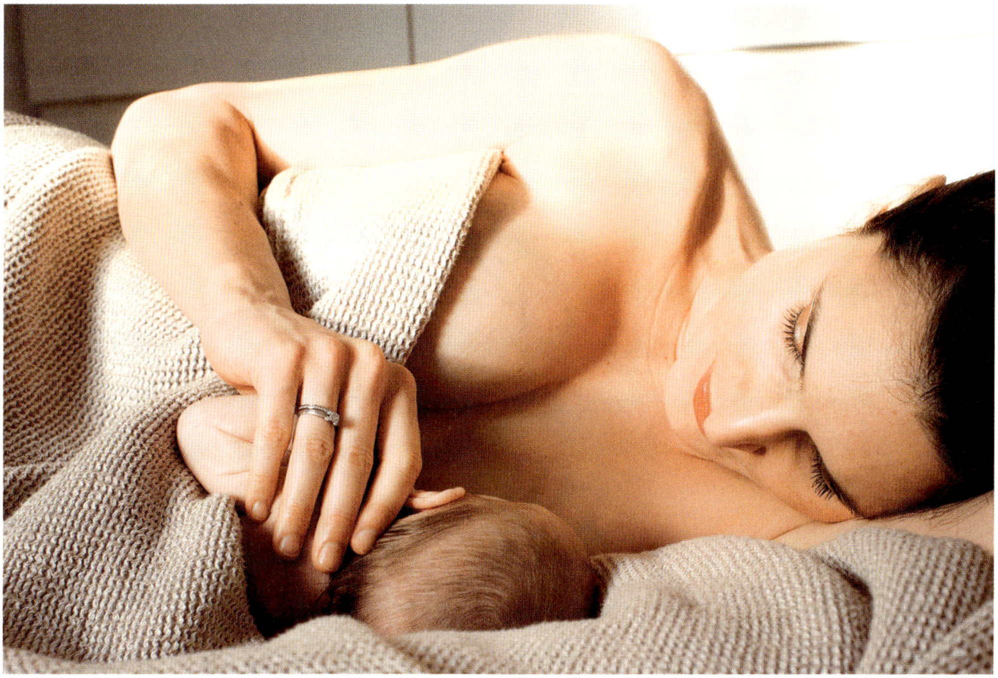

Nähe und Hautkontakt helfen dem Baby nach der Geburt dabei, auf dieser Welt anzukommen. Gleichzeitig sorgen Hormone dafür, dass die Milchbildung in Gang kommt.

Häufiges Anlegen schützt vor Neugeborenengelbsucht

Damit ein Neugeborenes auf die empfohlene Anzahl von Stillmahlzeiten kommt, ist es manchmal nötig, ein Baby, das viel schläft, zwischendurch zu wecken. Vielleicht erscheint es Ihnen nicht gerade nett, ein schlafendes Baby aufzuwecken. Doch regelmäßiges Trinken ist wichtig. Häufige kleine Mahlzeiten helfen Ihrem Kind, seinen Blutzuckerspiegel zu stabilisieren und Bilirubin auszuscheiden. Das ist ein Abbauprodukt der roten Blutkörperchen. Im Bauch benötigt das Baby viele rote Blutkörperchen (Erythrozyten) für den Sauerstofftransport. Nach der Geburt baut sich ein Teil davon ab, weil sie nicht mehr benötigt werden. Das dabei entstehende Bilirubin wird über die Leber zu wasserlöslichem Bilirubin umgewandelt und kann so über den Stuhl ausgeschieden werden. Das häufige Stillen in den ersten Tagen fördert diese Ausscheidung und verhindert, dass das Baby eine verstärkte Neugeborenengelbsucht (Hyperbilirubinämie) entwickelt, die je nach Ausprägung behandlungsbedürftig sein kann. Eine Neugeborenengelbsucht wiederum bewirkt, dass die Kinder müder und trinkschwächer sind – ein kleiner Teufelskreislauf. Deshalb ist häufiges Stillen vom ersten Lebenstag an so wichtig.

Manchmal hilft nur Aufwecken

Um Ihr Baby zu wecken, reicht meist das Ausziehen oder Wickeln. Ein Streicheln der Wange oder das sanfte Massieren der Hände oder Füßchen kann das Baby etwas munterer machen. Auch direkter Körperkontakt wirkt sich stimulierend auf sein Stillverhalten aus. Haut an Haut fällt es vielen Kindern leichter, ihre Temperatur angemessen zu regulieren. Machen Sie es sich gemütlich und kuscheln Sie gut zugedeckt mit Ihrem Baby.

KOLOSTRUM KANN SCHON VOR DER GEBURT GEWONNEN WERDEN

Da Kolostrum bereits in den letzten Schwangerschaftswochen gebildet wird, besteht in besonderen Situationen (zum Beispiel bei Gestationsdiabetes der Mutter) die Möglichkeit, dieses bereits vor der Geburt (nicht vor der 37. Schwangerschaftswoche) zu gewinnen, einzufrieren und mit an den Geburtsort Ihres Babys zu nehmen. So ist bei Bedarf schon genug Muttermilch vorhanden, und es kann auf den Einsatz von Pre-Nahrung verzichtet werden. Lassen Sie sich von Hebamme oder Stillberaterin zu den hygienischen Voraussetzungen zum Gewinnen, Aufbewahren und Transportieren von Kolostrum beraten.

Zufüttern ist keine Routinemaßnahme

Das Stillen ist so konzipiert, dass damit gesunde und um den Termin herum geborene Babys alles bekommen, was sie brauchen. Voraussetzung dafür ist, dass nach Bedarf angelegt wird und die Mutter bei Schwierigkeiten professionelle Unterstützung bekommt.

Kritisch: ein Gewichtsverlust von mehr als sieben Prozent

Manchmal ist das zusätzliche Füttern von Säuglingsnahrung trotz regelmäßigem Stillen notwendig, damit sich das Baby gesund entwickelt und gut gedeiht. Das ist zum Beispiel der Fall, wenn ein Neugeborenes innerhalb weniger Tage viel abnimmt. Verliert es mehr als sieben Prozent seines Geburtsgewichts, sollten Sie mit Ihrer Hebamme oder Stillberaterin zunächst die Häufigkeit und Dauer der Stillmahlzeiten sowie die Anlegetechnik überprüfen. Ab einem Gewichtsverlust von mehr als zehn Prozent ist meist ein (vorübergehendes) Zufüttern erforderlich. Allerdings können größere an die Mutter verabreichte Infusionsmengen unter der Geburt das Geburtsgewicht des Babys »verwässern«. Dies sollte vor dem Zufüttern berücksichtigt werden.
Studien zeigen, dass eine frühe Zufütterung im Zusammenhang mit einer kürzeren Stillzeit steht. Ein Grund dafür ist, dass häufig bei vermeintlichen Stillschwierigkeiten einfach »nur« zugefüttert wird, ohne dass eine Ursachensuche und andere hilfreiche Maßnahmen bei Stillschwierigkeiten eingeleitet werden. Fragen Sie deshalb genau nach, wenn Ihnen Zufüttern empfohlen wird, und nehmen Sie zeitgleich eine Stillberatung in Anspruch.

Am besten geeignet: Muttermilch

Die erste Wahl beim Zufüttern ist nicht, wie häufig angenommen, Pre-Nahrung, sondern vielmehr die abgepumpte oder mit der Hand gewonnene Muttermilch. Schon eine einzelne Flasche künstlicher Säuglingsnahrung verändert dauerhaft die Darmflora (Mikrobiom) des Kindes.

> Zufüttern muss immer gut und individuell abgewogen werden. Jede Intervention beim Stillen kann Auswirkungen bis hin zum unbeabsichtigten Abstillen haben.

CLUSTERFEEDING UND WACHSSTUMSSCHÜBE

Das charakteristische Verhalten lässt sich vor allem bei kleinen Säuglingen in den ersten Lebenswochen beobachten. Der Begriff Clusterfeeding wird für häufiges Stillen in kurzen Abständen verwendet, das meist in den Abendstunden auftritt. Anfangs ist der Babymagen noch winzig, sodass bei jeder Mahlzeit nur kleine Milchmengen aufgenommen werden können. Trinken und Verdauen sind anstrengend, sodass vor allem kleine Babys meist dabei einschlafen, um sich nach kurzer Zeit erneut zu melden. Muttermilch ist auch leicht verdaulich und hat im Magen nur eine kurze Verweildauer. Die Folge: Das Baby verlangt in kurzen Abständen nach der Brust.
Außerdem wird beim ausgiebigen Saugen bei Ihrem Kind im Darm ein Hormon ausgeschüttet, das an der Auslösung des Sättigungsgefühls beteiligt ist. Dieses Hormon sinkt schnell wieder ab, sodass das Baby bereits nach 10 bis 15 Minuten wieder Hunger verspürt und erneut saugen möchte.

Störfaktor Schnuller

Auch das Saugen an einem Schnuller kann diese Hormonausschüttung bewirken und so für einen scheinbar zufriedenen Säugling sorgen. Das Baby ist aber nicht wirklich satt, es hat ja keine Milch aufgenommen. In Clusterfeeding-Phasen kann ein Beruhigungssauger deshalb die erforderliche Gewichtszunahme des Babys negativ beeinflussen. Ein Schnuller sollte bei Bedarf erst dann verwendet werden, wenn sich das Stillen gut eingespielt hat und keine Stillprobleme auftreten. Dann hat der situative und zeitlich begrenzte Einsatz des Beruhigungssaugers meist keine negativen Auswirkungen auf das Stillen und die Gewichtsentwicklung des Babys.

»Lagerfeuerstillen« für Steinzeitbabys

Manche nennen dieses intensive Stillverhalten »Lagerfeuerstillen«, auch wenn heute die meisten Mütter nicht mehr beim abendlichen Stillmarathon ums Feuer sitzen. Aber weil es beim Stillen keinen »Feierabend« gibt, macht man es sich in den Clusterfeeding-Phasen mit dem Kind am besten schön gemütlich. Wenn Sie selbst bequem sitzen oder liegen, Essen und Trinken in greifbarer Nähe haben und vielleicht ein schönes Buch zur Unterhaltung lesen, lassen sich diese Dauerstillphasen viel entspannter verbringen.

Das Verhalten ist ganz normal

Nutzen Sie die Zeit, um sich selbst ein wenig auszuruhen oder zu dösen. Denken Sie nicht daran, was Sie vermeintlich nicht »schaffen«. Sie sorgen gerade dafür, dass der kleine Mensch in Ihrem Arm alles bekommt, was er braucht.
Vielleicht sind Sie verunsichert, ob Ihre Milch reicht, wenn sich Ihr Baby in so kurzen Abständen meldet und zwischendurch weint, wenn Sie versuchen, es abzulegen. Keine Sorge: Dieses Stillverhalten ist normal und wirkt sich positiv auf die Milchbildung aus. Es sorgt gerade anfangs dafür, dass sich die Laktation gut einspielt. Auch in Zeiten, in denen das Baby wächst und sich sein Bedarf erhöht, treten immer wieder Dauerstillphasen auf.

Zufüttern wirkt sich negativ auf die Milchbildung aus

Ein Zufüttern kann an dieser Stelle negative Auswirkungen auf eine ausreichende Milchbildung haben. Durch das häufige Saugen des Babys wird bei Ihnen das Milchbildungshormon Prolaktin reichlich ausgeschüttet. Da das Hormon verzögert wirkt, wird somit bereits die Milchbildung für den folgenden Tag gesichert. Meist folgt dem Clusterfeeding eine längere Schlafphase. Wenn Sie sich dennoch Sorgen um eine ausreichende Milchmenge oder die Gewichtsentwicklung Ihres Kindes machen, lassen Sie sich von Ihrer Hebamme oder Stillberaterin unterstützen.

EIN WEICHES WOCHENBETT

In den ersten Wochen nach der Geburt sollten Sie Bett oder Sofa zu Ihrem hauptsächlichen Aufenthaltsort machen. Das Wochenbett ist nicht nur die Zeit, in der sich die Gebärmutter zurückbildet und mögliche Geburtsverletzungen heilen. Es ist die Zeit des Ankommens im Babyalltag, im Muttersein und in den Veränderungen der Paarbeziehung, die das Elternwerden mit sich bringt. Es ist auch die Zeit des Verarbeitens. Das Verarbeiten der Geburt und einer vielleicht herausfordernden Schwangerschaft, aber auch der vielen neuen und nicht immer leicht aushaltbaren Emotionen, die mit der Ankunft des Kindes einhergehen.

Lassen Sie sich Zeit!

Und das Wochenbett ist schließlich auch die Phase, in der das Stillenlernen besonders viel Zeit und Raum in Anspruch nimmt. Damit Sie sich zum einen erholen und zum anderen all diesen neuen Herausforderungen stellen können, brauchen Sie Zeit, Ruhe und Unterstützung. Der Haushalt und das Kochen sollten in dieser Zeit nicht zu Ihren Aufgaben gehören.

Planung ist wichtig

Eine entspannte Wochenbettzeit sollte bereits vor der Geburt gut geplant werden. Bereiten Sie alles vor, was sich vorbereiten lässt. Angefangen von Einkäufen haltbarer Lebensmittel und Drogerieprodukte, bis hin zu vorgekochten und im Tiefkühlschrank aufbewahrtem Essen. Füllen Sie Anträge für das Eltern- oder Kindergeld so weit wie möglich aus. Besprechen Sie gemeinsam, wie Sie mit dem Thema Besuch im Wochenbett umgehen möchten, damit es sich für alle Beteiligten entspannt anfühlt. Überlegen Sie, wer Sie unterstützen kann, indem er eine frisch gekochte Mahlzeit vorbeibringt oder mit dem Geschwisterkind eine Runde auf den Spielplatz geht.

Acht Wochen Erholung

Als Wochenbett ist übrigens ein Zeitraum von sechs bis acht Wochen vorgesehen. Die ersten zehn Tage werden als Frühwochenbett bezeichnet. Doch auch in den folgenden Wochen wird dieser besondere Ausnahmezustand nach der Geburt noch etwas anhalten. Sie können nicht vorhersehen, wie es Ihnen nach der Geburt gehen wird. Planen Sie diesen wichtigen Zeitraum lieber etwas entspannter und großzügiger. Mit planen ist vor allem gemeint, dass Sie sich wirklich keine weiteren Projekte vornehmen.

Eine entspannte und stressfreie Wochenbettzeit wirkt sich positiv auf das Stillen und andere körperliche und emotionale Prozesse aus. Denn Stresshormone beeinflussen die Stillhormone ungünstig. Alles, was Ihnen als Mutter also guttut und Sie entspannt, fördert auch das Stillen.

Zeit, Ruhe, liebevolle Zuwendung, Hilfe im Alltag, bestärkende Worte, eine angenehme Massage, ein leckeres gekochtes Essen, eine wärmende Tasse Tee … Es gibt viele Möglichkeiten, wie man eine Mutter im Wochenbett und damit das Stillen unterstützen kann.

VORBEREITUNG IST ALLES

Schon während der Schwangerschaft können Sie viel vorbereiten, damit Sie sich in den ersten Wochen nach der Geburt ganz auf Ihr Baby konzentrieren können. Helfer aus Familien- und Freundeskreis haben es leichter, wenn der Haushalt gut sortiert ist.

- Sorgen Sie dafür, dass genug gutes Essen im Haus ist. Idealerweise versorgen Sie Familienmitglieder, Freunde oder Nachbarn mit täglichen frisch gekochten Mahlzeiten. Sie können aber auch in den letzten Schwangerschaftswochen großzügiger kochen und entsprechende Portionen für das Wochenbett einfrieren.
- Füllen Sie den Vorratsschrank auf. Das gilt nicht nur für Lebensmittel, sondern auch für alle anderen Dinge des täglichen Bedarfs. In vielen größeren Städten gibt es mittlerweile Einkaufslieferdienste. Informieren Sie sich vorab über dieses Angebot.
- Wer unterstützt Sie im Haushalt? Planen Sie über die Urlaubs- oder Elternzeiten des Partners hinaus. Wenn Sie wenig Unterstützung haben, lassen Sie sich Geld oder Gutscheine für eine Haushaltshilfe schenken. Unter bestimmten Voraussetzungen übernimmt die Krankenkasse die Kosten für eine Mütterpflegerin, die nach der Geburt die junge Familie umsorgt. Ansonsten ist die Leistung dieser speziell für diese Lebensphase geschulten Helferin auch ein schönes Geschenk für junge Eltern.
- Planen Sie Besuch sinnvoll. Oft wird das Ruhebedürfnis nach einer Geburt unterschätzt. Gerade in den ersten Wochen sollten nur Menschen in Ihre Höhle kommen, die Ihnen guttun und Sie sinnvoll unterstützen.
- Erledigen Sie den »Papierkram« vorab und füllen Sie die Anträge für Elterngeld, Kindergeld oder die Krankenkasse schon vollständig aus. Fertigen Sie Kopien an und haben Sie Umschläge und Briefmarken im Haus.
- Darüber hinaus gibt es sinnvolle Anschaffungen für die Wochenbettzeit, die Sie schon vorab erledigen sollten. Aber kaufen Sie im Nestbautrieb nicht zu viel. Gerade bei Babykleidung sind der tatsächliche Bedarf und die passende Größe nicht immer eindeutig vorhersehbar.

Anschaffungen für die Stillzeit

- Stillbustier oder flexibler Still-BH ohne Bügel.
- Stillfreundliche Kleidung, die vorn leicht zu öffnen ist.
- Stilleinlagen werden nicht von allen Frauen benötigt; kaufen Sie deshalb vorab gegebenenfalls nur eine kleine Packung Einwegstilleinlagen oder wenige waschbare Stilleinlagen.
- Ein Stillkissen ist zum Stillen nicht dringend nötig und manchmal sogar unpraktisch. Als Lagerungskissen in der Schwangerschaft wird es von vielen Frauen aber sehr geschätzt.
- Eine kleine Tube Lanolin (hochgereinigt). Falls es für die Brustwarzen nicht benötigt wird, lässt es sich zur Lippenpflege verwenden.
- Weitere Stillhilfsmittel wie Milchpumpen oder Pflegeprodukte für die Brustwarzen sollten bei Bedarf erst nach der Geburt besorgt werden.

ERNÄHRUNG IN DER STILLZEIT

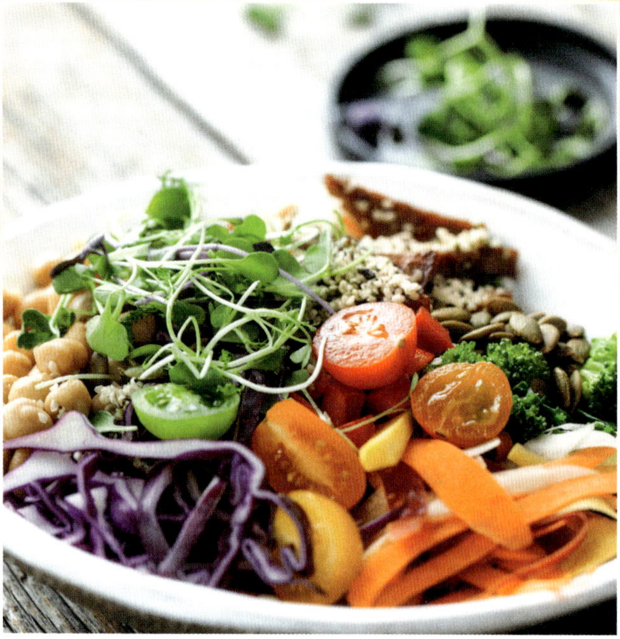

In der Stillzeit sind der Nährstoff- und Kalorienbedarf, verglichen mit dem Normalbedarf einer erwachsenen Frau, erhöht. Während der Stillzeit benötigen Sie täglich bis zu 600 kcal mehr als gewohnt. Das gilt aber nur, wenn Sie Ihr Kind ausschließlich stillen. Der Mehrbedarf steigt mit der täglichen Trinkmenge Ihres Babys. Je mehr Milch Ihr Körper zur Verfügung stellen muss, desto mehr Energie benötigt er auch.

Über eine ausgewogene, abwechslungsreiche Ernährung lässt sich der zusätzliche Bedarf leicht decken. Zudem sind die »Schwangerschaftspfunde« als Reserven für die Stillzeit angelegt. Genau wie in der Schwangerschaft sorgt der Körper zunächst gut für das Kind – unabhängig davon, wie gut die Versorgung ist. Weder der »Heute nur Kuchen«-Tag noch eine vorübergehende vielleicht erkältungsbedingte Appetitlosigkeit wird sich auf die Quantität und Qualität der Muttermilch auswirken, solange weiterhin entsprechend häufig und lange angelegt wird.

Aber natürlich brauchen Sie genügend Energie für den ohnehin anstrengenden Mama-Alltag, damit Ihnen nicht die Kraft ausgeht. Viele Mütter fühlen sich dauerhaft müde, erschöpft und kraftlos, wenn sie sich nicht ausreichend mit gutem Essen und Trinken versorgen – unabhängig davon, ob sie stillen oder nicht.

Die Zusammensetzung der Muttermilch lässt sich durch die Ernährung der Mutter wenig beeinflussen. Zum Beispiel wird ihr Fett- oder Kaloriengehalt nicht gesteigert, wenn sich die Mutter besonders fettreich ernährt.
Ihr Gehalt an Vitamin A, C, B_1, B_2, B_6, B_{12}, D, Niacin und wahrscheinlich Vitamin K sowie die Zusammensetzung (nicht die Fettmenge!) der Fettsäuren hängt aber durchaus mit der mütterlichen Ernährung zusammen. Darum ist etwa die Verwendung hochwertiger Fette (zum Beispiel Omega-3-Fette, wie sie in hochwertigen kalt gepressten Pflanzenölen vorkommen) sinnvoll. Auch der Jodgehalt in der Muttermilch ist durch die Ernährung der Mutter beeinflussbar. Um einer Jodunterversorgung vorzubeugen, wird derzeit neben der generellen Verwendung von jodiertem Speisesalz eine zusätzliche Supplementierung empfohlen. Da eine Jodeinnahme auch während der Stillzeit an die persönliche Ernährungssituation angepasst sein sollte, empfiehlt sich eine individuelle Beratung.

ALLGEMEINE EMPFEHLUNGEN

Generell gelten für Stillende ähnliche Empfehlungen wie für Schwangere: Sie sollen regelmäßig, ausgewogen und abwechslungsreich essen.
In Bezug auf Lebensmittelinfektionen geht es in der Stillzeit entspannter zu, da eine Übertragung durch die Muttermilch sehr unwahrscheinlich ist. Somit gilt die in der Schwangerschaft empfohlene Vermeidung roher tierischer Produkte nicht mehr nach der Geburt. In einer guten Mischung aus Gemüse, Obst, Vollkornprodukten, Nüssen, Samen und Sprossen, tierischen Produkten wie Milch, Eiern, Fleisch und Fisch sowie Hülsenfrüchten sind alle kritischen Nährstoffe auch bei dem in der Stillzeit erhöhten Bedarf abgedeckt.

Vegetarische Ernährung

Dies gilt auch für eine ausgewogene vegetarische Ernährung. Hierbei sollte auf eine ausreichende

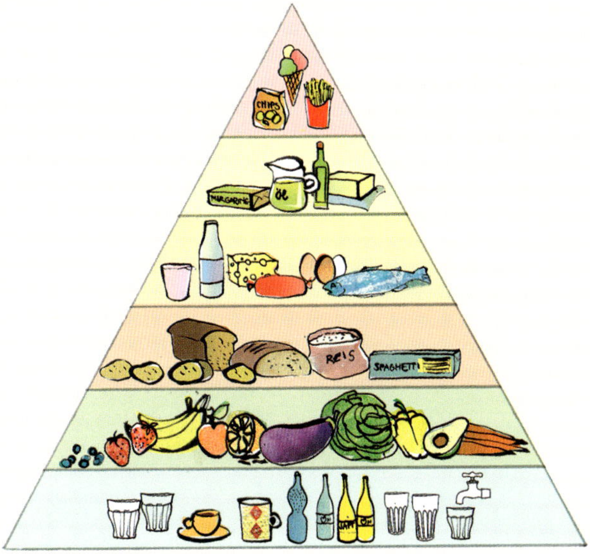

Für die Stillzeit gilt: Bevorzugt Nahrungsmittel mit hoher Nährstoffdichte wählen. Dazu gehören Vollkornprodukte, viel Obst, Gemüse und andere vitalstoffreiche Lebensmittel.

Versorgung mit kritischen Nährstoffen wie Eisen, Zink, Jod, Omega-3-Fettsäuren sowie Vitamin D und Vitamin B_{12} geachtet werden. Die meisten dieser Nährstoffe lassen sich auch über pflanzliche Lebensmittel gut aufnehmen. Vitamin B_{12} kann bei einer vegetarischen Kost durch den Verzehr von Milchprodukten und Eiern abgedeckt werden. Eine überwiegend oder vollständig pflanzenbasierte Ernährung hat viele positive Auswirkungen auf die Gesundheit, die Umwelt und das Tierwohl. Diese wichtigen Aspekte rücken zunehmend mehr in den Fokus, sodass vegetarische und vegane Gerichte immer selbstverständlicher angeboten werden. Es gibt zahlreiche empfehlenswerte Kochbücher, die sich diesem Thema widmen.

Vegane Ernährung

Bei einer veganen Ernährung ganz ohne tierische Produkte muss immer Vitamin B_{12} supplementiert werden. Darüber hinaus sollten bei der Lebensmittelauswahl die kritischen Nährstoffe Eisen, Zink, Jod, Omega-3-Fettsäuren, Vitamin D, Vitamin B_2 und Kalzium berücksichtigt werden. Bei einer gut konzipierten vegetarischen oder veganen Ernährung ist dies möglich, weshalb sich auch Fachgesellschaften wie die US-amerikanische Academy of Nutrition and Dietetics (AND) dafür aussprechen: »Eine gut geplante vegane oder andere Art der vegetarischen Ernährung ist für jede Lebensphase geeignet, inklusive während der Schwangerschaft, Stillzeit, Kindheit und in der Pubertät …«. Die Deutsche Gesellschaft für Ernährung (DGE) hingegen empfiehlt derzeit keine vegane Ernährung während Schwangerschaft und Stillzeit.
Da eine sorgfältig geplante vegetarische oder vegane Ernährung nicht nur gesundheitlich, sondern auch in Bezug auf die Umwelt viele positive Auswirkungen hat, wird sowohl das Interesse als auch die Forschung zu diesem Thema in den nächsten Jahren weiter zunehmen. So wird es dann hoffentlich weniger widersprüchliche Aussagen von Fachgesellschaften geben. Für weiterführende Informationen siehe die Buchtipps ab Seite 154.

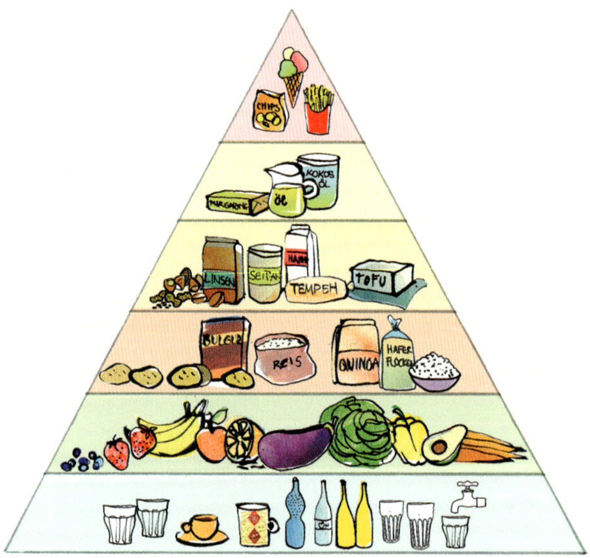

Wenn Sie sich vegan ernähren, ist es wichtig, dass Sie Ihren Speiseplan sehr bewusst zusammenstellen. Für die Stillzeit ist eine Ernährungsberatung sinnvoll.

TRIMENONKOLIKEN

Vielleicht haben Sie schon von »Dreimonatskoliken« gehört. Gemeint sind krampfartige Bauchschmerzen (Koliken), die zu regelmäßig wiederkehrenden Schreiattacken führen. Eine eindeutige Ursache wie eine Unverträglichkeit oder ein konkretes organisches Problem lässt sich nicht finden.

Das für die Dreimonatskoliken typische Schreien tritt häufig in den Abendstunden auf. Viele Kinder verdauen dann gleichzeitig mit der Muttermilch ihre Tageseindrücke. Dies zeigt sich in erhöhter Unruhe, vermehrtem Weinen und einem gesteigerten Bedürfnis, gestillt und getragen zu werden. Wenn Ihr Baby viel weint, bekommen stillende Mütter oft diverse Ernährungsempfehlungen. Doch der Einfluss der mütterlichen Ernährung auf die Zusammensetzung der Muttermilch ist wesentlich kleiner als gedacht (siehe Seite 39). Beschränken Sie sich keinesfalls bei der Lebensmittelauswahl. Gerade in anstrengenden Phasen ist es wichtig, dass Sie gut für sich selbst sorgen. Dazu gehört auch abwechslungsreiches Essen.
Tragen tut den meisten Babys gut, zum Beispiel auf Ihrem Unterarm in Bauchlage im Fliegergriff. Für längeres Tragen ist ein Tuch oder eine gut passende Tragehilfe eine wichtige Unterstützung. Ihr Kind ist geborgen und gehalten ganz nah bei Ihnen – und Sie haben gleichzeitig die Hände frei. Im Bauchbereich aufgebrachte Wärme durch ein Kirschkernkissen oder eine Wärmflasche kann für Entspannung sorgen. Eine sanfte Bauchmassage im Uhrzeigersinn fördert die Verdauung.
Stillen befriedigt nicht nur das Nahrungsbedürfnis des Babys, sondern hilft ihm auch beim Runterkommen. Schränken Sie die Stillmahlzeiten daher zeitlich nicht ein. Dieser Tipp zur Vermeidung von Bauchweh ist überholt und kann im Gegenteil ungünstige Auswirkungen haben.
Schauen Sie in den Momenten, in denen Sie Ihr Kind so intensiv begleiten, vor allem darauf, was Ihnen selbst hilft, ruhig und gelassen zu bleiben. Das Fokussieren auf die eigene Atmung kann sehr hilfreich sein.
Es ist wichtig, dass Sie die Last in diesen anstrengenden Zeiten nicht allein tragen und sich mit Ihrem Partner, aber auch weiteren Unterstützern bei der Begleitung des untröstlich weinenden Babys abwechseln.

Organische Ursachen ausschließen

Damit kein organischer Grund übersehen wird, wenden Sie sich bei folgenden Symptomen an Ihren Kinderarzt:

- Das Baby nimmt nicht altersentsprechend zu oder hat eine zu geringe Urin- und Stuhlausscheidung (siehe Seite 26).
- Ihr Baby erbricht wiederholt.
- Es befindet sich Blut im Stuhl oder in ausgespuckter Muttermilch.
- Ihr Baby wirkt schlapp, appetitlos und ist uninteressiert an seiner Umwelt.
- Ihr Kind ist auffallend blass oder hat erhöhte Körpertemperatur.
- Anhaltendes und schrilles Schreien sollte immer ärztlich abgeklärt werden.

IST EINE »STILLDIÄT« SINNVOLL?

Große Verunsicherung herrscht in der Stillzeit immer wieder in Bezug auf Lebensmittel, denen eine blähende Wirkung zugeschrieben wird. Es gibt tatsächlich Nahrungsmittel, die die Darmaktivität anregen und damit auch den Abgang von Darmgasen – also Blähungen – begünstigen. Darmgase entstehen durch die Verdauung von Ballaststoffen mittels entsprechender Darmbakterien. Die Ballaststoffe und auch die Darmgase gelangen aber nicht ins Blut und somit auch nicht in die Muttermilch. Das gilt auch, wenn die Mutter selbst starke Blähungen von einem bestimmten Lebensmittel bekommt.
Kulturell betrachtet, ist es sehr unterschiedlich, welche Lebensmittel in der Stillzeit als bekömmlich betrachtet werden. Was in einem Land als die Milchbildung unterstützende Speise gereicht wird, lässt in einem anderen Land Mütter befürchten, dass ihr Kind von den darin enthaltenen Zutaten Bauchweh und Blähungen bekommt. So sind es mal Zwiebeln und Knoblauch, die stillende Frauen meiden sollten. Vielleicht sind aber auch Brokkoli, Tomaten oder gar die Schokolade schuld, wenn das Kind am Abend unruhig ist.

Es gibt keine wissenschaftlichen Belege

Einen wissenschaftlichen Beweis für diese Thesen gibt es nicht. Trotzdem wird dieses »Wissen« von Generation zu Generation weitergegeben. Handelt es sich dabei um ein, zwei Lebensmittel, auf die verzichtet werden soll, ist das keine Katastrophe. Erhalten stillende Mütter aber ganze Listen mit »verbotenen« Lebensmitteln, kann dies dazu führen, dass Mütter sich einseitig ernähren oder kürzer stillen als geplant, weil sie nicht so lange auf Zwiebeln und Erdbeeren verzichten möchten.

Macht Orangensaft einen wunden Po?

Das gilt auch für bestimmte Lebensmittel, wie zum Beispiel Orangensaft, denen nachgesagt wird, dass sie beim Kind einen wunden Po verursachen. Auch für diese Behauptung gibt es keine durch Studien belegte Nachweise, weshalb der generelle Verzicht darauf nicht sinnvoll ist.
Die meisten Kinder interessiert es wenig, ob ihre stillende Mutter gerade Zwiebeln gegessen oder Apfelsaft getrunken hat. Möglicherweise bemerken sie aber, dass die Muttermilch anders schmeckt als gewohnt. Einige Lebensmittel wie Knoblauch, aber auch Spargel oder bestimmte Gewürze beeinflussen den Geschmack der Milch. Es gibt dennoch Kinder, die trotz der aktuellen Datenlage empfindlich reagieren, wenn ihre Mutter bestimmte Lebensmittel gegessen hat. Oft lässt sich nicht exakt herleiten, welches Essen hinter dem Verhalten des Babys stecken könnte.

Kuhmilchunverträglichkeit

Die meisten Kinder zeigen keinerlei Beschwerden. Deshalb ist ein vorsorglicher Verzicht nicht emp-

Eine vollwertige, abwechslungsreiche und möglichst bunte Ernährung ist das Beste für Mutter und Kind. Genießen Sie!

fehlenswert. Einzig für Kuhmilch wurde nachgewiesen, dass zehn bis 15 Prozent der »Kolikkinder« auf das in die Muttermilch übergegangene Fremdeiweiß mit einer Unverträglichkeit reagieren. Besteht der Verdacht, kann in Absprache mit Hebamme, Kinderarzt oder Stillberaterin getestet werden, ob das Weglassen von Kuhmilchprodukten eine Besserung bringt. Ein pauschales Vermeiden bestimmter Lebensmittel ist aber nicht erforderlich. Eine »Stilldiät«, bei der auf diverse gesunde und leckere Nahrungsmittel verzichtet werden soll, wäre auch schwer mit der Empfehlung zu vereinbaren, dass Stillende sich möglichst vollwertig und ausgewogen ernähren sollen.

ABNEHMEN IN DER STILLZEIT

In der Schwangerschaft legt der Körper Reserven für die Stillzeit an. Diese werden bei unserem heutigen großen Nahrungsangebot nicht mehr unbedingt benötigt. So gibt es neben den Frauen, die in der Stillzeit aufpassen müssen, nicht »zu dünn« zu werden, auch viele Frauen, die mit den restlichen Schwangerschaftspfunden »kämpfen«.

Die Stillzeit mit ihrem erhöhten Kalorienbedarf ist eine günstige Zeit, um Gewicht zu verlieren, da der Körper ein natürliches Bestreben hat, sein Vorschwangerschaftsgewicht wieder zu erreichen. Praktisch, wenn man sowieso ein paar Kilos verlieren will. Durch die Kombination von Stillen, Sport und einer ausgewogenen Ernährung lässt sich dieser Prozess bestens unterstützen.

Die Annahme, dass Diäten während der Stillzeit verboten seien, gehört zu den Stillmythen, die sich hartnäckig halten. Aber es ist ein Ammenmärchen, dass man in der Stillzeit auf keinen Fall abnehmen darf. Der Verlust von ein paar überflüssigen Kilos führt weder dazu, dass die Milch automatisch zurückgeht, noch nimmt man dadurch billigend in Kauf, dass sich deswegen allerlei Schadstoffe aus dem Fettgewebe in der Muttermilch wiederfinden. Für manch eine Mutter sind diese Mythen aber eine Veranlassung, ernsthaft über ein baldiges Abstillen nachzudenken.

Nährstoffmangel und erhöhte Schadstoffbelastung durch Diät?

In Wirklichkeit ist die Stillzeit mit ihrem erhöhten Energiebedarf eine geeignete Zeit, die eigene Ernährung so umzustellen, dass man dabei nach und nach Gewicht verliert. Allerdings sollten folgende Punkte beachtet werden:

- Das Stillen hat sich innerhalb der ersten acht Wochen nach der Geburt schon gut eingespielt.
- Die Mutter ist nicht untergewichtig, und das Kind wird nach Bedarf gestillt.
- Die Gewichtsabnahme sollte nicht mehr als zwei Kilogramm im Monat betragen. Da im Fettgewebe auch Umweltgifte gespeichert werden, kann bei einem sehr schnellen Gewichtsverlust die Muttermilch höher mit den fettlöslichen Schadstoffen belastet sein.
- Die Ernährung darf nicht einseitig sein, und die Kalorienaufnahme sollte maximal 500 kcal unter dem tatsächlichen Bedarf liegen, täglich 1800 kcal also nicht unterschreiten.

Werden diese Punkte beachtet, ist bei einer ausgewogenen Ernährung kein Nährstoffmangel zu befürchten.

Abnehmpläne für die Stillzeit

Mittlerweile gibt es Diätpläne, die speziell auf die Ernährungsbedürfnisse von stillenden Müttern zugeschnitten sind. Dabei wird bei der Auswahl der Lebensmittel besonders auf eine hohe Nährstoffdichte geachtet. Diese ist bei Vollkornprodukten, frischem Obst und Gemüse und generell bei unverarbeiteten Lebensmitteln meist gegeben.

Eine sinnvolle Gewichtsreduktion und das Stillen schließen sich also nicht aus, sondern begünstigen sich sogar positiv. Für individuelle Informationen können Stillberaterinnen, Hebammen, Ärzte und Ernährungsberater befragt werden.

GETRÄNKE UND GENUSSMITTEL

Trinken Sie genug in der Stillzeit, am besten nach Durstgefühl. Wenn das fehlt, empfiehlt es sich, zu jeder Hauptmahlzeit und zu jeder Stillmahlzeit ein großes Glas Wasser zu trinken. Tee und Schorlen sorgen für Abwechslung. Verzichten Sie aber auf Salbei- und Pfefferminztee in größeren Mengen (siehe Seite 76). Beides kann die Milchmenge negativ beeinflussen. Über das Durstgefühl hinaus zu trinken erhöht die Milchmenge nicht. Umgekehrt lässt sie sich durch eine geringere Flüssigkeitsaufnahme auch nicht verringern.

Kaffee

Viele Mütter reduzieren bereits in der Schwangerschaft ihren Kaffeekonsum oder verzichten vielleicht ganz darauf. Bis zu 200 mg Koffein (circa zwei Tassen Kaffee) pro Tag gelten derzeit als sichere Dosis, bei der keine negativen Auswirkungen auf das Baby zu erwarten sind. Koffein ist auch ein Bestandteil von Tee, Cola, Kakaogetränken und vor allem in sehr hohen Mengen von Energy-Drinks. Da diese neben viel Zucker noch diverse andere Stoffe enthalten, deren Auswirkungen auf das Baby nicht eindeutig geklärt sind, wird vom Konsum von Energy-Drinks in der Schwangerschaft ganz abgeraten.
In der Stillzeit geht Koffein in die Muttermilch über und muss entsprechend vom Baby abgebaut werden. Da die Leber von Neugeborenen noch unreif ist, dauert dieser Prozess wesentlich länger als beim Erwachsenen. Trinken Mütter sehr viel Kaffee, lassen sich vermehrte Unruhe und Schlafstörungen beim Baby beobachten. Bei einer Menge von bis zu 300 mg (circa drei Tassen Kaffee) am Tag gibt es meist keine Auffälligkeiten beim Kind. Berechnen Sie auch Tee, Softdrinks oder die mögliche Einnahme von koffeinhaltigen Schmerzmitteln in die Bilanz mit ein. Wenn Sie das Gefühl haben, dass Ihr Kind sensibel auf Ihren Kaffeegenuss reagiert, lassen Sie diesen versuchsweise weg, um zu beobachten, ob es eine Veränderung gibt. Der Koffeinverzicht muss mehrere Tage anhalten, da der vollständige Abbau des über die Muttermilch aufgenommenen Koffeins beim Neugeborenen über 80 Stunden dauert. Getreidekaffee oder koffeinfreie Sorten sind mögliche Alternativen.

Alkohol

In der Schwangerschaft soll komplett auf Alkohol verzichtet werden. Das gilt prinzipiell auch für die Stillzeit. Alkohol geht in die Muttermilch über, und der Alkoholgehalt in der Muttermilch steigt auf gleiche Werte wie im Blut der Mutter an. Ungefähr 30 Minuten nach dem Konsum hat er ein Konzentrationsmaximum erreicht. Alkohol kann den Geruch und den Geschmack der Muttermilch verändern. Studien zeigen, dass Babys weniger Muttermilch trinken, wenn diese Alkohol enthält. Größere Mengen Alkohol wirken sich auf die Stillhormone aus und hemmen den Milchspendereflex. Das immer wieder empfohlene Glas Sekt oder Bier, um die Milchbildung anzuregen, kann sogar einen gegenteiligen Effekt haben.
Wenn stillende Mütter in Ausnahmefällen zum Beispiel zum Anstoßen auf einer Hochzeit trinken möchten, sollten sie ihr Kind am besten schon vorher stillen und mindestens ein bis zwei Stunden zeitlichen Abstand bis zur nächsten Mahlzeit einplanen. In dieser Zeit wird der größte Teil des Alkohols in ihrem Blut abgebaut.
Generell gelten für den Umgang mit Alkohol während der Stillzeit folgende Empfehlungen:

- Das Baby vor dem geplanten Alkoholgenuss stillen, damit bis zur nächsten Stillmahlzeit möglichst viel Zeit vergeht. Wenn das Baby häufig und unregelmäßig an der Brust trinkt, ist es auf jeden Fall ratsamer, ganz auf Alkohol zu verzichten.
- Mindestens ein bis zwei Stunden vor der nächsten Stillmahlzeit keinen Alkohol trinken, damit der Alkohol in der Milch bis zur nächsten Stillmahlzeit größtenteils abgebaut ist.

- Wenn das Baby noch ausschließlich gestillt wird, kann eine lange Stillpause von mehreren Stunden, die der Alkoholkonsum nötig macht, unter Umständen die Entstehung von Stillproblemen fördern. Daher sind längere Stillpausen in dieser Zeit nicht empfehlenswert.
- Wenn das Baby mit den Eltern im Familienbett schläft, sollten diese grundsätzlich keinen Alkohol trinken. Alkohol setzt das Reaktionsvermögen der Eltern herab. Sie schlafen unter Alkoholeinfluss tiefer und können nicht adäquat auf ihr Baby reagieren. Alkoholkonsum gehört zu den bedeutendsten Risikofaktoren für den plötzlichen Kindstod im Elternbett.

ABPUMPEN IST KEINE LÖSUNG

Durch Abpumpen und Wegschütten kann man Muttermilch übrigens nicht von den Schadstoffen aus Alkohol, Nikotin oder illegalen Drogen »reinigen«. Die Schadstoffkonzentration in der Muttermilch korreliert immer mit der Konzentration im mütterlichen Blut. Erst wenn die Schadstoffmenge im Blut nach unten geht, nimmt sie auch in der Muttermilch ab. Daher muss die Mutter mit dem nächsten Anlegen unbedingt warten, bis ihr Körper die Schadstoffe abgebaut hat – je nach Höhe des Konsums kann dies unterschiedlich lange dauern. Erst dann ist auch ihre Muttermilch wieder schadstofffrei.

Medikamente in der Stillzeit

Ein Blick auf den Beipackzettel der meisten Medikamente besagt, dass diese in der Schwangerschaft und Stillzeit nicht empfohlen sind. Oder dass man seinen Arzt oder Apotheker befragen soll. Dies hat vor allem den Hintergrund, dass Arzneimittelhersteller sich absichern möchten, da Arzneimittel aus ethischen Gründen nicht an Schwangeren und Stillenden getestet werden.

Doch viele – vielleicht für die Schwangerschaft sogar kontraindizierte – Medikamente können in der Stillzeit eingenommen werden. Zudem gibt es für fast jedes Symptom ein stillverträgliches Medikament. Auch beim Zahnarzt muss nicht ohne Betäubung gebohrt werden. Auf der Informationsseite des Beratungszentrums für Embryonaltoxikologie können Sie sich jederzeit zur Arzneimittelsicherheit in Schwangerschaft und Stillzeit schlaumachen: www.embryotox.de. Die Datenbank des Instituts wird stetig erweitert. Außerdem besteht die Möglichkeit, sich als Fachpersonal telefonisch im Einzelfall beraten zu lassen. Stillende Müttern können diesen Kontakt ihrem Arzt weitergeben, wenn er bezüglich einer Arzneimittelverschreibung Bedenken äußert. Eine Stillpause oder gar ein Abstillen ist nur in wirklich sehr seltenen Fällen notwendig, sodass man sich ruhig noch mal eine zweite Meinung einholen sollte, wenn ein Arzt das Abstillen empfiehlt.

In den seltensten Fällen erfordert eine medikamentöse Behandlung tatsächlich eine Stillpause oder gar ein Abstillen. Das gilt auch für Operationen in der Stillzeit.

HÄUFIGE STILLPROBLEME LÖSEN

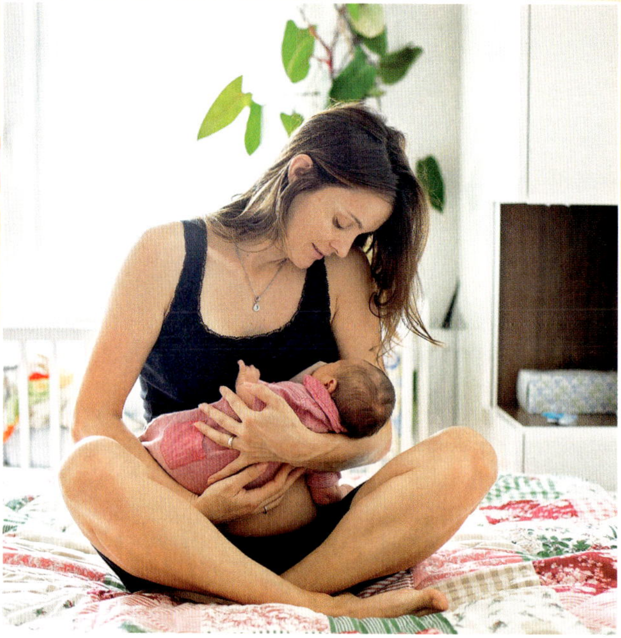

Stillprobleme sind äußerst belastend. Eine zeitnahe Lösung ist wichtig. Nehmen Sie mögliche Symptome wie Schmerzen oder Probleme bezüglich Ihrer Milchproduktion immer ernst.
Gerade nach den Anstrengungen der Geburt sind viele Frauen dazu geneigt, Schmerzen beim Stillen einfach »auszuhalten«. Doch während der Wehenschmerz die produktive Muskelarbeit der Gebärmutter anzeigt, sind Schmerzen beim Stillen immer ein Warnsignal dafür, dass irgendetwas nicht optimal läuft. Übergehen Sie diese Zeichen Ihres Körpers nicht, wenn sie auftreten. Vielleicht können Sie selbst etwas verändern, sodass die Situation angenehmer wird. Vielleicht benötigen Sie aber auch fachliche Unterstützung. Die Ursachensuche bei Stillproblemen ist manchmal gar nicht so leicht. Nehmen Sie so lange Hilfe in Anspruch, bis das Problem gelöst ist.
Manchmal kann der Weg dahin aber etwas dauern. In manchen Situationen kann nach Absprache mit Ihren medizinischen Helfern die Einnahme eines Schmerzmittels sinnvoll sein. Aber nicht, um das Problem zu überdecken, sondern nur begleitend auf dem Lösungs- und Heilungsweg.
Wichtig ist bei Stillproblemen immer auch eine emotionale Unterstützung. Hierbei spielt besonders auch die Einstellung des Partners eine wichtige Rolle. Es ist sehr entscheidend, ob dieser Ihnen

Mut macht und für Sie nach einer Stillberaterin googelt oder zur nächsten Drogerie geht und Flaschennahrung besorgt. Gerade bei Stillproblemen ist es so wichtig, dass Mütter einfühlsam unterstützt werden. Denn oft sind diese Situationen auch mit großen Selbstzweifeln verbunden.

WUNDE BRUSTWARZEN

Gereizte, verletzte und schmerzende Brustwarzen gehören zu den häufigsten Beschwerden in der Stillzeit. Oft sind Anlegeschwierigkeiten die Ursache. Auch kindliche Gründe wie zum Beispiel ein verkürztes Zungenbändchen oder eine besondere Gaumenform können zu schmerzenden und wunden Brustwarzen führen.

Weitere Gründe für wunde Mamillen können Pilzerkrankungen (Soor), das Raynaud-Syndrom (Vasospasmus) oder die falsche Anwendung einer Milchpumpe oder eines Stillhütchens sein. Am besten versuchen Sie, gemeinsam mit Ihrer Hebamme oder Stillberaterin herauszufinden, welche individuelle Ursache bei Ihnen hinter den wunden Brustwarzen steckt.

Eine erfolgversprechende Therapie besteht vor allem in der Behebung der Ursache. Dazu ist es wichtig, dass die Wunde adäquat gepflegt wird. Hierzu kann die regelmäßige Reinigung mit einer sterilen Kochsalzlösung sinnvoll sein. Nach dem Stillen kann eine Hydrogel-Kompresse entsprechend des Prinzips der feuchten Wundheilung die Regeneration unterstützen.

Vielen Frauen ist die Verwendung von Lanolin (hochgereinigtes Wollfett) nach dem Stillen angenehm. Verletzte Brustwarzen sind immer eine gute Eintrittspforte für Keime, die eine entzündliche Brusterkrankung (Mastitis) verursachen können. Achten Sie deshalb bitte auf ein hygienisches Vorgehen bei der Pflege von gereizten oder verletzten Brustwarzen. Gründliches Händewaschen, das häufige Wechseln von Waschlappen und Handtüchern sowie von Still-BHs und waschbaren Stilleinlagen sind wichtige Maßnahmen. Der Einsatz von Stillhütchen trägt in der Regel nicht zur Problemlösung bei und kann unter Umständen die Situation sogar noch verschlechtern.

PFLEGE FÜR WUNDE BRUSTWARZEN

Achten Sie auf eine gute Handhygiene und wechseln Sie Stilleinlagen regelmäßig. Brust- oder Stillhütchen sind für den Einsatz bei wunden Brustwarzen meist ungeeignet beziehungsweise können das Risiko einer Wundinfektion erhöhen.

Legen Sie Ihr Kinder immer zuerst an der weniger wunden oder schmerzhaften Seite an. Der Milchfluss wird auf beiden Seiten angeregt, sodass sich das Anlegen an der empfindlichen Seite etwas weniger intensiv und unangenehm anfühlt.

Generell ist es hilfreich, nach dem Stillen die »Muttermilchreste« antrocknen und Luft an die Brustwarzen zu lassen.

Ob und welche Salben, Auflagen oder Medikamente zum Einsatz kommen sollten, besprechen Sie individuell mit Ihrer Hebamme oder Stillberaterin.

MILCHSTAU UND MASTITIS

Ein Milchstau kann vielfältige Auslöser haben: Zu seltenes oder zu kurzes Anlegen, mechanische Ursachen wie ein zu fest sitzender BH-Träger, ein verstopfter oder überhäuteter Milchgang, aber auch Stress können dahinterstecken. Bemerkbar macht ein Milchstau sich durch Schmerzen und meist eine spürbar verhärtete und sichtbar gerötete Stelle an der Brust. Der Milchspendereflex kann eingeschränkt sein. Oft ist das Allgemeinbefinden herabgesetzt und die Körpertemperatur erhöht.

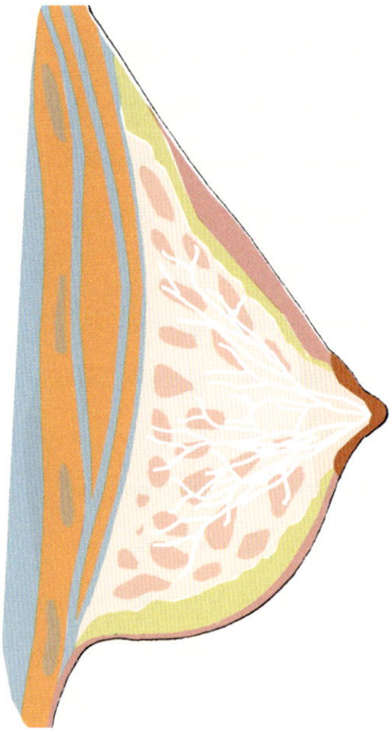

Drüsengewebe, Fett- und Bindegewebe, Nerven, Gefäße, Brustwarze und Warzenvorhof.

Bettruhe und häufiges Anlegen

Zu den wichtigsten Maßnahmen gehören Bettruhe und häufiges, ausgiebiges Anlegen. Feuchte Wärme in Form von Auflagen und eine sehr sanfte Brustmassage können den gestörten Milchfluss anregen. Das Wichtigste besteht aber darin, die Ursache herauszufinden und zu beheben. Eine Unterstützung durch Hebamme oder Stillberaterin ist an dieser Stelle sinnvoll.

Der Übergang von einem Milchstau zu einer entzündlichen Brusterkrankung (Mastitis) ist fließend. Handelt es sich bei den Beschwerden um einen Milchstau, lassen die Symptome mit den beschriebenen Maßnahmen nach 24 Stunden deutlich nach, und das Allgemeinbefinden bessert sich. Bei einer Mastitis hingegen steigt das Fieber weiter an. Zusätzlich kann Schüttelfrost auftreten. Die Schwellung und Rötung der Brust breitet sich weiter aus. Die Berührungsempfindlichkeit und die Schmerzen nehmen zu. Auch mit häufigem Anlegen lässt sich keine Besserung bewirken.

Verstopfter Milchgang durch Milchbläschen (White Blister)

Manchmal ist die Durchgängigkeit der Milchgänge eingeschränkt, weil Ablagerungen von Muttermilchkomponenten sie verstopfen. Oft ist dann ein weißlich überhäutetes Bläschen auf der Mamille sichtbar. Die Muttermilch kann nicht abfließen, was zu Schmerzen und zu einem Milchstau führen kann. Damit sich keine Brustentzündung (Mastitis) bildet, muss das Milchbläschen behandelt werden.

- Vor dem Stillen können Sie feuchtwarme Olivenölkompressen auf die Stelle legen, um das Bläschen zu lösen. Zusätzlich können Sie den Bereich hinter dem Bläschen sanft mit dem Finger massieren. Wird das Baby an dieser Seite häufiger angelegt, löst sich das Milchbläschen in vielen Fällen.
- Häufiges Anlegen an der betroffenen Seite führt meist dazu, dass sich das Milchbläschen öffnet und verschwindet. Dabei können Sie die Schwerkraft für sich arbeiten lassen und Ihr Baby zum Beispiel im Vierfüßlerstand stillen.
- Manchmal ist auch eine vorsichtige Eröffnung des Bläschens unter sterilen Bedingungen erforderlich. Dies sollte nur in Absprache mit dem Arzt beziehungsweise der Stillberaterin erfolgen, damit es zu keiner Infektion kommt.
- Treten Milchbläschen häufiger auf, kann es sinnvoll sein, tierische Fette in der Ernährung zu reduzieren und gefäßverengende Substanzen wie Koffein zu meiden. Die Einnahme von Lecithin in flüssiger Form oder als Kapseln hat sich bewährt.

Verstopfte Talgdrüsen

Neben den Milchbläschen sind manchmal auch verstopfte Talgdrüsen als weiß-gelbe Bläschen auf der Brustwarze sichtbar. In der Regel verursachen diese keine Probleme. Je nach Lage können aber auch sie manchmal einen Milchgang blockieren und müssen dann mit denselben Maßnahmen wie ein überhäuteter Milchgang behandelt werden.

Saugbläschen

Wird das Baby nicht ganz richtig angelegt oder die Milchpumpe nicht korrekt angewendet (zu kleiner Pumptrichter oder ein zu hoch eingestelltes Vakuum), kann das dazu führen, dass das Brustgewebe einseitig belastet wird. In der Folge können sich Saugbläschen an der Brustwarze bilden. Wie bei einer Blase am Fuß hebt sich dann die obere Hautschicht ab. Aufgegangene Bläschen stellen eine Infektionsquelle dar und müssen entsprechend hygienisch gepflegt werden. Da Saugbläschen sehr schmerzhaft sein können, ist es wichtig, die Ursache schnell zu finden und zu beheben.

Brustentzündung

Bei einer Mastitis kann die Ursache stauungsbedingt sein. Dann werden durch Proteine, die ins Gewebe übertreten, Entzündungsreaktionen ausgelöst. Oft sind Bakterien die Ursache für eine Entzündung im Brustgewebe. Wunde Brustwarzen sind häufig die Eintrittspforte.

Stillverträgliche Medikamente

Wenn sich die Beschwerden trotz Bettruhe und entsprechend häufigem effektivem Anlegen nach 24 bis 48 Stunden nicht deutlich bessern, ist von einer bakteriellen Brustentzündung auszugehen. Zur Therapie bedarf es eines stillverträglichen Antibiotikums. Die Antibiotikatherapie muss ausreichend lange durchgeführt werden, damit es zu keinem Rückfall kommt.

Aber: Weder Milchstau noch Mastitis sind Abstillgründe. Ganz im Gegenteil würde ein Abstillen zum jetzigen Zeitpunkt die Situation zusätzlich verschlimmern. Auch Abpumpen ist nur dann angezeigt, wenn das Baby eine Brust verweigert. Eine nicht behandelte Mastitis kann sich bis zum Mammaabszess (das ist eine Eiteransammlung in einer sich durch entzündliche Prozesse gebildeten Höhle im Brustgewebe) weiterentwickeln. Deshalb sind hier immer die fachliche Unterstützung und Behandlung durch die Frauenärztin und Stillberaterin wichtig.

ZU WENIG MILCH

Nicht genug Milch für das Baby zu haben ist eine häufige Sorge von Müttern, die durch das Verhalten des Kindes zusätzlich verstärkt werden kann. Vor allem dann, wenn es wiederholt in sehr kurzen Abständen nach der Brust verlangt (siehe Seite 35) beziehungsweise auch noch unmittelbar nach dem Ende einer Stillmahlzeit unruhig und unzufrieden wirkt. Meist besteht die Ursache für dieses Verhalten nicht in einer unzureichenden Milchmenge, sondern liegt an einem Entwicklungs- oder Wachstumsschub. Auch in Zahnungsphasen oder wenn sich ein Infekt anbahnt, trinken viele Kinder häufiger an der Brust. Wenn tatsächlich Probleme mit der Milchbildung auftreten, zeigt sich das am deutlichsten bei der Gewichtsentwicklung und der Ausscheidung des Babys.

Nuckeln statt saugen

Eine häufige Ursache für eine unzureichende Milchbildung ist tatsächlich das Stillmanagement. Wenn nicht entsprechend häufig und ausgiebig angelegt wird, fehlt dem Körper das Signal, ausreichend Milch zu produzieren. Es kommt dabei nicht nur auf die Häufigkeit, sondern auch auf Dauer und Effektivität des Saugens an. Wenn ein Baby zwar oft an der Brust liegt, aber dort eher ein wenig »nuckelt«, um dann schnell einzuschlafen, fehlt die erforderliche Stimulation.

Schlechte Ratschläge

Die Ursache für zu seltenes Stillen sind oft falsche Empfehlungen. Noch immer wird auch von medizinischen Helfern behauptet, dass häufiges Anlegen die Brustwarzen strapaziert und das Baby unnötig »verwöhnt«. Die Idee, dass Stillpausen von zwei oder mehr Stunden einzuhalten sind, entbehrt aber jeder wissenschaftlichen Grundlage. Auf das Stillverhalten und die Milchproduktion haben solche unqualifizierten Aussagen oft große unerwünschte Auswirkungen, ebenso wie ein voreiliges Zufüttern (siehe Seite 34) oder ein zu früher und häufiger Gebrauch von Beruhigungssaugern (siehe Seite 35). Die Trennung von Mutter und Kind, Stress sowie fehlende Unterstützung vor allem in den ersten Tagen wirken sich ungewollt nachteilig auf die Muttermilchmenge aus.

Kindliche Ursachen

Manchmal gibt es Gründe von kindlicher Seite, die eine unzureichende Stimulation der Milchbildung mit sich bringen. Das Baby kann durch Frühgeburtlichkeit oder eine ausgeprägte Neugeborenengelbsucht (siehe Seite 33) müde oder trinkschwach sein, sodass es nur selten und kurz trinkt. Wenn dann die Milchbildung nicht zusätzlich stimuliert wird (zum Beispiel durch Abpumpen mit einer elektrischen Milchpumpe), bildet der Körper zu geringe Milchmengen. Auch ein verkürztes Zungenbändchen oder Besonderheiten der Mundmotorik kommen als Ursachen infrage.

Mütterliche Ursachen

Ein hoher Blutverlust nach der Geburt oder ein in der Gebärmutter verbliebener Plazentarest kann die Milchproduktion hormonell behindern. Ebenso können Erkrankungen der Schilddrüse oder der Hirnanhangsdrüse (Hypophyse) Probleme verursachen. Zuvor auffällige Schilddrüsenwerte sollten nach der Geburt daher unbedingt erneut kontrolliert werden.

Auch sehr starkes Übergewicht kann Schwierigkeiten verursachen, weil das Fettgewebe vermehrt Östrogen produziert. Bei Diabetes mellitus Typ 1 kann der Milcheinschuss verspätet einsetzen. Frauen, die am Polyzytischen Ovarialsyndrom (PCO) leiden, haben manchmal eine unzureichende Brustdrüsenentwicklung und deshalb eventuell Probleme mit der Milchbildung. Nach einer Brustoperation können ebenfalls Stillprobleme auftreten, dies muss aber nicht zwangsläufig der Fall sein.

Es gibt noch weitere, sehr seltene Ursachen für eine unzureichende Milchbildung. Bei der Ursachensuche gehört deshalb immer eine ausführliche Krankheitsanamnese mit dazu. Probleme mit der Milchbildung können bei all den genannten Faktoren auftreten, müssen es aber nicht. Machen Sie sich also nicht verrückt, aber behalten Sie im Hinterkopf, dass bei Schwierigkeiten eine zeitnahe Stillunterstützung wichtig ist. Das gilt auch für erschwerte Startbedingungen, zum Beispiel nach einem (ungeplanten) Kaiserschnitt.

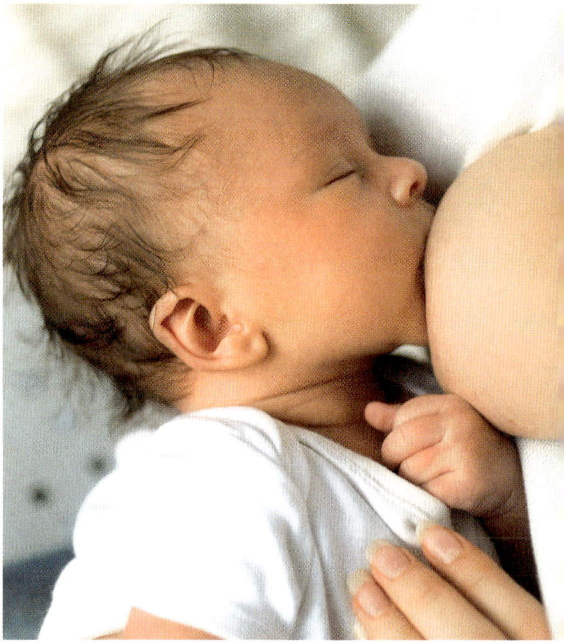

Wecken Sie Ihr Neugeborenes sanft auf, wenn es beim Trinken häufig einschläft.

Es gibt immer eine Lösung!

Probleme mit der Milchbildung gehen oft mit großen Selbstzweifeln einher. Doch Stillen ist bunt (siehe Seite 27) – es gibt nie nur den einen Weg. Vielleicht lässt sich die Muttermilchmenge zügig steigern. Vielleicht ist eine Weile oder aber auch dauerhaft ein Zufüttern notwendig. Es gibt für jede Situation verschiedene Lösungen. Damit Sie sich für einen Weg entscheiden können, der zu Ihren und den Bedürfnissen Ihres Kindes passt, brauchen Sie entsprechende Informationen.

Hausmittel und Medikamente

Es gibt diverse Mittelchen und Hausrezepte, die den betroffenen Müttern bei einer unzureichenden Milchmenge eine schnelle Lösung versprechen. Neben unterschiedlichen Teemischungen gibt es viele andere Produkte und Nahrungsergänzungsmittel auf dem Markt. Doch weder Tee noch Müsliriegel bewirken, dass sich eine unzureichende Milchmenge innerhalb kurzer Zeit steigert, wenn nicht auch zeitgleich andere stillfördernde Maßnahmen ergriffen werden.

Für die Wirkung der meisten dieser Produkte gibt es übrigens keinen wissenschaftlichen Nachweis. Trotzdem lässt sich bei manchen Mitteln ein gewisser Placebo-Effekt beobachten. Dies gilt zum Beispiel auch für in vielen Kulturen als traditionell milchfördernd bekannte Speisen. Die mit einer liebevoll gekochten Mahlzeit verbundene Zuwendung hat aber oft den größeren positiven Einfluss auf die Stillsituation als die verwendeten Zutaten. Bei einer entsprechend hohen Dosierung können Bockshornkleesamen einen positiven Effekt auf die Milchmenge ausüben.

Die Milchproduktion kann ergänzend auch durch Medikamente, die die Prolaktinausschüttung erhöhen, angeregt werden. Da diese Medikamente verschreibungspflichtig sind und auch Nebenwirkungen haben können, ist eine Beratung durch die Frauenärztin und Stillberaterin erforderlich. Bei einer unzureichenden Milchmenge stehen zur Behandlung immer die Ursachenforschung und ein gutes Stillmanagement an erster Stelle.

ZU VIEL MILCH

Auch eine zu reichliche Milchbildung kann große Stillprobleme verursachen. Ein zu starker Milchspendereflex kann ein Baby so irritieren, dass es nicht gut andocken und trinken kann. Häufiges Loslassen, Unruhe beim Stillen, Verschlucken, richtiggehende Stillstreiks und vermehrtes Bauchweh durch Blähungen sind mögliche Auswirkungen. Oft trinken Kinder deswegen eher nur kurz an der Brust. Innerhalb einer Stillmahlzeit ändert sich aber der Fettgehalt der Muttermilch (siehe Seite 24) und erhöht sich, je länger sie dauert. Wenn immer nur kurz angelegt wird, nimmt das Baby mehr laktosehaltige, aber weniger fettreiche Muttermilch zu sich. Folgen können neben vermehrtem Bauchweh und einem grünlichschaumigen Stuhlgang auch Gedeihstörungen sein. Die Kinder nehmen zu wenig zu, weil sie zu kurz trinken und dadurch zu wenig von der fettreichen Muttermilch abbekommen.

Kinder, die mit einer großen Milchmenge »zu kämpfen« haben, müssen oft aufstoßen und spucken häufiger. Auch für die Mutter ist die reichliche Milchbildung eine große Herausforderung. Die immer vollen Brüste können sich schmerzhaft anfühlen. Das ständige Austreten von Muttermilch in größeren Mengen erschwert den Alltag und kann zu unangenehmen Situationen führen. Manchmal tut es regelrecht weh, wenn der Milchspendereflex ausgelöst wird. Auch die Neigung zu Milchstaus ist erhöht.

Durch ein gutes Stillmanagement lassen sich viele Hürden überwinden. Stillberatung ist bei allen Schwierigkeiten eine wichtige Unterstützung.

Die Stillposition anpassen

Als Erstmaßnahme helfen oft veränderte Stillpositionen, bei denen das Baby entgegen der Schwerkraft trinken muss. Wenn die Mutter selbst bequem zurückgelehnt auf dem Rücken liegt und ihr Baby in Bauchlage auf ihrem Oberkörper liegend stillt, kann dies den starken Milchfluss ein bisschen ausbremsen. Ist der Milchspendereflex sehr ausgeprägt, kann es hilfreich sein, diesen erst einmal durch eine sanfte Brustmassage auszulösen und die dabei austretende Muttermilch in einen kleinen Becher laufen zu lassen, bevor das Kind angelegt wird. So muss das Baby nicht gleich ganz hastig die ersten großen Mengen schlucken.

Die Milchmenge reduzieren

Darüber hinaus gibt es Maßnahmen, die helfen können, die Milchmenge insgesamt etwas zu reduzieren. Bei der Methode »Komplette Entleerung und Blockstillen« (KEBS) wird die Brust zunächst einmalig durch eine Milchpumpe »entleert«. Das einmalige Abpumpen hat meist zur Folge, dass Mutter und Kind zum ersten Mal eine entspannte Stillsituation erleben können. Vielleicht kann das Baby sogar an der Brust einschlafen, weil es nicht mit einer so großen Milchmenge konfrontiert ist.
Anschließend wird für einen vorab festgelegten Zeitraum immer nur eine Brust angeboten. Danach wird die Seite gewechselt, und die andere Brust pausiert entsprechend. Das Stillen in bestimmten Zeitblöcken sorgt dafür, dass die gerade nicht gestillte Seite durch ihren Füllungszustand dem Körper signalisiert, weniger Muttermilch zu produzieren. Dieses Vorgehen hat sich bei einer zu reichlichen Milchbildung bewährt. Die Begleitung durch eine Stillberaterin ist sinnvoll, um weder einen Milchstau noch eine zu starke Reduktion der Milchmenge zu riskieren.

Salbei- und Pfefferminztee

Salbei- und Pfefferminze gelten als die Milchmenge reduzierende Arzneipflanzen. Das Trinken von zwei bis drei Tassen Tee kann die Reduktion der Milchmenge unterstützen. Medikamentöse (abstillend wirkende) Maßnahmen sollten wegen möglicher Nebenwirkungen nur als letzte Option und unter ärztlicher Begleitung eingesetzt werden. Durch eine entsprechende Vorbereitung und ein gutes Stillmanagement von Anfang an lassen sich viele Hürden auf der Milchstraße überwinden. Stillberatung ist bei allen Stillproblemen eine wichtige Unterstützung.

SCHMERZEN

Auch wenn die Brustwarze und die Brust insgesamt augenscheinlich völlig unversehrt sind, können manchmal beim Stillen zum Teil starke Schmerzen auftreten. Mögliche Ursachen sind Pilzerkrankungen wie Soor und Gefäßkrämpfe (Vasospasmus) an und in der Mamille.

Soor

Während der Stillzeit lässt sich eine Pilzerkrankung nicht immer leicht erkennen. Eher selten sind soortypische weißliche Beläge auf der Brustwarze sichtbar. Diese zeigen sich meist eher auf der Zunge und der Wangenschleimhaut des Babys als weißlichgrauer, nicht abwischbarer Belag. Eventuell ist beim Baby auch im Windelbereich (Windelsoor) ein roter Hautausschlag mit Papeln und Schuppen erkennbar.
Darüber hinaus können an der Brustwarze Rötungen, Pickelchen, schuppige rosafarbene oder perlmuttartig glänzende Haut auf eine Pilzinfektion hinweisen. Manchmal klagen Mütter über Juckreiz und starke Berührungsempfindlichkeit.
In diesen eindeutigeren Fällen wird eine lokale Soorbehandlung bei Mutter und Kind empfohlen, um einen Pingpongeffekt (gegenseitiges Anstecken) zu vermeiden. Die für die Behandlung gängigen Arzneimittel Nyastin, Miconazol oder Clotrimazol gibt es in Form von Salben, Cremes und Mundgelen. Diese können vom Kinderarzt oder

Gynäkologen verschrieben werden. Darüber hinaus sollte auf eine gute Hygiene durch Händewaschen, regelmäßiges Wechseln von Stilleinlagen, BHs, Handtüchern etc. geachtet werden. Auch Sauger, Beißringe oder Schnuller, mit denen das Baby in Kontakt kommt, sollten während der Behandlung regelmäßig ausgekocht werden. Die Behandlung mit den Antipilzmitteln muss ausreichend lange durchgeführt werden.

Häufig sieht die Brustwarze aber auch völlig unauffällig aus, die betroffene Frau klagt aber dennoch über starke Schmerzen, die oft als brennend, stechend oder schneidend beschrieben werden. Der Soor kann zum Beispiel in den Milchgängen sitzen, sodass er von außen nicht erkennbar ist. Leider ist der Pilz auch in Abstrichen oder Muttermilchproben, die in einem Labor untersucht werden, nicht zuverlässig diagnostizierbar. Die Therapie wird auf die angegebenen Symptome abgestimmt, wenn andere mögliche Gründe für die starken Schmerzen beim Stillen ausgeschlossen wurden. Die Behandlung erfolgt mit einem oral eingenommenen Medikament (Fluconazol), das über den Blutkreislauf der Mutter an die von außen nicht erreichbaren betroffenen Stellen in den Milchgängen gelangt. Diese systemische Therapie muss ausreichend lange, weit über das Abklingen der Symptome hinaus, fortgeführt werden. Die Behandlung gehört immer in ärztliche Hände. Während der Therapie kann uneingeschränkt weitergestillt werden. Eventuell kann das Weglassen oder Reduzieren von Zucker, Weißmehl und Milchprodukten in der Ernährung der Mutter die Behandlung unterstützen.

Vasospasmus (Raynaud-Syndrom)

Ein Gefäßkrampf in den Mamillen entsteht dadurch, dass feine Blutgefäße sich stark zusammenziehen. Dieses Phänomen gibt es nicht nur an der Brustwarze. Es lässt sich auch an anderen Extremitäten wie Fingern und Zehen, manchmal auch an Nase oder Ohren beobachten. Erstmalig benannt hat dieses Phänomen der französische Arzt Maurice Raynaud. Die genauen Ursachen sind unbekannt. Ausgelöst wird es meist durch Kälte, aber auch Stress kann dahinterstecken. Vermutet wird eine Fehlregulation im autonomen Nervensystem, die eine übermäßige Gefäßverengung in den kleinen Endarterien bewirkt. Als Folge wird eine erhöhte Empfindsamkeit auf Reize wie Kälte beschrieben. Frauen, die schon vor der Schwangerschaft zu Gefäßkrämpfen bei Kälte neigten, sind in der Stillzeit häufiger betroffen.

Bei einem Krampf verfärben die Brustwarzen sich weiß oder schimmern bläulich. Die wirklich starken Schmerzen treten meist nach der Stillmahlzeit auf. Verkrampfen sich die Gefäße der Mamille direkt beim Stillen, wird eventuell auch der Milchfluss unterbrochen. Das kann zu Unruhe und Unzufriedenheit beim Baby führen. Auch wiederholte Milchstaus sind als Folge möglich.

Auch eine ungünstige Anlegetechnik kann den Symptomen zugrundeliegen, etwa weil das Kind eine sehr hohe Körperspannung hat und deshalb die Brustwarze »abklemmt«. Eine veränderte Anlegetechnik sowie eine osteopathische oder manualtherapeutische Behandlung kann helfen. Da Kälte die Beschwerden auslöst und verschlimmert, sollte die Mamille warm gehalten werden. Die Beschwerden können durch das Auflegen von warmen, fast heißen Kompressen (Achtung: Verbrennungsgefahr) gelindert werden. Betroffene sollten drückende Stilleinlagen oder zu feste BHs meiden, da diese die Durchblutung der Brustwarze einschränken können.

Außerdem sollten Sie auf gefäßverengende Substanzen wie Koffein oder Nikotin verzichten. Auch manche Medikamente (zum Beispiel gegen Asthma) und sogar manche Verhütungsmittel können eine Verengung der Gefäße begünstigen. Eventuell bringt der Umstieg auf andere Arzneimittel eine Linderung der Beschwerden. Bei der Behandlung des Vasospasmus hat sich die Einnahme von Magnesium, Kalzium und Vitamin B_6 bewährt. Sprechen Sie die Dosierung mit der Hebamme, dem Arzt oder der Stillberaterin ab.

Es gibt auch Arzneimittel, mit denen sich die Symptome lindern lassen. Die Option, das Raynaud-Syndrom medikamentös zu behandeln, sollte wegen möglicher Nebenwirkungen sorgfältig abgewogen werden und nur unter ärztlicher Begleitung erfolgen.

STILLSTREIK

Vielleicht haben Sie schon von anderen Müttern gehört, dass sich ihr Kind von einem Tag auf den anderenplötzlich abgestillt hat. Bei Säuglingen im ersten Lebensjahr und vor allem in der ausschließlichen Stillphase ist es sehr unwahrscheinlich, dass es sich dabei um einen vom Kind ausgehenden Abstillwunsch handelt. Schließlich weiß dieses kleine Menschlein nicht, dass es mit künstlicher Säuglingsnahrung einen Plan B gibt.

Trotzdem kann es vorkommen, dass Babys von einem Moment auf den anderen die Brust verweigern. Dieses gar nicht so seltene Verhalten wird auch Stillstreik genannt. Möglich Ursache kann ein durch externe Einflüsse (Deo, Parfüm, Waschmittel) veränderter Geruch der Brust sein. Ein veränderter Geschmack durch bestimmte Lebensmittel, Alkohol oder Medikamente kann ebenfalls manchmal zum Ablehnen der Brust führen. Auch die Menstruation oder eine erneute Schwangerschaft können Gründe für eine Brustverweigerung sein. In Zahnungsphasen oder Zeiten, in denen das Kind krank wird (zum Beispiel verstopfte Nase), kommt es auch manchmal zum Stillstreik. Zu viel Stress im Babyalltag oder Ablenkung beim Stillen kann ihn begünstigen. Oft lässt sich dieses Verhalten auch einfach nicht erklären.

Natürlich sind Sie als Eltern schnell verunsichert und besorgt, wenn Ihr Kind nichts zu sich nehmen möchte. Als erste Idee wird meist daran gedacht, dem Baby über einen anderen Weg als die Brust Nahrung zukommen zu lassen. Doch das kann das Problem verstärken, weil Ihr Baby auf das angebotene Fläschchen eher verwirrt reagieren wird, vor allem, wenn es bisher noch keine Bekanntschaft damit gemacht hat.

Bieten Sie Ihrem Kind immer wieder zwanglos die Brust an, aber versuchen Sie, möglichst entspannt zu bleiben, auch wenn es bei seiner Ablehnung bleibt. Gut funktioniert das Stillen meist in Einschlaf- oder Aufwachsituationen. Versuchen Sie, Ihr Baby im Halbschlaf anzulegen. Ausgiebiger Hautkontakt ist förderlich. Kuscheln Sie Haut an Haut, ohne das Stillen zu forcieren. Auch ein gemeinsames warmes Bad sorgt oft dafür, dass Babys ihren Stillstreik beenden.

Wenn Ihr Kind längere Zeit die Brust verweigert und diese schon spannt, können Sie Ihre Milch mit der Hand ausstreichen oder mit einer Pumpe entleeren. Die gewonnene Milch füttern Sie oder Ihr Partner Ihrem Kind am besten mit einem kleinen Becherchen (siehe Seite 78). Holen Sie sich bei Bedarf Unterstützung durch die Hebamme oder Stillberaterin.

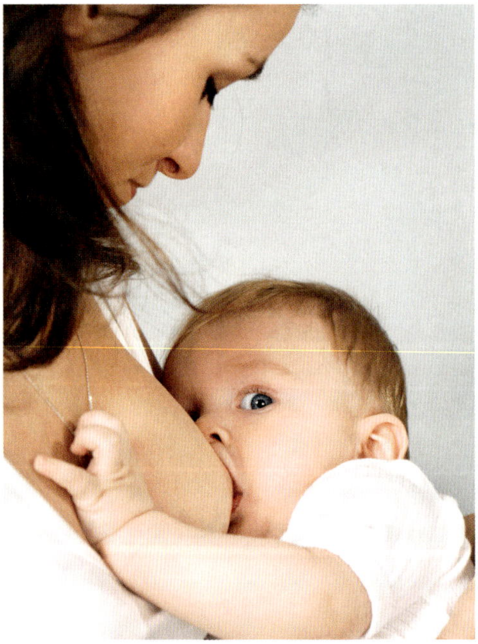

Einem Stillstreik begegnen Sie am besten mit Ruhe und Gelassenheit.

PSYCHISCHE KRISEN NACH DER GEBURT

Etwa jede zehnte Frau ist davon betroffen: Das erwartete Glücksgefühl nach der Geburt des Kindes bleibt aus, stattdessen machen sich Leere und Traurigkeit breit. Zur Behandlung einer Wochenbettdepression ist schnelle und professionelle Hilfe wichtig.

Eine postpartale Depression (PPD) zeigt sich häufig in der zweiten Woche (um den zehnten Tag) nach der Geburt. Sie kann aber auch wesentlich später im gesamten ersten Lebensjahr des Babys auftreten. Betroffen sind rund zehn bis 15 Prozent der jungen Mütter. Der Babyblues – ein kurzzeitiges, meist zwischen dem dritten und zehnten Tag nach der Geburt auftretendes Stimmungstief – zeigt sich bei rund 50 bis 80 Prozent der Wöchnerinnen. Er ist nicht behandlungsbedürftig, sondern wird am besten mit Verständnis, liebevoller Zuwendung und Entlastung begleitet.

Bei einer Wochenbettdepression braucht die betroffene Mutter dagegen fachliche Begleitung. Die PPD ist eine Erkrankung und wird in der Regel durch psychotherapeutische Angebote sowie entsprechende Medikamente behandelt, die mit dem Stillen vereinbar sind. Die Behandlung sollte immer auch die Mutter-Kind-Bindung im Blick haben und unterstützen. Für die betroffenen Mütter ist es oft mit großer Scham verbunden, wenn sie sich traurig und leer statt glücklich und vom Muttersein erfüllt fühlen. Die Diagnose wird häufig dadurch erschwert, dass viele Betroffene die Symptome gut verstecken. Das gibt der PPD auch den Namen »Lächelnde Depression« (Smiling depression). Nehmen Sie anhaltende Gefühle von Traurigkeit, Gereiztheit sowie vermehrtes Grübeln, Schlafstörungen, Appetitlosigkeit, Angst oder auch Überforderung ernst. Sprechen Sie mit Ihrer Hebamme oder Gynäkologin darüber.

Die Wochenbettdepression ist keine »Befindlichkeitsstörung«, sondern eine belastende und behandlungsbedürftige Erkrankung. Eine Enttabuisierung ist wichtig, damit die betroffenen Frauen zeitnah die Unterstützung erfahren, die ihnen hilft, die Krise zu überwinden und gesund zu werden. Gut zu wissen: Die Wochenbettdepression hat eine hohe therapeutische Erfolgsrate.

Die folgenden zwei Fragen können Hinweise auf das Vorliegen einer Depression geben:

- Fühlen Sie sich im letzten Monat häufiger niedergeschlagen, traurig, bedrückt oder hoffnungslos?
- Hatten Sie im letzten Monat deutlich weniger Lust auf Dinge, die Sie normalerweise gern tun und die Ihnen Freude machen?

Wenn Sie beide Fragen mit einem Ja beantwortet haben, sollten Sie Ihren Hausarzt oder einen psychiatrischen Facharzt aufsuchen. Eine genauere Selbsteinschätzung ermöglicht Ihnen der Fragebogen »Edinburgh Postnatal Depression Scale«, den Sie zum Beispiel im Internet unter der Adresse https://www.schatten-und-licht.de/joomla/static_content/Dokumente/fragebogenselbsteinschaetzung.pdf finden können.

UNTERSTÜTZUNG IM STILLALLTAG

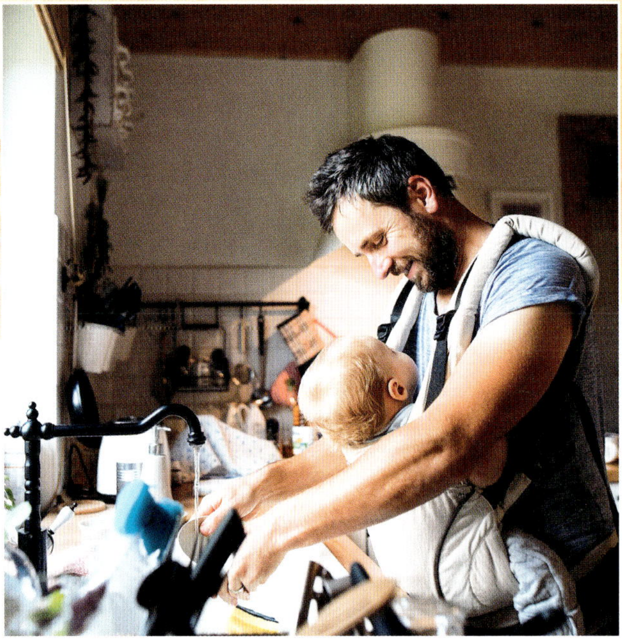

Das Stillen wird Sie in den ersten Monaten rund um die Uhr beschäftigen. Damit es Ihnen im Babyalltag gut geht, müssen Sie auch gut für Ihre Bedürfnisse sorgen. Schlafmangel und Erschöpfung erleben fast alle Eltern in dieser Zeit – egal, ob gestillt wird. Trotzdem sind Sie natürlich durch das Stillen besonders eng mit Ihrem Kind verbunden, und das Füttern durch andere ist zunächst nicht oder nur mit größerem Aufwand möglich. Deshalb ist es wichtig, dass Sie möglichst viele andere Aufgaben abgeben können. Überschlagen Sie einmal grob, wie viele Stunden des Tages Sie mit Stillen verbringen. Verteilen Sie als Eltern die Aufgaben möglichst fair.

Vielleicht haben Sie Familie und Freunde, die Sie unterstützen können. Je nach Lebensort und -situation kann ab und zu auch der Lieferdienst für Sie kochen. Die gekaufte Hilfe ersetzt zwar nicht das Gefühl, gut umsorgt zu werden, nimmt an manchen Tagen aber etwas Druck heraus. Sich die Einkäufe bringen zu lassen ist stressfreier, als mit Baby durch den Supermarkt zu rennen.
Neben der praktischen Alltagsunterstützung brauchen Sie Menschen, mit denen man die kleinen und großen Herausforderungen des Elternseins teilen kann. Menschen, die es im Umgang mit ihren Kindern ähnlich oder anders machen, aber die Sie dennoch Ihren eigenen Weg gehen lassen.

Allein beim Thema Babyernährung werden Sie merken, wie viele verschiedene Optionen es gibt. Jeder hält seinen Plan für den richtigen. In der Regel wissen Eltern aber selbst am besten, was ihr Kind und sie selbst gerade brauchen.

DAS ERSTE HALBE JAHR

Nächtliches Stillen

Eine große Herausforderung in der Babyzeit ist das Thema Schlafen. Für ein Baby ist es ganz normal, rund um die Uhr zu trinken und dementsprechend häufig aufzuwachen. Bereits in der Schwangerschaft haben sich Schlaf- und Wachphasen in kurzen Abständen abgewechselt. Das häufige nächtliche Stillen ist gerade in den ersten Wochen wichtig, um die Milchproduktion anzuregen und aufrecht zu erhalten. Es sorgt dafür, dass der Blutzuckerspiegel des Babys stabil bleibt. Außerdem braucht Ihr Baby auch in der Nacht Nähe, Geborgenheit und die Rückversicherung, dass Sie da sind. Mütter haben nachts intuitiv das Bedürfnis, immer wieder nach ihrem Kind zu sehen. Um zu fühlen, dass es warm genug ist, und um zu lauschen, wie es ruhig atmet. Evolutionsbiologisch ist es nicht vorgesehen, dass Mutter und Kind die ganze Nacht ohne Unterbrechung durchschlafen.

Wenn Sie mit Ihrem Baby an Ihrer Seite schlafen, werden sich Ihre Schlafzyklen schnell aneinander angleichen. Das heißt, dass Sie von allein wach werden, sobald Ihr Kind unruhig wird, weil es trinken möchte. So können Sie es im Halbschlaf anlegen und dabei weiterdösen. Die Nächte fühlen sich auf diese Weise trotz häufiger Unterbrechungen vergleichsweise geruhsam an. Viel entspannter jedenfalls, als wenn Sie jedes Mal vom Schreien Ihres Babys aus dem Tiefschlaf gerissen werden, weil es weiter entfernt oder sogar in einem anderen Raum schläft.

Die nächtliche Still- und Aufwachfrequenz ist bei jedem Kind anders und wird sich im ersten Lebensjahr immer wieder verändern. Der Einfluss

STILLHORMONE ERLEICHTERN DEN MAMAALLTAG

Die beim Stillen ausgeschütteten Hormone wirken vielfältig auf den Körper der Mutter. Das Hormon Oxytocin sorgt dafür, dass sich die Zellen rund um die Milchbläschen zusammenziehen und so den Milchspendereflex auslösen. Es bewirkt aber auch ein Durstgefühl, das Sie beim Stillen spüren.

Das »Liebeshormon« Oxytocin hilft durch das Auslösen von positiven Gefühlen, sich auf die Bindung zum Kind einzulassen. Oxytocin fließt nicht nur bei stillenden Müttern, sondern bei allen Menschen, wenn sie sich im sozialen Miteinander wohl und geborgen fühlen.

Zusammen mit dem auch beim Stillen reichlich ausgeschütteten Hormon Prolaktin bewirkt Oxytocin das elterliche, umsorgende Verhalten: »Wir möchten unser Kind beschützen, wärmen, nähren und emotional begleiten.« Übrigens verändert sich auch bei Vätern der Hormonspiegel, wenn sie beim Tragen, Kuscheln oder gemeinsamen Schläfchen engen Kontakt zu ihrem Baby haben.

Durch das Stillen sind im Körper der Mutter besonders viel Prolaktin und Oxytocin im Umlauf. Dies hat positive Auswirkungen auf die Gemütslage und das Sich-Einfinden in die neue Rolle als Mutter. Oxytocin reduziert Stresshormone und hat auch auf anderen körperlichen Ebenen eine beruhigende und entspannende Wirkung, die man im Mamaalltag gut gebrauchen kann. Auch deshalb ist ein allmähliches Abstillen immer günstiger, damit der Hormonabfall sich nicht zu stark auf das Befinden auswirkt.

des Stillens und der Ernährung generell auf das Schlafverhalten wird oft eher überschätzt (siehe auch Seite 109).

Zufüttern ist nicht notwendig

Bei heißen Außentemperaturen bekommen Mütter kleiner Säuglinge oft zu hören, dass sie ihrem Kind neben den Stillmahlzeiten Tee oder Wasser anbieten sollen. Doch zusätzliche Flüssigkeitsgaben sind für ausschließlich gestillte Babys nicht notwendig, da Muttermilch größtenteils aus Wasser (zu circa 88 Prozent) besteht.
Wenn es wärmer ist, trinken Babys entsprechend häufiger. Wichtig ist, diesem Bedürfnis nachzugeben oder seinem Baby ruhig auch mal von sich aus die Brust anzubieten. Der Fettgehalt der Muttermilch verändert sich mit der Dauer des Anlegens und steigt bei langen und ausgiebigen Stillmahlzeiten an. Bei heißer Witterung liefern viele kurze Stillmahlzeiten daher eher eine durstlöschende Milch mit einem etwas niedrigeren Fettgehalt. Das Stillen passt sich so den Bedürfnissen des Babys an. Ein Zufüttern mit Wasser oder Tee würde dieses fein abgestimmte System von Angebot und Nachfrage nur stören.
Es kann außerdem dazu führen, dass das Baby nicht genug Nahrung zu sich nimmt, weil der mit Tee oder Wasser gefüllte Bauch ihm ein Gefühl der Sättigung suggeriert. Zusätzliche größere Flüssigkeitsgaben können zudem den bei Babys noch sehr empfindlichen Natriumhaushalt durcheinanderbringen, was im schlimmsten Fall zu einer Wasserintoxikation (Wasservergiftung) mit schweren Krankheitssymptomen führen kann.

Muttermilch abpumpen

Welche Milchpumpe zum Einsatz kommt, hängt davon ab, weshalb und wie häufig Sie abpumpen. Bei Stillproblemen gerade in den ersten Tagen und Wochen ist in der Regel die Stimulation durch das Abpumpen für den Aufbau der Milchmenge entscheidend. Dafür braucht es zum einen eine ausreichend häufige Stimulation durch das Abpumpen. Gleichzeitig sollte diese möglichst effektiv und auch »komfortabel« für Sie als Mutter sein. Für diese Situationen sind moderne elektrische Intervallpumpen, am besten in Verwendung mit einem Doppelpumpset wie zum Beispiel das Modell »Symphony« von Medela, eine gute Wahl. Sie werden in Geburts- und Kinderkliniken eingesetzt. Für den Gebrauch zu Hause können diese sehr teuren Pumpen in Apotheken gemietet werden. Mit einer entsprechenden ärztlichen Anordnung werden die Mietkosten für die Pumpe selbst sowie das benötigte Zubehör von den Krankenkassen übernommen.
Es gibt auch die Möglichkeit, sich diese Pumpen schnell und bequem nach Hause liefern zu lassen, zum Beispiel über www.milchwiese.de.
Wenn Sie regelmäßig abpumpen möchten, vielleicht weil Sie wieder zu arbeiten beginnen oder aus anderen Gründen häufiger von Ihrem Baby getrennt sind, haben sich kleine elektrische Pum-

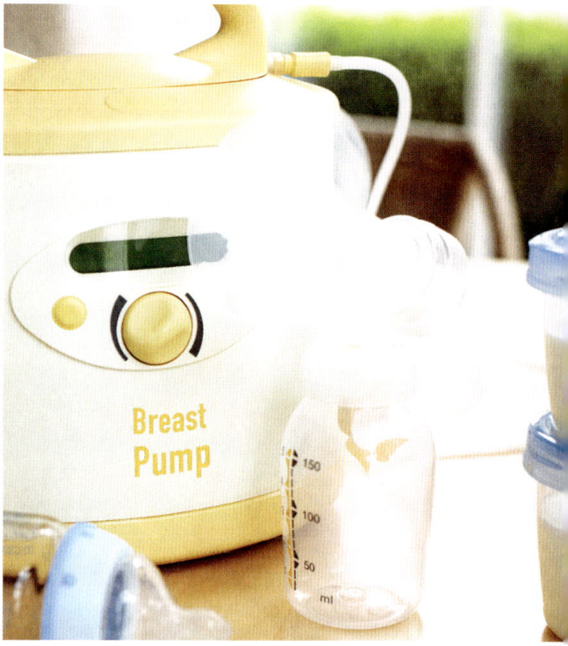

Wollen Sie regelmäßig Milch abpumpen, ist eine elektrische Milchpumpe praktisch.

pen und Handpumpen bewährt. Diese lassen sich relativ platzsparend in der Tasche mitnehmen.
Wenn Sie zum Beispiel am Arbeitsplatz mehrmals täglich abpumpen, ist eine elektrische Pumpe (zum Beispiel von Lansinoh) eine Erleichterung. Sie können damit an jeder Brust einzeln oder gleichzeitig abpumpen, was eine Zeitersparnis ist. Bei einer guten elektrischen Pumpe sollten unterschiedliche Saugintervalle und -intensitäten einstellbar sein. Sie sollte nicht zu laut und zudem leicht zu reinigen sein.
Gut zu wissen: Regelmäßige Pausen zum Stillen, aber auch zum Abpumpen stehen Ihnen als Arbeitnehmerin gesetzlich zu. Diese und weitere Regelungen in der Stillzeit können Sie im Mutterschutzgesetz nachlesen.
Für den gelegentlichen Gebrauch ist für viele Mütter eine manuelle Handpumpe passend. Diese ist mit einem Preis von rund 30 Euro von verschiedenen Herstellern erhältlich. Moderne Handmilchpumpen mit Membrantechnik sind ergonomisch geformt, unkompliziert in der Anwendung sowie in der Reinigung und vor allem sanfter als die veralteten Ball- oder Kolbenpumpen.
Bei allen Milchpumpen sollte darauf geachtet werden, dass die Brusthaube gut passt. Jede Brust ist anders, weshalb manche Hersteller bis zu fünf verschiedene Brusthaubengrößen anbieten.

Muttermilch von Hand entleeren

Es ist auch gut möglich, Muttermilch von Hand zu gewinnen. Eine vorbereitende sanfte Brustmassage (zum Beispiel nach Marmet) – auch vor dem Abpumpen – regt den Milchfluss an. Zum Entleeren umfassen Sie Ihre Brust im C-Griff (siehe Seite 30) und legen dabei die Finger circa zwei bis drei Zentimeter hinter der Brustwarze auf. Nun drücken Sie in Richtung Brustkorb und rollen dabei Daumen und Zeigefinger ab. Dies darf sich nie unangenehm oder schmerzhaft anfühlen.
Wenn die Milch nach ein paar Minuten nicht mehr so gut fließt, können Sie die Massage wiederholen und von vorn beginnen. Die entleerte Muttermilch fangen Sie am einfachsten in einem sauberen Fläschchen oder Sammelbehälter mit breiter Öffnung auf. Informationen zur Aufbewahrung finden Sie ab Seite 90.
Auf der Seite www.entspannt-stillen.de der Stillberaterin IBCLC Christina Law-McLean finden Sie informative Videos, die die Massage und die Handentleerung leicht nachvollziehbar zeigen. Sie können sich das Vorgehen auch von Ihrer Hebamme oder Stillberaterin zeigen lassen.

STILLEN IM ZWEITEN HALBJAHR

Vielleicht lief das Stillen von Anfang an gut und unkompliziert. Vielleicht war Ihr Stillstart aber auch etwas holprig. Nun stillen Sie bereits einige Monate und sind wahrscheinlich ein gut eingespieltes Team. Oft kommt jetzt der nächste »Stressfaktor« um die Ecke. Noch bevor das Baby fünf Monate alt ist, werden Sie vielleicht schon von verschiedenen Stellen gefragt, wie es denn so langsam mit der Beikosteinführung aussieht. Doch nicht der Kalender, sondern die individuelle Entwicklung (siehe Seite 104) Ihres Kindes bestimmt den richtigen Zeitpunkt, um mit der Umstellung auf festere Kost zu beginnen.

Die Einführung von Beikost

Neben der Beikostfrage werden Sie sicherlich im Laufe des zweiten Lebenshalbjahres auch mit dem Thema Abstillen konfrontiert. Das ist gar nicht so verwunderlich, da unabhängig von den ganz anders lautenden WHO-Empfehlungen hier in Deutschland die derzeitige durchschnittliche Stilldauer bei 7,5 Monaten liegt.
Ausschließlich gestillt werden nach vier Monaten nur noch 40 Prozent aller Kinder und nach einem halben Jahr sogar nur noch 12,5 Prozent. Das bedeutet, dass trotz offiziell anderslautender Empfehlungen ein großer Teil der Babys vorzeitig

zugefüttert und abgestillt wird. Im Alter von einem beziehungsweise zwei Jahren sind bereits über 90 und später sogar 99 Prozent der Kinder ganz abgestillt. Die Gründe sind vielfältig: Kulturelle Prägungen, aber auch fehlende Unterstützung und leichtfertig ausgesprochene Abstillempfehlungen bei möglichen Problemen werden genannt. Auch Werbung und das durch sie geprägte Bild von Säuglingsernährung hat Einfluss auf das Stillverhalten. Viele Eltern sind über den Wert des Stillens in den ersten Monaten informiert. Darüber hinaus fehlen oft konkrete Informationen, oder sie sind widersprüchlich, verwirrend und manchmal schlicht falsch.

Abstillen ist eine persönliche Entscheidung

Natürlich ist das Abstillen eine Entscheidung, die vor allem Sie als Mutter treffen – und nicht die WHO oder andere Fachgesellschaften. Doch diese Entscheidung kann nicht selbstbestimmt getroffen werden, wenn sie durch subtilen Druck von außen beeinflusst wird. Druck erleben Mütter dabei in beide Richtungen. Anfangs müssen sie sich rechtfertigen, wenn sie nicht stillen können oder wollen. Später wird ihre Entscheidung, länger als sechs Monate oder gar mehrere Jahre zu stillen, immer wieder kritisch kommentiert.
Hören Sie in sich hinein und fragen Sie sich, was Ihr Verstand und Ihr Gefühl zu diesen oft unerbetenen Meinungen und Ratschlägen sagen. Oft gibt es von mütterlicher und kindlicher Seite gar keine Notwendigkeit, etwas zu verändern. Und wenn Sie selbst einen Abstillwunsch haben, finden Sie einen Weg, mit dem es allen Beteiligten gut geht. Lassen Sie sich von der Hebamme oder Stillberaterin dabei begleiten.

WHO-EMPFEHLUNG

Bereits 2003 formulierte die Welt-Gesundheits-Organisation (WHO) in ihrer bis heute gültigen »Globalen Strategie für die Säuglings-und Kleinkinderernährung« eine Empfehlung für die allgemeine Stilldauer:
»Um Wachstum, Entwicklung und Gesundheit in optimalem Maß zu gewährleisten, sollte ausschließliches Stillen in den ersten sechs Lebensmonaten eine globale Empfehlung im Gesundheitswesen sein. Danach sollten Kinder adäquate und sichere Beikost erhalten, um den veränderten Ernährungsbedürfnissen zu entsprechen, während das Stillen bis hin zu zwei Jahren und darüber hinaus weitergeführt wird ...«

Langes Stillen ist normal

Evolutionsbiologisch betrachtet, wäre zum jetzigen Zeitpunkt noch längst kein Abstillen vorgesehen. Viele der gesundheitsfördernden Aspekte des Stillens steigen sogar mit der Stilldauer. Sie müssen weder heute noch morgen festlegen, wie lange Sie stillen möchten. Gehen Sie zusammen mit

Muttermilch unterstützt das Verdauungssystem Ihres Babys, damit es die neuen Herausforderungen der Beikostzeit gut meistern kann.

Ihrem Kind den Weg weiter, der für Sie passt. Entscheiden Sie nicht Monate im Voraus, wie dieser aussehen soll, sondern von Woche zu Woche. Wenn sich alles für Sie gut anfühlt, müssen Sie auch gar nichts entscheiden. Stillen im zweiten Lebenshalbjahr und darüber hinaus ist normal und die eigentlich für Babys vorgesehene Ernährungsform. Machen Sie sich das immer wieder bewusst, wenn Sie verunsichert sind. Vernetzen Sie sich mit anderen Müttern, die auch »noch« stillen. Der Austausch mit anderen stillenden Müttern tut gut, gerade wenn Sie in Ihrem persönlichen Umfeld wenig Unterstützung oder sogar Unverständnis erfahren.

Stillen hat hohen gesundheitlichen Wert

Das Stillen hat also auch noch mit sechs, zwölf oder 24 Monaten (und darüber hinaus) einen hohen Wert für die Gesundheit eines Kindes. Neben der immer noch idealen Nährstoffzusammensetzung bietet die Muttermilch weiterhin mit ihren vielen immunologische aktiven und antiinfektiösen Inhaltsstoffen die perfekte Unterstützung für das Immunsystem Ihres Kindes. Gerade wenn es zu robben, krabbeln und später auch zu laufen beginnt, wird es mit vielen neuen potenziellen Krankheitserregern konfrontiert. Auch die Einführung von unbekannten Lebensmitteln im Beikostalter geschieht am besten unter dem Schutz der Muttermilch.

Zähne und mögliches Beißen

Ungefähr mit einem halben Jahr zeigt sich bei vielen Kindern der erste Zahn. Bei manchen auch schon im Alter von drei Monaten, bei anderen wiederum erst nach dem ersten Geburtstag. Mögliche Beschwerden treten auf, bevor die erste Zahnspitze meist im unteren Kieferbereich sichtbar wird. Manchmal ist das Zahnfleisch rot und geschwollen. Viele Kindern sabbern vermehrt oder wirken etwas kränklich und sind deutlich anhänglicher. Manche »beißen« auch beim Stillen, was aufgrund der gut ausgebildeten Muskulatur in diesem Bereich recht unangenehm ist. Beißen gehört – auch bei einem fast vollständigen Milchzahngebiss – nicht zum üblichen Verhaltensprogramm von Stillkindern, da eigentlich vorgesehen ist, dass Stillen für das Baby und die Mutter angenehm ist. Anatomisch ist es gar nicht möglich, dass das Baby oder Kleinkind beißt, während es an der Brust trinkt. Dafür hat es den Mund zu weit geöffnet. Zudem liegt die Zunge über der Kauleiste im Unterkiefer und berührt den Innenrand der Unterlippe. Nur so kann es das erforderliche Vakuum aufbauen und die das Stillen stimulierenden Saugbewegungen ausführen. Wenn das Kind also beißt, geschieht dies vor oder nach dem richtigen Andocken an der Brustwarze.

Ein Beißring kann Abhilfe schaffen

Sollte das Durchbrechen der Milchzähne die Ursache für das Beißen sein, können Sie Ihrem Baby einen gekühlten Beißring zum Darauf-Herumkauen anbieten. Das Massieren des Zahnfleisches mit dem Finger oder einem extra dafür gedachten Fingerling kann lindernd wirken. Zahnen ist kein Abstillgrund. Die Milchzähne entwickeln sich ja in einer Lebensphase, in der das Kind noch ein Säugling und Muttermilch sein Hauptnahrungsmittel ist.

Babys erforschen ihre Umwelt auch mit dem Mund. Sie fühlen, schmecken und merken, was man alles mit der Zunge, den Lippen, den Zähnen und der gesamten Mundmuskulatur machen kann. Manche Kinder beißen also einfach »nur mal«, um es auszuprobieren, oder als »Kontaktaufnahme«, wenn Sie beim Stillen vielleicht gerade sehr abgelenkt sind. Beenden Sie dann die Stillmahlzeit und signalisieren Sie Ihrem Kind mit einem beherzten »Nein«, dass dieses Verhalten beim Stillen nicht sinnvoll ist. Versuchen Sie aber, Ihr Kind dabei möglichst nicht zu erschrecken, auch wenn der schmerzhafte Biss Sie wahrscheinlich selbst ganz schön erschreckt hat. Wenn Ihr Kind erneut beißen möchte, lösen Sie es immer wieder von der Brust ab.

Es ist nur eine Phase …

Manchmal findet Beißen auch versehentlich im Schlaf statt, meist am Ende der Stillmahlzeit, wenn die Brustwarze losgelassen wird und langsam aus dem Mund gleitet. Lösen Sie dann Ihr Baby aktiv von der Brust, sobald es vom effektiven Stillen in ein Nuckeln mit nicht mehr ganz geöffnetem Mund übergeht. Schieben Sie den kleine Finger in den Mundwinkel, sobald Ihr Babys den Mund nicht mehr ganz offen hat und die Mamille nach vorne rutscht. Genau dies ist der Moment kurz vor dem Zubeißen. Es ist hilfreich,das Kind auch tagsüber beim Einschlafstillen gut zu beobachten, um es rechtzeitig von der Brust zu lösen. Beißen beim Stillen ist vorübergehend – anhaltende Beißphasen sind selten. Holen Sie sich gegebenenfalls Unterstützung durch eine Stillberaterin.

Viel zu entdecken – auch beim Stillen

Ein recht typisches Verhalten für Stillkinder, die ungefähr ein halbes Jahr alt sind, ist das unruhige Trinken und immer wieder Loslassen der Brustwarze. In diesem Alter gibt es überall so viel Neues zu entdecken. Ihr Kind ist schnell abgelenkt und kann sich nicht oder nur kurz auf die Stillmahlzeit konzentrieren. Vielleicht ist es ein Umgebungsgeräusch oder aber auch der glänzende Knopf an Ihrem Oberteil, der die ganze Aufmerksamkeit des Babys auf sich zieht. Auch die Fortbewegungsfähigkeiten entwickeln sich rasch in dieser Zeit, was mehr motorische Unruhe mit sich bringt. So kommt es vermehrt zu häufigen und kurzen Stillmahlzeiten. Sie bemerken vielleicht tagsüber sogar wieder eine vollere Brust, weil Ihr Baby diese nicht ausreichend »entleert«. Wahrscheinlich sorgt es dann aber nachts für seine Energiezufuhr, indem es entsprechend häufig und lange trinkt. Sie können versuchen, am Tag eine möglichst reizarme und eher uninteressante Umgebung beim Stillen zu schaffen. Vielleicht wird Ihr Baby dann etwas ausgiebiger trinken, was eventuell die nächtliche Stillfrequenz reduziert.

Viele Babys entdecken aber auch in der »langweiligsten« Umgebung noch etwas Interessantes. Ihre Haare oder das Sofakissen müssen schließlich auch erforscht werden.

Unruhige Nächte

Nachts werden die vielen neuen Sinneseindrücke und Lernerfahrungen verarbeitet. Mehrmaliges nächtliches Aufwachen und Stillen ist also in der zweiten Hälfte des ersten Lebensjahrs noch völlig normal. Auch wenn manche (eher wenige) Kinder in dieser Zeit schon längere Schlafphasen haben, sollten Sie bei Ihrem Kind ein »Durchschlafen« nicht forcieren. Von Durchschlafen spricht man übrigens schon, wenn das Baby fünf bis sechs Stunden am Stück schläft. Viele Kinder erwachen häufiger und benötigen Unterstützung, um wieder in den Schlaf zu finden.

Ihr Baby braucht Sie auch in der Nacht. Wie viel Nähe es braucht, ist von Kind zu Kind, aber auch von Nacht zu Nacht unterschiedlich. Das nächtliche Anlegen stillt Hunger und Durst, aber auch das Bedürfnis nach Nähe und Geborgenheit. Beikost sorgt in der Regel übrigends nicht für mehr Schlaf (siehe Seite 109), auch wenn die Werbung anderes verspricht.

Oft sind die Nächte mit einem jüngeren Baby sogar etwas ruhiger als im Alter von sechs oder neun Monaten. Im Durchschnitt werden drei Monate alte Säuglinge zwei- bis dreimal in der Nacht wach. Hingegen wachen sie mit neun Monaten durchschnittlich fünfmal pro Nacht auf. Mit einem Jahr liegt der Durchschnitt erneut bei zwei bis drei Nachtunterbrechungen.

Aber Statistik ist das eine und Ihr Baby das andere. Wie auch beim Thema Essen gibt es in Bezug auf das Schlafen viele unterschiedliche Verhaltensweisen, die alle im Rahmen des Normalen liegen. Die nächtliche Begleitung eines Kindes, ob stillend oder mit dem Fläschchen, kostet Energie. Behalten Sie Ihre eigenen Akkus daher sorgsam im Auge. Holen Sie, so gut es geht, am Tag Schlaf nach, wenn Ihr Baby schläft oder Sie es in liebevollen Händen wissen. Achten Sie auf Ihre eigene Nährstoffversorgung und darauf, dass Sie emotional ausreichend versorgt sind. Sollte ein permanenter Schlafmangel zu großer Erschöpfung führen, holen Sie auf jeden Fall mehr Unterstützung ins Boot. Nehmen Sie Ihr eigenes Wohlbefinden genau so ernst wie das Ihres Kindes.

Oft wird in solchen Situationen Abstillen als vermeintlich schnelle Lösung empfohlen. Doch zum einen ist nicht vorhersehbar, ob sich die Nächte dadurch wirklich verbessern. Auch Mütter, die Flaschennahrung füttern, kennen durchwachte Nächte. Vielleicht kann auch Abpumpen und das Füttern von Muttermilch durch den Partner eine Option sein, um ein, zwei Nächte lang wieder Kraft zu tanken. Wägen Sie bei einer Entscheidung zum Abstillen vermeintliche Vorteile gegen etwaige Nachteile ab. Eine kompetente Stillberaterin wird Sie in dieser Situation nicht von Ihrem Abstillwunsch abbringen wollen, sondern Ihnen helfen, Ihre Fragen zu klären und Ihre Gedanken zu sortieren. So können Sie die für Sie und Ihr Kind bestmögliche Entscheidung treffen.

Arbeiten und unterwegs sein

Vielleicht nähert sich Ihre Elternzeit dem Ende, und Sie fragen sich, wie Ihr noch immer so häufig nach der Brust verlangendes Baby ohne Ihre Nähe auskommen kann. Stellen Sie sich diese Frage nicht zu früh, denn in zwei oder drei Monaten im ersten Babyjahr passiert sehr viel. Ihr Kind wird sich weiterentwickeln, und manche Ihrer jetzigen Bedenken klären sich von ganz allein.

Ob und wie Ihr Baby in Ihrer Abwesenheit mit Muttermilch versorgt werden muss, hängt von vielen Faktoren ab. Ganz entscheidend auch davon, wie lange Sie weg sein werden. Wenn Sie schon mit der Beikosteinführung begonnen haben, lässt sich die Zeit Ihrer Abwesenheit vielleicht auch damit überbrücken. Bei ausschließlich gestillten Babys muss entsprechend Milch zur Verfügung stehen. Ob, wann und wie viel Muttermilch Sie abpumpen müssen, hängt von den individuellen Umständen ab.

Das Mutterschutzgesetz gilt auch für stillende Mütter. Still- beziehungsweise Abpumppausen sind daher Ihr gutes Recht. Wenn es passt, kann Ihr Baby von der betreuenden Person (Vater, Großeltern, Babysitter) zum Stillen an Ihren Arbeitsplatz gebracht werden. Vielleicht wird Ihr Baby auch in einer Krippe oder Tagespflegestelle betreut. Auch dort kann es mit Ihrer Milch versorgt werden.

Suchen Sie das Gespräch mit den Betreuungspersonen und informieren Sie sie bei Bedarf, weshalb die Muttermilchernährung wichtig ist und Ihr Kind auch in Ihrer Abwesenheit keine andere Nahrung erhalten soll. Auf der Homepage www.bfr.bund.de des Bundesinstituts für Risikoberwertung gibt es zu diesem Thema ein hilfreiches Merkblatt mit dem Titel »Hinweise zum Umgang mit Muttermilch in der Kita oder Tagespflege«.

Eine gemütliche Stillmahlzeit entspannt Mutter und Kind gleichermaßen – besonders wenn ein langer Tag in Kita und Büro hinter beiden liegt.

Achten Sie in dieser Zeit nicht nur auf die Bedürfnisse Ihres Kindes, sondern auch auf Ihre eigenen. Bei längeren Stillpausen kann es zum Milchstau kommen. Vermeiden Sie diese Situation, indem Sie entsprechend häufig abpumpen oder die Brust per Hand entleeren. Berufsleben und Babyalltag können ganz schön anstrengend sein. Auch hier helfen die Stillhormone, die damit verbundenen Herausforderungen zu meistern. Das gemütliche Stillen nach einem langen Arbeitstag entspannt Mutter und Kind meist gleichermaßen.
Einige Kinder nehmen in der mütterlichen Abwesenheit nur wenig Milch oder andere Nahrung zu sich. Sie warten, bis sie wieder an der Brust trinken können. Da ein etwas größeres Baby auch gut einige Stunden ohne Nahrung auskommen kann, ist das in der Regel kein Anlass zur Sorge – wenn Ihr Kind sich sonst wohlfühlt.

Ist Abstillen die Lösung?

Sie sind müde, erschöpft und streiten sich gerade häufiger mit Ihrem Partner? Vielleicht interessiert sich Ihr Kind wenig bis gar nicht für Beikost oder lässt sich derzeit nur schwer von anderen Bezugspersonen beruhigen und betreuen? Wahlweise ist Ihr Baby »zu dick« oder »zu dünn«? Vielleicht hat man Ihnen bereits erzählt, dass daran bestimmt das Stillen schuld sei. Auch wenn Mütter generell sehr schnell abnehmen, ist gern die anstrengende Muttermilchproduktion dafür allein verantwortlich. Die Tatsache, dass man im chaotischen Babyalltag manchmal nicht richtig zum Essen kommt, wird oft übersehen. Auch Mütter, die künstliche Säuglingsnahrung füttern, sind müde oder erschöpft und haben kräftige oder zarte Babys. Und auch diese sind mal mehr und mal weniger anhänglich. Ebenso ist das Interesse an Beikost unterschiedlich ausgeprägt – genauso wie Streit mit dem Partner unabhängig von der Babyernährung vorkommt.
Trotzdem werden viele der eher herausfordernden Begleiterscheinungen der Babyzeit vehement auf das Stillen geschoben. Familienmitglieder, Freunde, fremde Menschen und selbst Fachleute sprechen häufig eine Abstillempfehlung als beste Lösung für alle möglichen Probleme aus. Die dahinterstehende Intention ist zwar mit guten Absichten verbunden – nämlich der zu müden oder »zu dünnen« Mutter zu helfen. Aber Abstillen ist eben meist nicht die passende Hilfe. Verständnis sowie konkrete Tipps zur Entlastung wären die bessere Unterstützung. Das gilt gerade für Mütter, die ihr Kind zum aktuellen Zeitpunkt eigentlich noch sehr gern stillen.

Stillen darf auch mal anstrengend sein

Stillen, so wie die Begleitung unserer Kinder generell, darf sich an manchen Tagen einfach anstrengend anfühlen. Dann sollte es auch Raum dafür geben, genau dies auszusprechen. Als Mutter ist man vielleicht manchmal vom Stillen genervt, genauso wie vom mühsamen Anziehen der Kinder im Winter, vom Spielplatzbesuch oder den täglichen Wäschebergen. Manchmal ist man von

Abstillen ist ein großer Schritt für Mutter und Kind, den die beiden zum individuell passenden Zeitpunkt in ihrem Tempo gehen sollten.

fast allem genervt, was mit dem Kind zusammenhängt. Das passiert meist in Zeiten, in denen es keine Atempause im Elternalltag gibt und die Selbstfürsorge auf der Strecke bleibt.
Überlegen Sie, wie sich der Gedanke an das Abstillen (siehe ab Seite 75) für Sie selbst anfühlt. Was sind Ihre Gründe? Sind Sie von Ihrem Umfeld verunsichert? Brauchen Sie einfach etwas Zeit für sich selbst, oder ist das Stillen insgesamt zu belastend für Sie? Vielleicht ist auch Teilstillen eine gute Lösung für Ihre jetzige Situation. Lassen Sie sich genug Zeit für Ihre Entscheidungen, und nehmen Sie eine (Ab-)Stillberatung in Anspruch. Bis zum Ende der Abstillzeit ist die Hebammenberatung zu allen Stillfragen eine Leistung der gesetzlichen Krankenkasse.

STILLEN IM ZWEITEN LEBENSJAHR

Die Bandbreite des Stillens nach dem ersten Geburtstag ist groß. Es gibt Kinder, die vielleicht noch einmal am Tag oder nur morgens und abends andocken. Ebenso gibt es Kinder, die täglich zehnmal oder noch häufiger nach der Brust verlangen. Zu diesem Zeitpunkt essen Kinder zwar schon Beikost am Familientisch mit. Wie umfangreich diese Mahlzeiten ausfallen, ist aber von Kind zu Kind und oft auch von Tag zu Tag sehr unterschiedlich.
Im Durchschnitt holen sich weiterhin nach Bedarf gestillte ein- bis zweijährige Kinder noch einen guten Teil ihrer benötigten Kalorien und Nährstoffe über die Muttermilch. Gerade bei Kindern, die eher spät oder wenig Beikost essen, wird so die Versorgung weiterhin gesichert. Der immer wiederkehrende Tipp, nun abzustillen, ist eher kontraproduktiv. Denn dadurch ist nicht automatisch gesagt, dass das Kind mehr Familienkost zu sich nimmt. Wird ein Kind vor seinem zweiten Geburtstag abgestillt, benötigt es entsprechend

WIE VIEL MUTTERMILCH BRAUCHT MEIN KIND?

Durchschnittlich nehmen gestillte Kleinkinder zwischen dem zwölften und 23. Lebensmonat täglich noch fast einen halben Liter Muttermilch zu sich. Dadurch wird fast ein Drittel (29 Prozent) des täglichen Kalorienbedarfs gedeckt. So werden zum Beispiel die Nährstoffbedürfnisse wie folgt gedeckt:
Eiweiß: 43 Prozent
Kalzium: 36 Prozent
Vitamin C: 60 Prozent
Vitamin A: 75 Prozent
Vitamin B_{12}: 94 Prozent
Folsäure: 76 Prozent
Für viele Kinder hat das Stillen im zweiten Lebensjahr also immer noch eine wichtige Ernährungsfunktion.
Für andere wiederum steht der Aspekt des emotionalen Auftankens im Vordergrund.

größere Mengen Beikost. Je nach Essmotivation des Kindes ist es gar nicht so einfach, dass es auf seinen benötigten Nährstoffbedarf kommt. Somit spielt das Stillen im zweiten Lebensjahr noch eine wichtige Rolle bei der Ernährung, und das nicht nur in Ländern, in denen hochwertige und sichere Lebensmittel schwerer verfügbar sind.
Viele der positiven Auswirkungen des Stillens auf die Gesundheit von Mutter und Kind steigen proportional mit der Stilldauer an. Dabei gibt es fast nur Untersuchungen, die sich auf ein Stillalter von Kindern bis zu 24 Monaten beziehen. Dies heißt im Umkehrschluss aber nicht, dass das Stillen ab dem 25. Lebensmonat keine Relevanz mehr hat. Natürlich kann das Bedürfnis eines einjährigen Kindes nach Nähe und Nahrung auch anders als an der Brust gestillt werden. Aber die vorgesehene Norm ist das Stillen. Trotzdem sind Mütter, die jenseits des ersten Geburtstags noch stillen, in unserem Kulturkreis eher die Ausnahme. Dies führt gesellschaftlich oft zu falschen Annahmen bezüglich der Stilldauer von Kleinkindern.

Da gerade hierzulande weit über 90 Prozent der Kinder an ihrem ersten Geburtstag schon abgestillt sind, wird beim Stillen von Einjährigen bereits gern von Langzeitstillen gesprochen.

Das natürliche Abstillalter

Die amerikanische Anthropologin und Ernährungswissenschaftlerin Katherine Ann Dettwyler hat viel zum »natürlichen Abstillalter« geforscht. Dafür hat sie das Abstillverhalten in anderen Kulturen, aber auch bei anderen Primaten untersucht. Ihre Untersuchungen ergaben, dass das »biologische« Abstillalter von Menschenkindern bei 2,5 bis 7 Jahren liegt. Ausgehend von diesen Untersuchungen, würde man erst ab einem Alter von drei Jahren von »Langzeitstillen« sprechen. Stark mitentscheidend für das Abstillalter ist das soziale Umfeld. Bei der hierzulande durchschnittlichen Stilldauer von rund sieben Monaten müsste man eigentlich von einem »Kurzzeitstillen« sprechen, denn zu diesem Zeitpunkt ist ein Säugling noch ganz klar von der Muttermilch abhängig. Wenn er diese nun nicht mehr durch das Stillen bekommt, muss eine Ersatznahrung gefüttert werden, um sein Überleben zu sichern. Trotzdem würde an dieser Stelle wahrscheinlich kaum jemand einer Mutter sagen, dass ihr Stillverhalten dem des »Kurzzeitstillens« entspräche. Denn ob kurz oder lang – irgendwie schwingt immer eine Wertung mit. Was für den einen zu kurz ist, ist für andere zu lang und umgekehrt.
Es braucht an dieser Stelle keine Grabenkämpfe, sondern vielleicht einfach nur die Erkenntnis, dass die Norm vielfältig ist. Stillen ist zwar die biologisch vorgesehene Nahrung. Aber persönliche und kulturelle Gründe fließen in all unsere Entscheidungen mit ein. Gesundheitliche Argumente, aber auch externe Einflüsse lassen jede Mutter zu einer Entscheidung kommen, die immer etwas anders aussehen wird als bei anderen. Nehmen Sie sich also das heraus, was für Sie und Ihr Kind passt, und finden Sie Ihre eigene Definition des Normalzeitstillens.

DIE NÄCHTLICHEN STILLMAHLZEIEN

Am Anfang ist das Baby unbedingt darauf angewiesen, dass es auch nachts mit Muttermilch versorgt wird. Die vielen kleinen Mahlzeiten rund um die Uhr sorgen für ein gutes Gedeihen und halten den Blutzuckerspiegel stabil.
Neugeborene haben zunächst noch keinen Tag-und-Nacht-Rhythmus, weshalb frisch gebackene Eltern von Anfang an mit realistischen Erwartungen in die Babynächte gehen sollten. Auch die Gesamtschlafdauer von Babys hat eine große Bandbreite. Studien mit vier Monate alten Babys zeigten, dass die Kinder in 24 Stunden zwischen elf und 19 Stunden schliefen. Auch die Erwartungen an das Durchschlafen sind meist zu hoch. Wissenschaftlich gesprochen, gilt es übrigens als Durchschlafen, wenn ein Baby nachts mehr als fünf Stunden am Stück schläft – also etwa von Mitternacht bis fünf Uhr morgens.

Häufiges Erwachen ist normal

Das häufige Erwachen in der Nacht ist gerade im ersten Lebensjahr normal und reduziert zum Beispiel das Risiko für den plötzlichen Kindstod. Auch wenn die Vorstellung von sieben oder acht Stunden Nachtruhe am Stück für Eltern sehr verlockend klingt – realistisch ist sie nicht. Gerade gestillte Kinder melden sich nachts häufiger, um mit dem Saugen nicht immer nur Durst oder Hunger zu stillen, sondern auch ihr Bedürfnis nach Nähe und Geborgenheit. Wenn Mutter und Kind nah beieinander schlafen, spielt sich meist ein ähnlicher Schlafrhythmus ein, sodass das Stillbedürfnis des Kindes die Mutter nicht aus einer Tiefschlafphase reißt. Dennoch werden die unterbrochenen Nächte auch immer wieder als anstrengend empfunden.
Auch wenn an vielen Stellen immer noch zu hören ist, dass ein Baby ab dem siebten Monat nachts keine Mahlzeiten mehr braucht, passt das

oft nicht zu den wirklichen Bedürfnissen des Kindes. Phasenweise tragen gerade die nächtlichen Mahlzeiten mit zum Gedeihen bei, zum Beispiel wenn das Kind tagsüber, sehr mobil und abgelenkt von allem, eher kürzere Stillmahlzeiten zu sich nimmt. Im ersten Lebensjahr wächst ein Baby und damit auch sein Gehirn extrem schnell. Der Bedarf an Nahrung und Nähe ist hoch – und das am Tag und in der Nacht. Wenn im ersten Lebensjahr bei der Mutter der Wunsch zum nächtlichen Abstillen aufkommt, sollte mittels einer Stillberatung gemeinsam geschaut werden, wie sich die Bedürfnisse des Babys und die der Mutter unter einen Hut bringen lassen, sodass weiterhin die Versorgung des Babys mit ausreichend Muttermilch sichergestellt ist. Bedenken Sie: Wenn nachts Pre-Nahrung gegeben wird, ist die Unterbrechung wesentlich massiver, weil Eltern für Zubereitung und Füttern wach sein müssen. Gestillt werden kann auch im Halbschlaf.

»Schlafe, wenn dein Baby schläft«

Vielleicht können ja auch das Abpumpen von Muttermilch am Tag und das Füttern durch den Partner in der Nacht Entspannung in belastende Babynächte bringen. Anhaltender Schlafmangel muss auf jeden Fall ernst genommen werden. Zum einen ist Ihre eigene Gesundheit dadurch gefährdet. Zum anderen ist auch das Kind nicht mehr sicher versorgt, weil Reaktionsvermögen, Belastbarkeit und auch Feinfühligkeit bei akuter Übermüdung stark nachlassen. Der oft gehörte Rat »Schlafe, wenn dein Baby schläft« ist nicht immer umsetzbar – gerade wenn Geschwisterkinder da sind. »Schlafe, wenn du dein Baby gut versorgt weißt« wäre deshalb passender. Eltern sollten sich also für Nächte mit hohem Schlafdefizit vorab einen Notfallplan überlegen. Gleitende Arbeitszeiten oder andere Menschen, die das Baby ein paar Stunden »schaukeln« können, sind in schlaflosen Zeiten besonders wichtig!

Viele Mütter können nicht auf Knopfdruck schlafen, trotzdem ist allein das Hinlegen schon ein erster Schritt in die Entspannung. Mit dem Loslassen kommt dann auch der Schlaf.

Generell ist das Thema Babyschlaf eines, das alle Eltern im ersten Lebensjahr und darüber hinaus beschäftigt. Frische Luft am Tag, rhythmisierte Abläufe im Alltag und vor allem das Eingehen auf die ersten Müdigkeitssignale können hilfreich sein. Dennoch sind es wesentlich mehr Faktoren, die den Schlaf von Babys beeinflussen. Es ist kein elterliches Verdienst, wenn ein Baby ein unkomplizierter Schläfer ist. Genauso wenig haben Eltern etwas falsch gemacht, wenn ihr Kind eher unruhig schläft.

Mit dem nächtlichen Abstillen wird sich das Schlafverhalten des Kindes nicht unbedingt verändern. Darum sollten die Erwartungen nicht zu hoch gesteckt werden und parallel Überlegungen stattfinden, welche Entlastungsmöglichkeiten darüber hinaus hilfreich sein könnten.

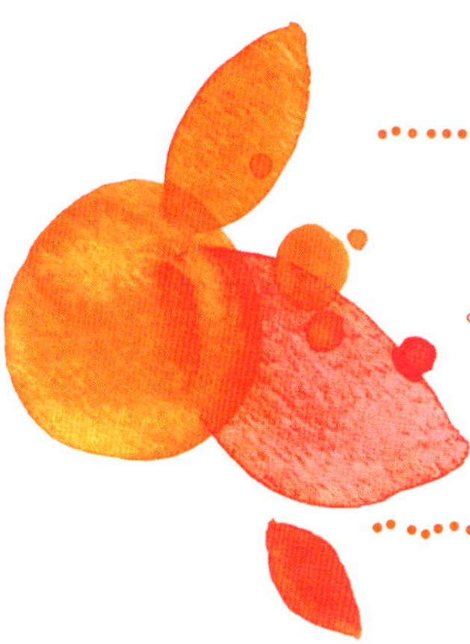

Für viele Kinder ist das nächtliche Stillen ein vertrautes Ritual, um nach dem Aufwachen wieder in den Schlaf zu finden. Für die Mutter ist es eine wenig aufwendige Option, das Baby beim Wiedereinschlafen zu unterstützen.

Babys sind Gewohnheitstiere

Bei vielen Müttern kommt meist nach dem ersten oder zweiten Geburtstag irgendwann der Wunsch auf, nachts weniger oder gar nicht mehr zu stillen. Aber Babys und Kleinkinder sind Gewohnheitstiere und reagieren meist irritiert und/oder mit lautstärkerem Protest, wenn das lieb gewonnene nächtliche Stillritual verändert werden soll. Legen Sie Ihre nächtlichen Abstillpläne auf einen Zeitraum, in dem wenig andere Veränderungen oder Stresssituationen anstehen.

Bewährte Tipps aus der Praxis

Es gibt zwar keinen Masterplan, nach dem Sie vorgehen können, aber einige Tipps, die sich in der Praxis als recht hilfreich erwiesen haben.

- Beginnen Sie mit dem nächtlichen Abstillen, wenn es Ihnen und Ihrem Kind gerade gut geht. Krankheits- oder Zahnungsphasen sollten abgewartet werden. Erklären Sie Ihrem Kind Ihr Vorhaben. Auch wenn es das vielleicht noch nicht Wort für Wort versteht, ist es wichtig, Veränderungen anzukündigen.
- Achten Sie darauf, dass Ihr Kind am Tag ausreichend gegessen und getrunken hat.
- Legen Sie einen Zeitraum fest, in dem Sie in der Nacht nicht mehr stillen möchten, zum Beispiel von Mitternacht bis sechs Uhr morgens. Es ist sinnvoll, mindestens rund zehn Tage daran festzuhalten. So lange dauert es oft, bis Kinder Veränderungen verinnerlicht haben.
- Vor diesem festgelegten Zeitraum beruhigen Sie Ihr Kind wie immer. Es kann also auch an der Brust einschlafen. Wenn es sich dann in der »Stillpause« meldet, beruhigen Sie Ihr Kind liebevoll durch Kuscheln, Streicheln oder Auf-dem-Arm-Schuckeln. Wählen Sie eine Beruhigungsstrategie, die nicht mit zu viel Aufwand verbunden ist. Denn die Nächte werden nicht besser, wenn Sie statt zu stillen nachts mit Kind auf dem Schoß auf dem Pezziball hopsen. Natürlich kann dieses Beruhigungsritual auch vom Partner übernommen werden. Da dieser nicht so verlockend nach Milch riecht, beruhigt sich das Kind oft schneller.
- Ihr Kind wird vor allem gerade in den ersten Tagen lautstark protestieren und weinen, wenn es nicht an der Brust trinken kann. Ziehen Sie sich etwas an, was den Zugang zur Brust erschwert, damit diese Ihrem Kind nicht direkt verlockend vor der Nase liegt. Reden Sie mit Ihrem Kind. Sagen Sie Ihm, dass Sie seine Gefühle verstehen und begleiten. Natürlich kann auch Ihr Partner das Beruhigen des aufgebrachten Kindes übernehmen. Da diese Tage wirklich anstrengend und herausfordernd sein können, ist es wichtig, gut mit Ihren eigenen Kräften zu haushalten und die elterlichen Ressourcen gleichmäßig zu verteilen.
- Wenn Ihr Kind Durst hat, können Sie ihm etwas Wasser anbieten – am besten aus einem Becher, um nicht das Dauernuckeln an der Flasche als neue Einschlafhilfe zu etablieren. Wenn Ihr Kind einen Schnuller verwendet, kann auch dieser zur Beruhigung mit einbezogen werden.
- Wichtig ist, das Kind in seinem Brustabschiedsschmerz ernst zu nehmen und es dabei zu begleiten. Und trotzdem darf man gleichzeitig innerlich sicher sein, dass es die richtige und damit eine gute Entscheidung ist. Auch wenn die möglichen Tränen Ihres Kindes schwer aushaltbar sind, wägen Sie ab, wie wichtig Ihnen diese zukünftige nächtliche Stillpause ist. Eine auf Dauer erschöpfte Mutter ist keine gute Alternative. Mehr Nachtschlaf könnte mehr Energie am Tag für Erlebnisse mit dem Kind bedeuten. Was auch immer Ihre persönlichen Gründe sind: Sie sind richtig und wichtig.
- Wenn Sie spüren, dass das nächtliche Abstillen jetzt gerade doch noch nicht passt, dürfen Sie jederzeit anders entscheiden beziehungsweise das Vorhaben auf einen späteren Zeitpunkt vertagen. Überprüfen Sie immer Ihre eigene Motivation. Der Abstillwunsch sollte wirklich aus Ihnen heraus kommen und nicht aus den »Empfehlungen« Ihres Umfelds resultieren.

ZAHNGESUNDHEIT UND STILLEN

Immer wieder sind stillende Mütter verunsichert, inwieweit vor allem das nächtliche Stillen das Kariesrisiko begünstigt. Wenn die ersten Zähnchen (siehe Seite 106) durchgebrochen sind, kommen diese natürlich auch in Kontakt mit der Muttermilch. Viele Babys trinken in diesem Alter noch häufig und ausdauernd – am Tag und in der Nacht. Auch das Bedürfnis, beim Einschlafen gestillt zu werden, behalten viele Kinder auch über die Babyzeit hinaus bei. Natürlich wird das Baby anschließend nicht geweckt, um noch einmal die Zähnchen zu putzen.
Die Studienlage zu diesem Thema ist nicht ganz eindeutig interpretierbar, und es wird weiter an neuen Erkenntnissen geforscht. Das Stillen selbst scheint gegenüber der Flaschennahrung in Bezug auf das Kariesrisiko mehrere Vorteile zu haben. Durch die besondere Stilltechnik wird die Muttermilch größtenteils direkt geschluckt, während beim Saugen an der Flasche die Zahnleiste und die Zähnchen vielmehr von der Milch umspült werden. Durch die besonderen Inhaltsstoffe der Muttermilch und den Hautkontakt beim Stillen wird die Entwicklung einer gesunden Mundflora gefördert. Außerdem wirkt gerade längeres Stillen vorbeugend gegen Zahnfehlstellungen.

Nächtliches Stillen ist besser als ein Fläschchen

Dennoch scheint das vor allem nächtliche ausgedehnte Stillen nach dem ersten Geburtstag das Kariesrisiko bei Kleinkindern mit ungünstiger Veranlagung zu fördern. Allerdings bringt das nächtliche Fläschchen wiederum sehr wahrscheinlich ein noch höheres Kariesrisiko mit sich, weshalb dies keine Alternative ist. Auch der Schnuller kann sich ungünstig auf die Kieferentwicklung auswirken, wobei hier die Nuckeldauer einen entscheidenden Faktor darstellt. Einige Kinder haben in diesem Alter kein nächtliches Saug- oder Nahrungsbedürfnis mehr. Wenn dies aber nicht der Fall ist, kann die Empfehlung zum Abstillen, um Karies vorzubeugen, für Mutter und Kind mit viel Stress verbunden sein. Darum ist es wichtig, nicht nur auf einzelne Risikoparameter, sondern auf die Gesamtsituation zu schauen. Wichtig ist, vor allem von Anfang an auf alle weiteren Risikofaktoren zu achten und die Zahnpflege (siehe Seite 137) entsprechend durchzuführen. Ernährung ist ein entscheidender Faktor. Wenn Eltern auf eine gesunde und zuckerarme Ernährung achten, wird das Risiko bereits deutlich gesenkt. Besonders der Konsum von gesüßten Getränken und Süßigkeiten generell belastet die Zahngesundheit. Karies ist tatsächlich eine Zivilisationskrankheit, bei der vor allem eine immer ungesündere und zuckerhaltigere Nahrung eine entscheidende Rolle spielt. Achten Sie möglichst genau darauf, was Ihr Kleinkind zu sich nimmt. Außerdem sollten Sie Ihre eigene Zahngesundheit gut im Blick haben, da kariogene Bakterien eben auch durch Speichelkontakt zum Beispiel beim Küssen des Kindes übertragen werden können. Auch beim Ablecken von Löffel oder Schnuller kann der Karieskeim übertragen werden. Denken Sie auch daran, wenn andere Familienmitglieder wie Geschwister oder Freunde eng mit Ihrem Kind zusammen sind. Haben Kinder mit drei Jahren noch keine Infektion mit dem am häufigsten Karies verursachenden Keim Streptokokkus mutans durchgemacht, bekommen sie im späteren Leben übrigens deutlich seltener Karies.
Die Zahngesundheit der Eltern spielt bereits in der Schwangerschaft eine sehr wichtige Rolle. Der Zahnstatus der Mutter wirkt sich auf vielen Ebenen auf das noch ungeborene Kind aus.
Später nehmen Sie genau wie beim Essen auch bei der Zahnpflege eine große Vorbildrolle ein. Lassen Sie Ihr Baby gern von Anfang an beim Zähneputzen zusehen. Und nehmen Sie gemeinsam die wichtigen Vorsorgeuntersuchungen für kleine und große Zähne bei Ihrem Zahnarzt wahr.

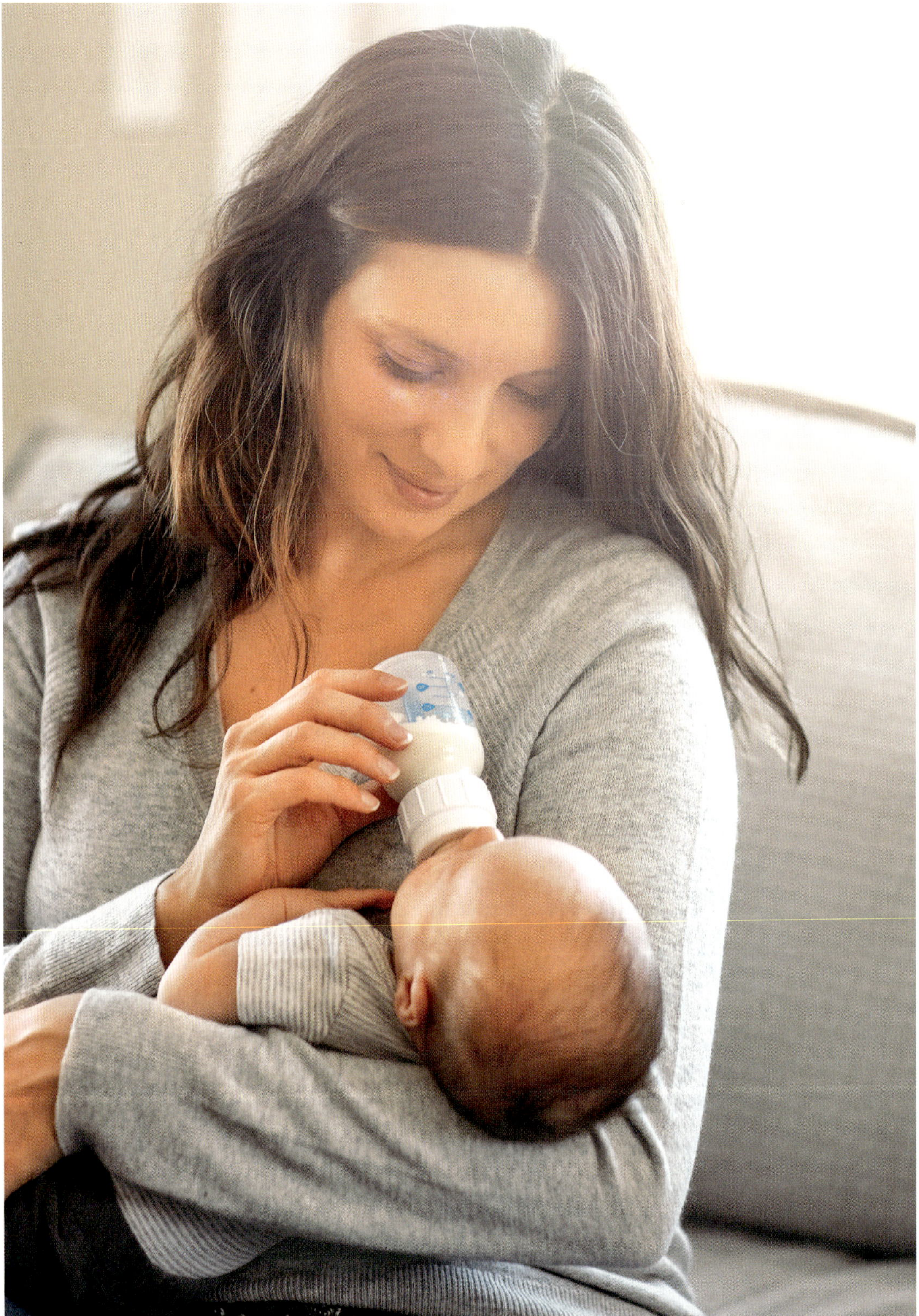

3

FEINFÜHLIG FÜTTERN

Muttermilch ist für Babys zweifellos das Beste. Hierzulande gedeihen Kinder mit Säuglingsnahrung aber ebenso gut und entwickeln sich gesund. Körperkontakt, Zugewandtheit und Nähe stellen sich auch beim Fläschchengeben ein, wenn das Baby feinfühlig gefüttert wird.

STILLEN IST DAS BESTE, ABER ...

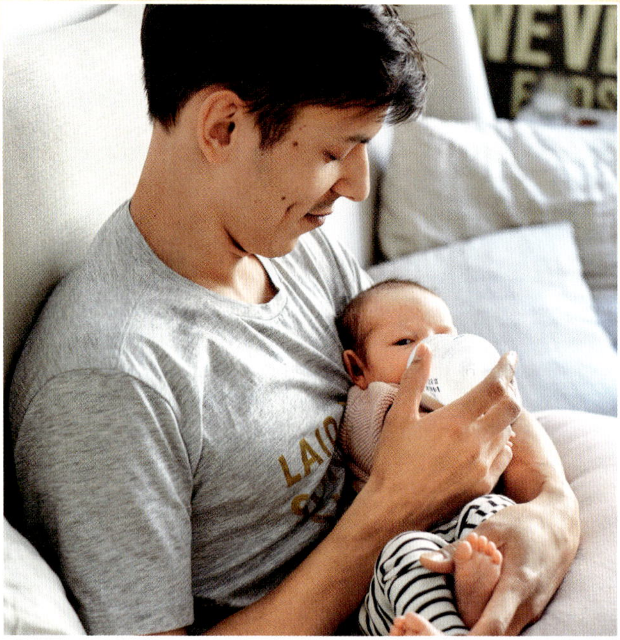

Die Gründe und Wege, weshalb und wie Sie Ihr Baby mit dem Fläschchen ernähren, sind ebenso vielfältig und bunt wie das Stillen (siehe Seite 27). Der Anteil von Müttern, die sich schon vor der Geburt gegen das Stillen entscheiden, ist klein. Fast 90 Prozent beabsichtigen, ihr Baby nach der Geburt mit Muttermilch zu ernähren. Die Stillquote direkt nach der Geburt liegt bei über 80 Prozent. Doch bereits nach acht Wochen lässt sich ein starker Rückgang beobachten.

Als häufigste Gründe für ein vorzeitiges Abstillen oder frühzeitiges Zufüttern werden von den befragten Müttern Probleme mit der Brust, wie wunde Mamillen, Milchstau oder eine unzureichende Milchmenge, genannt. Vor allem wenn Mütter mit diesen Schwierigkeiten keine unmittelbare und kompetente Hilfe erhalten, wird oft voreilig zugefüttert. Das setzt schnell einen eigentlich ungewollten Abstillprozess in Gang. Verständlicherweise sind viele Mütter traurig und enttäuscht, wenn das Stillen so ganz anders verläuft, als sie es sich erhofft hatten.

Und selbst mit guter Unterstützung lassen sich nicht immer alle Stillprobleme lösen. Vielleicht hat das Stillen in den letzten Tagen oder Wochen sehr viel Kraft und Energie gekostet. Die Entscheidung zur kompletten oder teilweisen Flaschenfütterung kann sich in diesen Fällen sehr erleichternd anfühlen. Und das ist auch vollkommen in Ordnung, denn alles, was den Stress rausnimmt, tut Ihnen und damit auch Ihrem Baby gut.

ALLES DREHT SICH NUR UMS STILLEN?

Egal, ob Sie sich ganz bewusst oder eher unfreiwillig gegen das Stillen entschieden haben: Sie werden sich im Verlauf der Babyzeit an vielen Stellen weiterhin mit dem Thema konfrontiert sehen. Auf jeder Packung Pre-Nahrung, in allen Elternzeitschriften oder auf dem Aushang beim Kinderarzt steht groß und breit geschrieben, dass Stillen das Beste für ein Baby ist.

Die Datenlage ist sehr klar

Die Datenlage belegt eindeutig, dass Stillen sich überaus positiv auf die kindliche Entwicklung auswirkt. Wer sich mit diesem Thema beschäftigt, kann darüber nicht einfach hinwegsehen. Ernährung gehört zu den Faktoren, die maßgeblich zum persönlichen Wohlbefinden beitragen. Gerade für Kinder sind die Auswirkungen einer nicht angemessenen und/oder nicht ausreichenden Ernährung gravierend. Im Bereich der Säuglingsernährung ist die Muttermilch die Norm und damit der Maßstab, an dem sich alle Entwicklungen von Ersatzprodukten orientieren müssen. Auch das Saugen selbst entspricht der Erwartungshaltung von Säuglingen, weshalb versucht wird, das Stillen bei der Entwicklung von Flaschen und Saugern zu »imitieren«, auch wenn das fast unmöglich ist.

Säuglingsnahrung ist kein gleichwertiger Ersatz

Stillen und Flaschenfütterung sind also nicht einfach zwei gleichwertige Ernährungweisen, sondern Stillen beziehungsweise Muttermilch ist der Ausgangspunkt, an dem sich alles andere orientiert. Dementsprechend geht es bei den Empfehlungen zu einer babyfreundlichen und bindungsunterstützenden Flaschenfütterung nicht darum, das Stillen »nachzumachen«, sondern vielmehr darum, die Bedürfnisse des Babys möglichst adäquat zu erfüllen, auch wenn nicht gestillt wird. Während wir hierzulande Säuglingsnahrung, die alle Nährstoffbedürfnisse des Babys abdeckt, in ausreichender Menge zur Verfügung haben und diese unter hygienischen Bedingungen zubereiten können, kann Nichtstillen in ärmeren Ländern für Kinder zu einer Katastrophe werden. Es fehlen dann nicht nur relevante Nährstoffe, sondern auch die wichtige Unterstützung des Immunsystems durch die Muttermilch. Das Nichtstillen hat gesundheitliche Auswirkungen, die sich in Ländern mit unzureichender medizinischer Versorgung noch viel deutlicher bemerkbar machen als in den westlichen Industrieländern.

Stillen braucht noch mehr Support

Richtlinien in Bezug auf die Herstellung und Vermarktung von Säuglingsnahrung müssen immer alle Kinder im Blick haben. Sehen Sie also die Hinweise zum gesundheitlichen Wert der Muttermilch, die auf allen Ersatzprodukten platziert werden müssen, nicht als persönlichen Affront gegen Ihre Entscheidung. Die Stillquoten liegen hierzulande weit hinter dem zurück (siehe Seite 27), was eigentlich empfohlen wird. Stillen braucht also tatsächlich noch wesentlich mehr offizielle Unterstützung, um die damit verknüpften gesundheitlichen Ziele erreichen zu können.
Vielleicht sind Sie auch genervt, weil Sie trotz Ihres legitimen Abstillwunsches noch einmal von Ihrer Hebamme oder Stillberaterin auf die Vorteile des Stillens (siehe ab Seite 22) hingewiesen werden. Dies geschieht aber nicht in der Absicht, Ihnen Ihren Wunsch auszureden, sondern um sicherzustellen, dass Sie wirklich alle Informationen für eine selbstbestimmte Entscheidung erhalten haben. Anschließend sollte natürlich auch die entsprechende Unterstützung auf Ihrem Weg nicht ausbleiben. Stillberatung beinhaltet auch

Beratung zum Abstillen, ganz egal, ob Sie diesen Schritt kurz nach der Geburt, nach einigen Wochen, Monaten oder auch Jahren gehen.

Lassen Sie Ihre Gefühle ruhig zu

Wenn Sie entgegen Ihres ursprünglichen Stillwunsches abgestillt haben, ist es manchmal noch schwerer auszuhalten, dass überall »Stillen ist das Beste« steht. Es macht Sie vielleicht traurig, weil es bei Ihnen und Ihrem Baby nicht geklappt hat. Oder wütend, weil Sie nicht genügend Unterstützung bekommen haben. Manchmal tut es weh, all die anderen Mütter zu sehen, bei denen es scheinbar so einfach und mühelos funktioniert.
Und selbst wenn Sie Ihr Baby ganz bewusst und gewollt nur kurz gestillt haben, kann auch ein bisschen Wehmut aufkommen, dass diese besondere Phase schon wieder vorbei ist. All diese zum Teil widerstreitenden Gefühle sind ganz normal und berechtigt. In Bezug auf die Liebe, die Sie für Ihr Kind empfinden, macht es aber keinen Unterschied, ob Sie stillen oder nicht.
Aber für Sie als Mutter spielt es natürlich schon eine Rolle, wie Sie Ihr Kind ernähren. Vielleicht sind Sie erleichtert, dass nach einem stressigen Stillweg das Füttern endlich entspannte Mahlzeiten mit Ihrem Baby ermöglicht. Gleichzeitig nagt an manchen Frauen dennoch das schlechte Gewissen, es »nicht genug« versucht zu haben. Wertende Kommentare können diese Emotionen verstärken. Sie müssen sich dem nicht aussetzen: Niemand kann Ihre Gefühle wirklich beurteilen.

Die »stillende Mutter« gibt es genauso wenig wie die »nicht stillende Mutter«. Es gibt nur etliche Entscheidungen, die wir als Eltern für unsere Kinder in der Absicht treffen, das Beste für sie zu erreichen. Darüber hinaus beeinflussen viele verschiedene Situationen das Leben mit dem Baby. Allgemeine Empfehlungen können individuelle Umstände und Entscheidungen meist nicht entsprechend berücksichtigen. Mit diesem Wissen im Hinterkopf spüren Sie hoffentlich, dass Sie die beste Mutter für Ihr Kind sind, auch wenn Sie Ihr Baby nicht oder nicht mehr stillen.

Ausnahmesituation Wochenbett

Auch Mütter, die sich von Anfang an gegen das Stillen entschieden haben, kennen diese Gefühle. Denn alle Frauen befinden sich nach der Geburt in einer Ausnahmesituation. Die emotionale Offenheit nach der Geburt macht schneller verletzlich und angreifbar. Auch wenn wir sonst im Leben gut und gefestigt mit unseren getroffenen Entscheidungen leben können, sind wir als frisch gebackene Eltern schneller aus der Bahn zu werfen. Das betrifft nicht nur das Stillen, sondern auch viele andere Lebensbereiche, vor allem wenn Fakten auf Gefühle und ganz unterschiedliche Lebensumstände prallen.

Achten Sie auf sich und Ihre Bedürfnisse

Das, was Sie vielleicht gerade als unangenehmen »Stilldruck« spüren, erleben andere Mütter, wenn sie länger als sechs, zwölf oder gar 24 Monate stil-

Lassen Sie sich von Außenstehenden nicht verunsichern: Sie sind die beste Mutter für Ihr Kind – egal, ob Sie stillen oder nicht.

len, als »Abstilldruck«. Sie merken schon: So oder so können wir Mütter es wohl nie ganz richtig machen. Im Strudel der emotional geführten Stilldebatte hilft es, wenn Sie bei sich und bei Ihrem Kind bleiben. Schauen Sie auf seine Bedürfnisse, und schauen Sie auf Ihre eigenen Bedürfnisse. Dann werden Sie hoffentlich einen Weg finden, der zu Ihnen passt.

ABSTILLGRÜNDE

Primäres Abstillen

Vielleicht wissen Sie schon vor der Geburt, dass Sie nicht stillen können oder möchten. Die Gründe dafür sind vielfältig und meist sehr persönlich. Tatsächlich gibt es nur sehr wenige medizinische Indikationen, die ein Abstillen direkt nach der Geburt erforderlich machen. Sogar bei den meisten schweren Erkrankungen und den damit verbundenen erforderlichen Medikamenteneinnahmen ist Stillen möglich.
Bei Brustoperationen ist es stark vom operativen Vorgehen abhängig, ob eine Frau danach noch stillen kann. In der Regel versuchen Ärzte aber immer, so zu operieren, dass die Stillfähigkeit möglichst erhalten bleibt. Von kindlicher Seite gibt es selten vorkommende Stoffwechselerkrankungen, die das Stillen beziehungsweise eine Ernährung mit Muttermilch ausschließen. Lassen Sie sich immer von einem Stillexperten beraten, wenn Sie eine Abstillempfehlung bekommen. Manchmal wird diese voreilig ausgesprochen, und zumindest Teilstillen ist möglich.

Manchmal stecken negative Erfahrungen dahinter

Für manche Mütter sind vorausgegangene schlechte Erfahrungen ein Grund, es nicht erneut zu versuchen. In diesen Fällen ist es sinnvoll, sich bereits in der Schwangerschaft mit dem Stillen zu beschäftigen. Gemeinsam mit Hebamme oder Stillberaterin kann die passende Strategie gefunden werden, damit die Ernährung des Babys nicht erneut zum Stressthema wird. Es gibt nicht nur die Option, ganz oder gar nicht zu stillen. Das gilt auch, wenn zum Beispiel eine geplante frühe Wiederaufnahme der Berufstätigkeit der vordringliche Grund für den Abstillwunsch ist.
Sie müssen nicht schon in der Schwangerschaft eine endgültige Entscheidung treffen. Manche Mütter behalten sich vor, nach der Geburt zu schauen, wie es ihnen mit dem Stillen geht. Besprechen Sie Ihre Vorstellungen mit Ihrer Hebamme und dem Klinikpersonal, damit Sie nach der Geburt die Unterstützung bekommen, die Sie brauchen – egal, ob beim Aufbau der Fläschchenbeziehung oder beim (Teil-)Stillen.

Sekundäres Abstillen

Vom sekundären Abstillen spricht man, wenn eine Mutter abstillt, die zuvor ausschließlich oder teilweise gestillt hat. Damit ist nicht das allmähliche Abstillen gemeint, das mit dem Beginn der Beikosteinführung (siehe Seite 107) einsetzt.
Die Gründe für ein sekundäres Abstillen sind vielfältig. Stillschwierigkeiten, oft in Verbindung mit Schmerzen, sind der häufigste Grund. Mütter bekommen in diesen Situationen nicht immer die benötigte Unterstützung, um die individuellen Stillprobleme nachhaltig zu lösen.

Abstillmedikamente sind nicht immer effektiv

Das medikamentöse Abstillen ist in diesen Fällen nicht empfehlenswert und meist auch gar nicht effektiv, da die Wirksamkeit von Abstillmedikamenten (Prolaktinhemmer) nur für die erste Zeit nach der Geburt nachgewiesen ist. In der späteren Stillzeit ist der Prolaktinspiegel niedriger und damit die Hemmung durch ein Medikament wahrscheinlich weniger effektiv. Gleichzeitig bewirkt der Einsatz dieser Medikamente in den ersten Wochen nach der Geburt einen sehr raschen Abfall des zu diesem Zeitpunkt hohen Prolaktinspiegels. Dies ist für die Mutter emotional belastend, da die Stillhormone ausgleichend und entspannend wirken. Ein allmählicheres Absinken des Hormonspiegels ist daher auch psychisch für die Mutter schonender.

ABSTILLWEGE

Der weibliche Körper bereitet sich bereits während der Schwangerschaft darauf vor, nach der Geburt ein hungriges Neugeborenes mit Muttermilch zu versorgen. Der kleine Mensch braucht schließlich Nährstoffe und Energie. Bei einer Entscheidung gegen das Stillen, muss der Milchbildungsprozess daher aktiv gestoppt werden. In der Regel reicht es nicht aus, das Baby »einfach nicht anzulegen«, um die automatisch ablaufenden körperlichen Vorgänge aufzuhalten.
Wenn Sie direkt nach der Geburt abstillen möchten, ist es wichtig, sich schon vorab darüber zu informieren. Die Maßnahmen sollten bald nach der Geburt begonnen werden, damit nach dem Wegfall der Plazentahormone die Stillhormone nicht so stark ansteigen. So wird verhindert, dass es zu einer reichlichen Milchbildung und damit verbundenen Beschwerden kommt.

Medikamentöses Abstillen

Das Abstillen kann medikamentös eingeleitet werden. Dafür erhalten Sie direkt nach der Geburt ein Medikament, dass die Ausschüttung des Milchbildungshormons Prolaktin hemmt. Dennoch kann es zu einem späteren Zeitpunkt noch zu einem leichten Milchfluss kommen.
Die Einnahme von Laktationshemmern kann mit Nebenwirkungen verbunden sein. Deshalb wird auch bei einem primären Abstillwunsch eher der konservative Weg empfohlen. Dieser ist schonender, aber ebenso effektiv. Allein durch den Umstand, dass Sie Ihr Kind nicht anlegen, wird durch das fehlende Saugen als Impuls für die Milchbildung das Abstillen eingeleitet. Häufiges Kühlen der Brust und das Tragen eines fest sitzenden (aber nicht einengenden) BHs kann den Abstillprozess zusätzlich unterstützen. Ergänzend können Sie über den Tag verteilt zwei bis drei Tassen Salbei- oder Pfefferminztee trinken.

Achten Sie auf Schwellungen, Rötungen und Schmerzen

Wichtig ist, dass Sie während des Abstillens Ihre Brust gut auf Schwellungen, Rötungen oder Schmerzen beobachten. Sollte sich die Brust »zu

KOLOSTRUM AUCH FÜR NICHTGESTILLTE KINDER

Die erste für das Baby gebildete Muttermilch nennt sich Kolostrum (siehe Seite 24) und wird vom mütterlichen Körper bereits in der Spätschwangerschaft gebildet. Kolostrum ist optimal auf die Nährstoffbedürfnisse eines Neugeborenen abgestimmt und enthält zahlreiche Antikörper, die das Immunsystem des Babys bei der Abwehr von Krankheitserregern unterstützen.
Auch wenn Sie vorhaben, unmittelbar nach der Geburt abzustillen, können Sie Ihrem Baby diese wichtige erste Milch zukommen lassen. Legen Sie Ihr Kind in den ersten Stunden ein- oder mehrmalig an und beginnen Sie erst danach mit den das Abstillen unterstützenden Maßnahmen. Wenn Ihnen dieser Gedanke nicht behagt, können Sie die erste Milch auch nach einer sanften Brustmassage mit der Hand ausstreichen und auffangen und Ihr Baby mithilfe einer kleiner Pipette oder einem Löffel damit füttern.
Informieren Sie das Personal in Ihrer Geburtsklinik darüber, dass Sie trotz Ihres Abstillvorhabens möchten, dass Ihr Baby Kolostrum bekommt. Die frühe Kolostrumgabe behindert das Abstillen nicht.

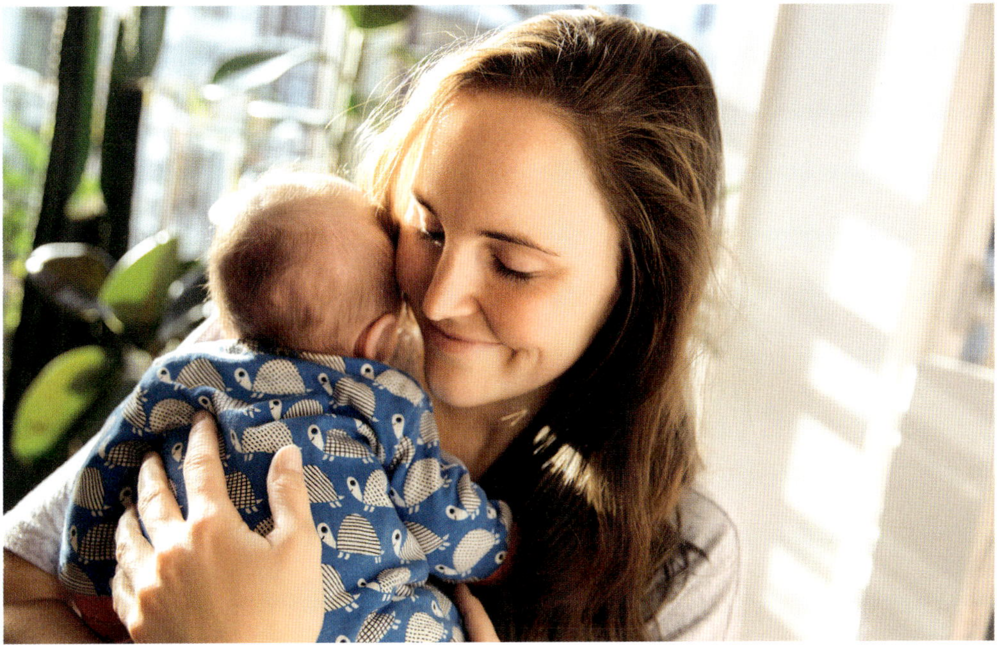

Neben adäquater Nahrung brauchen Babys auch viel Körperkontakt, Nähe und feinfühlige Zuwendung, um sich körperlich und seelisch gesund zu entwickeln. Häufiges Tragen ist ideal.

voll« anfühlen, können Sie kurz abpumpen oder die Milch mit der Hand ausstreichen. Aber nur so lange, bis Sie eine körperliche Erleichterung spüren, um die Milchbildung nicht zu stimulieren. Die Brust bleibt noch einige Zeit nach Beginn des Abstillens »stillbereit«. Das bedeutet, dass mit entsprechenden stimulierenden Maßnahmen erneut eine Milchbildung angekurbelt werden kann (Relaktation). Manchmal entscheiden sich Mütter nach dem Einleiten der Abstillmaßnahmen doch noch dafür, ihr Baby zu stillen. Die länger anhaltende Bereitschaft der Brust kann dann entsprechend genutzt werden. Holen Sie sich die Unterstützung einer Stillberaterin, wenn Sie über eine Relaktation nachdenken.

Wichtig ist der Bindungsaufbau

Beim Abstillen geht es auch immer um die Begleitung Ihres Babys. Der Aufbau der Bindung und der Fläschchenbeziehung stehen beim primären Abstillen im Fokus. Beim sekundären Abstillen geht es zusätzlich darum, den Übergang vom Stillen an der Brust zur Fütterung mit der Flasche zu begleiten. Schauen Sie auf Ihr Baby, und reduzieren Sie die Anzahl der Stillmahlzeiten nach und nach, abhängig von den Umständen und vom Alter Ihres Kindes. Als Letztes sollte diejenige Stillmahlzeit wegfallen, die für Sie und Ihr Kind emotional am bedeutsamsten ist. Genau wie beim Stillen erhält Ihr Baby auch weiterhin seine Nahrung nach Bedarf.

Füttern schenkt Nähe und Geborgenheit

Beim Füttern, aber auch beim Kuscheln bekommt Ihr Baby weiterhin Nähe und Geborgenheit. Ebenso tut das Tragen in einem Tuch oder einer Tragehilfe Mutter und Kind in solchen besonderen Übergangsphasen, wie es die Abstillperiode ist, gut. Den in der Regel bei der Flaschenfütterung seltener stattfindenden direkten Hautkontakt können Sie Ihrem Baby ganz bewusst geben. Kuscheln Sie möglichst häufig Haut an Haut, oder nehmen Sie zusammen ein warmes Bad.

ZUFÜTTERN IN DER STILLZEIT

Das Füttern von industriell hergestellter Säuglingsnahrung kann auch als Ergänzung zum Stillen geschehen. Allerdings fällt die Entscheidung dafür weitaus häufiger, als es eigentlich notwendig wäre. Statt einer ausführlichen und individuellen Beratung bei Stillproblemen, die die betroffenen Frauen in dieser Situation benötigen würden, bekommen sie viel zu häufig den schnellen Tipp, einfach ein Fläschchen zuzufüttern.
Tatsache ist aber: Idealerweise sollte ein Baby nur mit Muttermilch zugefüttert werden. Nur wenn dies nicht möglich ist, kommt Pre-Nahrung ins Spiel. Ein Grund dafür ist, dass jedes Fläschchen mit künstlicher Säuglingsmilch die Darmflora des Kindes verändert. Darüber hinaus kommt das gerade am Anfang sehr leicht irritierbare System von Angebot und Nachfrage bei der Milchbildung aus dem Gleichgewicht.

Wägen Sie genau ab

Vor jedem Zufüttern sollte deshalb gut abgewogen werden, ob tatsächlich die Notwendigkeit dazu besteht. Umgekehrt gilt es,aus einer »zu hohen Stillmotivation« heraus nicht unnötig lange abzuwarten, wenn neben der Muttermilch zusätzliche Nahrung erforderlich ist. Ist ein Baby müde, weil es zu wenig Nahrung aufnimmt, wird es sich an der Brust trinkschwach verhalten. Dies wiederum behindert die für eine ausreichende Milchbildung notwendige Stimulation an der Brust – ein Teufelskreis beginnt.
Zeitgleich zum Zufüttern muss nach den Gründen für die unzureichende Milchbildung geforscht werden. Außerdem wird durch häufiges Anlegen und Abpumpen versucht, die Milchmenge (wieder) zu erhöhen.
Manchmal wird voreilig zugefüttert, wenn ein sonst gut gedeihendes Baby nach dem Stillen mit vermehrter Unruhe reagiert. Doch nicht alle Herausforderungen in der Babyzeit lassen sich mit einer erhöhten Nahrungszufuhr beantworten. Betrachten Sie immer die Gesamtsituation.

Alternative Zufütterungsmethoden

Sollte das Zufüttern von Pre-Nahrung (siehe Seite 87) oder abgepumpter Muttermilch in der frühen Stillzeit erforderlich werden, gibt es verschiedene Möglichkeiten, die das Saugverhalten des Babys nicht so stark irritieren. Manche Babys können problemlos zwischen Flasche und Brust hin und her wechseln, andere reagieren auf künstliche Sauger mit einer Saugverwirrung. Das weiß man aber leider immer erst hinterher, sodass stillfreundliche Fütterungsmethoden für alle Neugeborenen empfehlenswert sind, die auch weiterhin an der Brust trinken sollen.

Cup Feeding

Sie können die Milch mit einem kleinen Becherchen füttern. Speziell für die Ernährung von Säuglingen gedachte Becher gibt es zum Beispiel von der Firma Medela. Der besonders geformte Rand des Bechers wird sanft und ohne Druck an die Unterlippe gelegt, wobei er an den Mundwinkeln anliegt. Durch leichtes Schräghalten berühren die ersten Milchtröpfchen die Zunge. Das Baby schleckt die Milch wie ein Kätzchen aus dem Becher. Seine Zunge formt dabei eine Rinne, durch die die Milch zum Rachen befördert wird, sodass es sie schlucken kann. Wichtig ist, dass dem Baby die Milch nicht hineingeschüttet wird, sondern dass es sie selbst aktiv aufnimmt. Andernfalls könnte es sich verschlucken.
Auch wenn man im Netz Videos findet, die das Becherfüttern (Stichwort: Cup Feeding) selbsterklärend zeigen, sollten Eltern sich die Vorgehensweise auch einmal in echt von Fachpersonal vor-

führen lassen. Die Methode ist sehr zeitaufwendig und deshalb nur für die vorübergehende Zufütterung geeignet. In den ersten Tagen nach der Geburt lassen sich kleine Kolostrummengen auch mit einem Löffel zufüttern.

Zufüttern direkt an der Brust

Ideal ist es, wenn das Baby direkt an der Brust zugefüttert wird, damit es dort weiterhin saugen kann. So wird gleichzeitig die Milchbildung stimuliert, und die Nahrungsaufnahme ist unmittelbar mit dem vertrauten Weg und dem Geruch der Mutter verknüpft.
Zusätzlich erforderliche Milch kann auch über eine kleine Spritze mit einem weichen, flexiblen Silikonaufsatz (Fingerfeeder, zum Beispiel von Medela) beim Stillen direkt in den Mund des Kindes geträufelt werden. Dies passiert nur dann, wenn es tatsächlich saugt. Ein eher trinkschwaches Kind kann über diesen Weg dazu animiert werden, mit dem Saugen zu beginnen.
Etwas einfacher vom Handling für die Mutter ist eine mit Milch gefüllte Spritze, die mit einem dünnen Schlauch verbunden ist, der mit einem hautfreundlichen Pflaster im Bereich der Brustwarze befestigt wird. Auch hier erhält das Baby beim Saugen an der Brust Milch. Es stillt sein Saugbedürfnis, und die Prägung auf die Brust bei der Nahrungsaufnahme bleibt erhalten.

Zufüttern mit Brusternährungsset

Für größere Zufüttermengen oder einen längeren Zufütterungszeitraum ist das Brusternährungsset ein geeignetes Stillhilfsmittel. Das die Milch beinhaltende rechteckige Fläschchen kann wie eine Kette um den Hals gehängt werden. Die abführenden Schläuche werden mittels eines hautfreundlichen Klebestreifens an der Mamille befestigt. Der Milchfluss wird durch die Wahl der beiliegenden verschiedenen Schläuchlein, aber auch durch die Aufhänghöhe des Brusternährungssets beeinflusst und kann der Entwicklung des kindlichen Stillverhaltens angepasst werden.

Die Wahl des jeweiligen Stillhilfsmittels hängt vom Umfang der Zufüttermenge und der voraussichtlichen Anwendungsdauer ab. Alle Hilfsmittel lassen sich sowohl mit abgepumpter Muttermilch als auch mit industriell hergestellter Säuglingsnahrung anwenden. Da Pre-Nahrung etwas dickflüssiger als Muttermilch ist, können sehr feine Schläuchlein eher verstopfen. Dem Brusternährungsset liegen drei unterschiedlich dicke Schläuche bei. Genau wie bei der Benutzung von Fläschchen müssen die hygienischen Aspekte bei der Anwendung beachtet werden. Lassen Sie sich die Anwendung von Stillhilfsmitteln bei Bedarf von einer Stillberaterin zeigen.

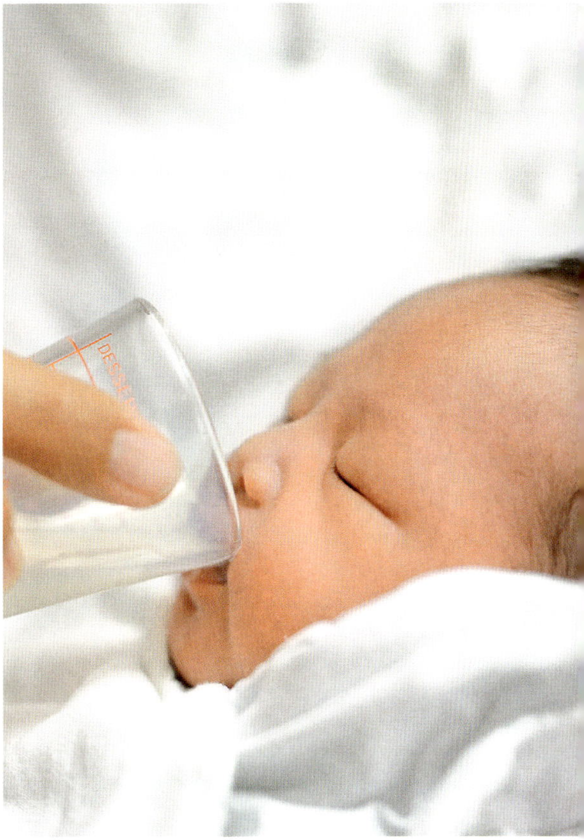

Kleine Mengen Kolostrum können zum Beispiel mit dem Becher zugefüttert werden.

DIE ERNÄHRUNG MIT SÄUGLINGSNAHRUNG

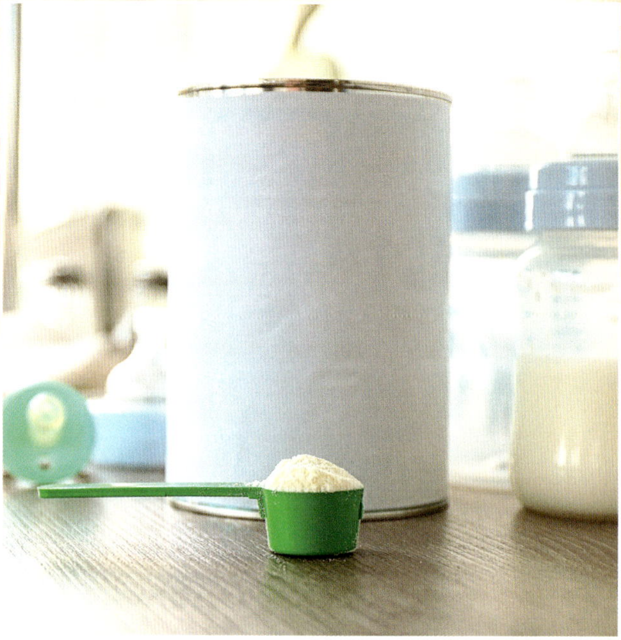

Mit dem Füttern von Säuglingsnahrung kommen viele neue Herausforderungen auf Sie zu. Es ist wichtig, bestimmte Dinge zu wissen. So kompliziert, wie es vielleicht auf den ersten Blick erscheint, ist es aber auch nicht. Treffen Sie in Bezug auf die Ausrüstung durchdachte, zu Ihnen und Ihrer Situation passende Entscheidungen. Wenn Sie Säuglingsnahrung füttern, müssen Sie anfangs zwar etwas mehr vorausplanen, aber sinnvoll organisiert, lässt sich das Füttern auch in den normalen Alltag und unterwegs gut integrieren. Nutzen Sie die anfänglich etwas entschleunigte Zeit, um sich mit den erforderlichen Handgriffen, aber vor allem auch mit den Bedürfnissen Ihres Babys vertraut zu machen.

In Bezug auf die Wahl der passenden Anfangsnahrung sind die Empfehlungen recht eindeutig, sodass Sie das große Angebot im Laden nicht zu sehr überfordern muss.

Neben den ganz praktischen Aspekten ist es vor allem wichtig, dass Sie die gemeinsamen Fläschchenmahlzeiten mit Ihrem Baby angenehm und entspannt gestalten. Das achtsame Füttern intensiviert die Beziehung zu Ihrem Kind. Sie lernen den ganz individuellen Rhythmus Ihres Babys und seine kleinen Eigenheiten kennen.

Nicht nur beim Stillen, auch beim Füttern ergeben sich oft viele Fragen. Lassen Sie sich von Ihrer Hebamme im Wochenbett und auch darüber hinaus beraten.

DIE GRUNDAUSSTATTUNG

Das Füttern von Säuglingsnahrung soll letztlich das Stillen imitieren, weshalb die Hersteller von Flaschen und Saugern bemüht sind, diese möglichst »brustähnlich« zu gestalten. Dabei entstehen immer wieder neue Flaschenmodelle, und Eltern fragen sich, für welche sie sich entscheiden sollen. Doch das Saugmuster beim Stillen und bei der Flaschenfütterung unterscheidet sich sehr, sodass ein Baby auch an der bestkonzipierten Flasche anders als an der Brust trinken wird. Sowohl die Mundöffnung als auch die Zungenlage und der Einsatz der Kiefermuskulatur sind beim Stillen anders als beim Saugen an der Flasche. Die Lippen müssen den Sauger enger umschließen. Beim Stillen ist der Mund weit geöffnet, und die Lippen sind ausgestülpt. So kann das fürs Stillen erforderliche Vakuum gebildet werden.
Auch die Saugfrequenz selbst unterscheidet sich. So macht das Stillkind zu Beginn der Mahlzeit erst einmal schnelle Saugbewegungen, um den Milchspendereflex auszulösen. Wenn die Milch fließt, werden diese langsamer und rhythmischer. So kann das Baby selbst die Laufgeschwindigkeit beeinflussen. Aus der Flasche fließt die Milch dagegen auch ohne sein Zutun kontinuierlich, sodass es den Milchfluss nur durch Zudrücken des Saugers stoppen kann. Dafür hebt es die Zunge und drückt sie dagegen. Die Fließgeschwindigkeit ist zudem abhängig von der Lochgröße im Sauger.

Kriterien für die Fläschchenwahl

- Eine Weithalsflasche mit einem entsprechend breiten Saugeraufsatz hat eine größere Auflagefläche für die Lippen. Auf diese Weise muss das Baby – ähnlich wie beim Stillen – seinen Mund etwas weiter öffnen, um zu trinken.
- Das Material, aus dem der Sauger besteht, sollte möglichst weich und flexibel sein. Silikonsauger erfüllen diese Voraussetzungen meist.
- Die Saugerspitze sollte rund und symmetrisch sein. Das bedeutet, dass der Sauger von allen Seiten gleich aussieht und es kein »Oben und Unten« gibt. Die Saugerspitze sollte nicht zu lang sein, da das Baby zum Trinken die Lippen dann eher spitzen muss, statt den Mund wie erwünscht weit zu öffnen.
- Damit das Baby nicht zu schnell zu viel trinkt, ist die Wahl eines kleinen Saugerlochs sinnvoll. Zur besseren Orientierung können Sie die gefüllte Flasche einmal auf den Kopf drehen und so den Milchfluss beurteilen. Pro Sekunde sollte nicht mehr als ein Tropfen Milch herausfließen, um das Baby nicht zu überfordern.

Entscheidend für Ihre Flaschenwahl ist auch, wie häufig Sie Ihr Baby unterwegs füttern wollen. Damit Ihr Fläschchengepäck nicht zu umfangreich ausfällt, sind kleinere Flaschen sinnvoll. Finden Sie ein für Sie und Ihr Baby passendes Flaschensystem. Das Handling sollte möglichst unkompliziert sein. Und natürlich sollte es sich vor allem beim Füttern stimmig anfühlen.

Das nötige Zubehör

- Wie viele Flaschen Sie benötigen, hängt davon ab, wie oft Sie Ihr Baby füttern. Je nach Reinigungsfrequenz sind sechs bis acht Flaschen ausreichend. Wenn Sie ergänzend stillen, benötigen Sie entsprechend weniger Flaschen.
- Gängige Flaschengrößen liegen bei 120 beziehungsweise 250 ml Fassungsvermögen. Für Neugeborene gibt es auch kleinere Flaschen, aber aufgrund des zeitlich beschränkten Anwendungsbereichs kommen diese eher in Kliniken zum Einsatz und sind für den Hausgebrauch weniger geeignet.
- Sie können von Geburt an eine Flasche mit 250 ml Fassungsvermögen verwenden. Allerdings ist vielen Eltern anfangs das Handling mit einer kleineren Flasche angenehmer. Gerade wenn Sie sich für ein schwereres Flaschenmaterial wie Glas entscheiden, spielt das Gewicht eine Rolle.

- Wenn Sie regelmäßig Muttermilch abpumpenn, liegen der Handpumpe beziehungsweise dem Set der elektrischen Milchpumpe in der Regel ein oder zwei Flaschen mit einem Fassungsvermögen von 150 ml bei.

Das richtige Fläschchen

Säuglingsflaschen werden in der Regel mit passendem Sauger, dazugehörigem Gewinde und einem Verschlussplättchen verkauft. Meist können feste Deckel als Zubehör erworben werden. Sauger müssen häufiger ausgetauscht werden und sind daher auch einzeln erhältlich.
Babyflaschen gibt es in zwei typischen Formen. Die Standardflasche ist höher und schmaler, mit einer Öffnung von 3,6 cm. Weithalsflaschen haben eine 5 cm breite Öffnung, was das Befüllen und die Reinigung erleichtert. Sie haben einen festeren Stand. Das Baby hat beim Trinken eine breitere Lippenauflage, was dem weiten Öffnen des Mundes beim Stillen näherkommt.

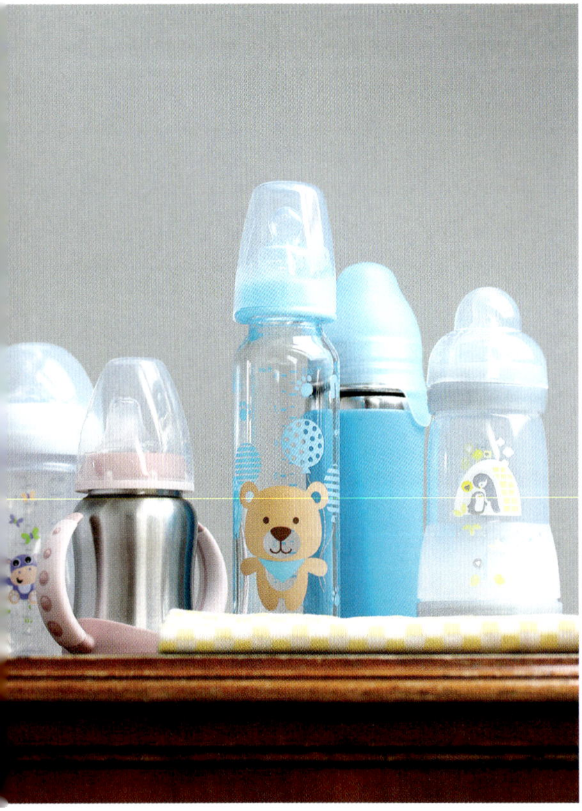

Finden Sie die für Sie passende Flaschengröße und -form.

Der passende Sauger

Sauger gibt es in der Regel in drei Größen, wovon die erste Größe für Säuglinge in den ersten sechs Lebensmonaten gedacht ist. Die zweite Größe wird für Kinder ab sechs Monaten empfohlen. Die für einen Einsatz ab 18 Monaten gedachten Sauger (Größe 3) sind nicht empfehlenswert, da Kinder in diesem Alter in der Regel am Familientisch mitessen und aus dem Becher trinken können. Wenn Ihr Kind mit der ersten Größe gut zurechtkommt, müssen Sie nicht zwingend auf eine größere Größe wechseln. Die Brustwarze verändert sich ja auch nicht, wenn das Kind älter wird. Der Vergleich hinkt natürlich ein bisschen, weil die Trinktechnik beim Stillen anders ist. Sollte beim Flaschentrinken der Saugschluss nicht mehr funktionieren, kann ein Wechsel also sinnvoll sein.
Neben der Größe des Saugers selbst ist vor allem die Lochgröße entscheidend für den Milchfluss. Je kleiner diese ist, desto ausgiebiger muss Ihr Baby bei den Mahlzeiten saugen und stillt damit gleichzeitig sein natürliches Saugbedürfnis. Sogenannte »Teesauger« haben die kleinste Lochgröße. Sie sind auch für abgepumpte Muttermilch und Anfangsnahrung die beste Wahl, weil die Mahlzeiten damit etwas länger dauern.
Bei »Milchsaugern« ist das Loch größer, oder es gibt mehrere kleine Löcher, durch die die Säuglingsnahrung fließt. Die Notwendigkeit eines Wechsels vom Tee- auf einen Milchsauger hängt von den Trinkgewohnheiten Ihres Babys ab. Kinder, die sehr schnell trinken oder sich häufiger verschlucken, kommen mit einem kleinen Saugerloch meist besser zurecht.
Wenn Sie merken, dass der Sauger häufiger durch die Milch verstopft wird, kann der Wechsel zur

DAS MATERIAL – GLAS, KUNSTSTOFF ODER EDELSTAHL?

Fläschchen aus Glas

- Glas ist in der Regel ein schadstofffreies Material, das sich gut reinigen lässt.
- Glasflaschen (z. B. von Lansinoh, MAM oder NUK) sind beständig, kratzfest und nachhaltig, weil Glas vollständig recycelbar ist.
- Allerdings sind Glasflaschen schwerer, und sie können zerbrechen. Um die Bruchgefahr zu verringern, gibt es für viele Modelle Schutzhüllen.
- Glas ist geschmacksneutral und verfärbt sich nicht.
- In Sachen Hygiene sind Babyflaschen aus Glas unkompliziert. Auch etliche Runden in der Spülmaschine überstehen sie ohne Beschädigung. Durch die Härte des Materials entstehen keine Risse, in denen sich Bakterien sammeln könnten. Dadurch ist die Nutzungsdauer deutlich erhöht.

Kunststofffläschchen

- Kunststoff ist ein vielseitiges Material, welches zahlreiche Formen und Varianten von Babyflaschen ermöglicht. Es gibt ergonomisch geformte Babyflaschen aus Kunststoff, die besonders gut in der Hand liegen.
- Das Material ist wesentlich leichter als zum Beispiel Glas.
- Auch Kunststofffläschchen können beim Runterfallen zerbrechen. Das Verletzungsrisiko ist aber geringer, weil keine Scherben entstehen.
- Plastik ist zudem anfällig für Verfärbungen, Zerkratzen und Geruchsbildung. Je nach Material sehen Kunststoffflaschen unterschiedlich aus: Polyamid ist eher transparent wie Glas. Flaschen aus Polypropylen haben eine leicht milchig-trübe Optik.
- Durch die regelmäßige Reinigung mit hohen Wassertemperaturen nutzt sich das Material schneller ab und muss regelmäßig ersetzt werden. Eine gewissenhafte Reinigung ist wichtig, weil die Oberfläche von Plastikflaschen so weich ist, dass sie relativ schnell verkratzt. In diesen Rissen können sich Bakterien ansiedeln. Plastikflaschen müssen regelmäßig auf mögliche Beschädigungen überprüft und bei Bedarf ausgetauscht werden.
- Viele Produkte aus Plastik enthalten chemische Weichmacher wie Bisphenol A (BPA). Fachleute und Studien haben einen Zusammenhang zwischen der Aufnahme von BPA und Störungen des Hormonsystems und des Gehirns sowie dem Auftreten von Herzschäden, Diabetes und einem erhöhten Krebsrisiko festgestellt. Deshalb darf es seit 2011 nicht bei der Produktion von Babyflaschen und Saugern verwendet werden. In vielen anderen Produkten, auch in Spielzeug ist es derzeit aber leider immer noch erlaubt. In der Regel sind Babyflaschen mit dem Aufdruck »BPA-frei« gekennzeichnet. Achten Sie grundsätzlich bei allen Produkten, mit denen Ihr Kind engen Kontakt hat, auf diese Kennzeichnung.

Fläschchen aus Edelstahl

- Edelstahl ist robust und lässt sich gut reinigen.
- Da es nicht durchsichtig ist, kann es als Nachteil empfunden werden, dass die enthaltene Nahrungsmenge nicht sichtbar ist. Für das Füttern nach Bedarf kann dies aber durchaus als Vorteil gesehen werden (siehe Seite 97).
- Die Undurchsichtigkeit des Materials kann die Reinigung sowie die Dosierung beim Anrühren der Pre-Milch schwerer machen.
- Für Edelstahlflaschen (zum Beispiel von Purakiki und Klean Kanteen, Organic-kidz) gibt es Trinkaufsätze und Deckel, die eine Weiterverwendung über die Babyzeit hinaus ermöglichen. Das macht sie besonders langlebig und nachhaltig.

nächsten Größe sinnvoll sein. Bezüglich der optimalen Saugerform gibt es etliche Thesen. Die Idee ist immer, die Form der Brustwarze zu imitieren. Nur verändert sich diese mit den beim Stillen ausgeführten Zungenbewegungen im Mund des Babys, während der Flaschensauger statisch bleibt.

Zahnfehlstellungen und Kieferentwicklung

Schon 1940 erkannten Zahnmediziner, dass gestillte Kinder wesentlich weniger Zahnfehlstellungen haben, und versuchten deshalb, einen Sauger zu entwickeln, der dem physiologischen Stillvorgang möglichst ähnlich sein sollte. Aber auch »natürliche und kiefergerechte« (NUK) Sauger und Schnuller entsprechen nicht der Form einer Brustwarze, an der das Baby korrekt angelegt ist – ebenso wenig wie andere Sauger. So haben auch die runden »Kirschkernsauger« wenig Ähnlichkeit mit einer Brust. Bei der Wahl des Saugers kann kann ich Ihnen also kein bestimmtes Modell als besonders gut empfehlen, sondern nur ein paar allgemeine Hinweise geben, die Ihnen hoffentlich bei der Entscheidungsfindung helfen:

- Symmetrische Sauger sehen von allen Seiten gleich aus, sodass es kein Oben und kein Unten gibt. Dies hat Vorteile beim Füttern.
- Damit das Baby den Mund beim Trinken weit öffnet, sind Sauger mit einer breiten Lippenauflage empfehlenswert. Dies bewirkt einen besseren Mundschluss beim Trinken.
- Sauger aus sehr weichem und flexiblem Silikon lassen sich vom Baby eher in den Mund »hineinziehen« und ähnlich wie beim Stillen in peristaltischen Bewegungen von der Zunge bearbeiten. Dennoch sind Stillen an der mütterlichen Brust und Trinken aus der Flasche zwei völlig unterschiedliche Saugvorgänge. Ein bisschen müssen Sie also ausprobieren, um herauszufinden, mit welchem Modell Sie und Ihr Baby am besten zurechtkommen.

DIE SAUGER – KAUTSCHUK ODER SILIKON?

Für die Herstellung von Latexsaugern wird die Gummimilch (Latex) des Kautschukbaums verwendet. Dieses Naturprodukt gibt ihm die typisch gelb-bräunliche Farbe. Latex hat einen Eigengeruch und einen leichten Eigengeschmack, der in der Regel von den meisten Babys gut toleriert wird. Das Material ist flexibler und fühlt sich im Mund weicher an. Es ist reißfester als Silikon, was ein Vorteil sein kann, wenn Babys mit ihren Zähnen darauf herum kauen.
Insgesamt sind Sauger aus Latex etwas anfälliger für Beschädigungen und insgesamt weniger haltbar. Durch den Kontakt mit den in der Milch befindlichen Fetten wird das Material schneller porös. Auch hohe Temperaturen oder Sonneneinstrahlung lassen Latex schneller altern. Spröde Latexschnuller werden klebrig und müssen ausgetauscht werden – je nach Beanspruchung nach circa vier bis acht Wochen. Auf die in Latex enthaltenen wasserlöslichen Eiweißstoffe reagieren manche Kinder allergisch.
Sauger aus Silikon (ein Polymerkunststoff) sind fester und unelastischer. Von Babys, die schon Zähne haben, können sie eher zerkaut werden. Untersuchen Sie den Sauger regelmäßig auf Risse und poröse Stellen. Die durchschnittliche Haltbarkeit liegt bei ungefähr zwei Monaten. In Bezug auf hohe Temperaturen ist das Material unempfindlicher, was die Reinigung erleichtern kann. Silikon ist geschmacks- und geruchsneutral sowie antiallergen.
Mittlerweile werden auch weichere und flexiblere Sauger aus Silikon (zum Beispiel Natural Wave von Lansinoh) angeboten. Diese sind vor allem dann empfehlenswert, wenn Kinder gleichzeitig gestillt und mit dem Fläschchen gefüttert werden.

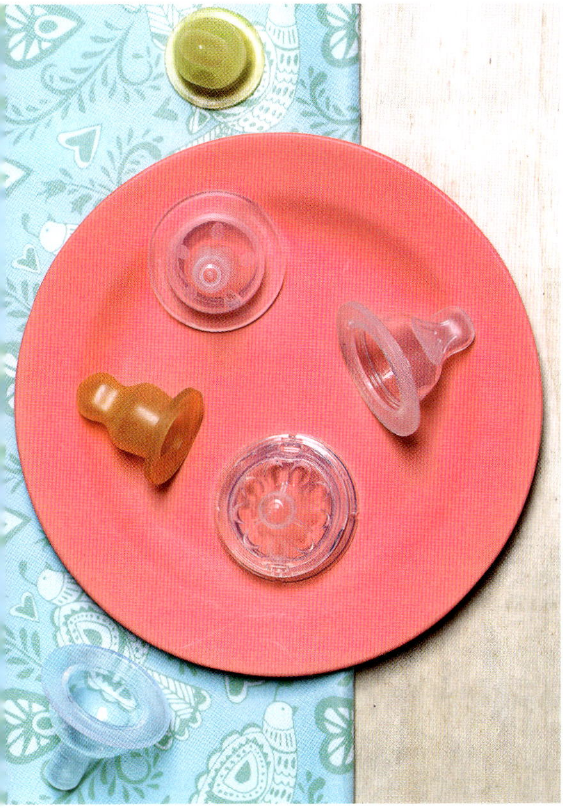

Tauschen Sie spröde und poröse Sauger regelmäßig aus.

Besondere Situationen

Es gibt Situationen, in denen das herkömmliche Fütterzubehör nicht ausreicht. Das kann bei anatomischen Besonderheiten der Fall sein oder wenn ein Baby sowohl an der Brust als auch aus dem Fläschchen trinken soll.

- **Antikolikflaschen** verfügen über verschieden konzipierte Ventilsysteme im Sauger oder am Flaschenboden, die beim Trinken für einen Druckausgleich sorgen. Bei herkömmlichen Flaschen entsteht ein Unterdruck, wenn das Baby saugt. Um diesen auszugleichen, muss die Flasche immer wieder abgesetzt werden. Bei diesem Vorgang strömt Luft in die Flasche, die die Milch aufschäumt. Wenn das Baby weitertrinkt, schluckt es dabei auch die an die Bläschen gebundene Luft. Verschiedene Theorien besagen, dass dies zu Koliken führen kann. Wenn Sie vermuten, dass Ihr Baby davon belastet wird, probieren Sie die Antikolikflasche ruhig aus.
- **Muttermilchsauger** (zum Beispiel Calma von Medela) sollen dem Stillen möglichst nahekommen beziehungsweise den Wechsel zwischen Brust und Flasche erleichtern. Die Erfahrungen von Eltern, aber auch Stillberaterinnen mit dem Muttermilchsauger sind recht unterschiedlich. Da dieser in der Anschaffung nicht ganz günstig ist, besprechen Sie mit einer Stillberaterin, ob der Einsatz in Ihrer Situation sinnvoll ist. Für den expliziten Gebrauch in der Klinik gibt es einen speziellen Sauger (Calmita), der vor allem zu früh geborenen und / oder saugschwachen Babys helfen soll, ein natürliches Saugverhalten und somit das spätere Trinken an der Brust zu erlernen.
- **Special-Needs-Feeder:** Es gibt Flaschen mit einem speziellen Saugsaufsatz für Babys, die kein Vakuum erzeugen können. Ursachen können eine angeborene Lippen-Kiefer- oder Gaumenspalte oder neurologische Erkrankungen sein. Der Special-Needs-Feeder (auch Habermann-Sauger) von der Firma Medela ist in zwei Größen erhältlich.

In besonderen Still- und Füttersituationen ist die Begleitung durch Fachpersonal wichtig, das Sie auch in die korrekte Anwendung von Fütter- und Stillhilfsmitteln einweist und Ihnen bei Schwierigkeiten und Problemen, die immer wieder auftreten können, Unterstützung anbietet.

WAS KOMMT INS FLÄSCHCHEN?

In den ersten Lebensmonaten benötigen alle Babys Milch, damit sie sich gesund und gut entwickeln können. Die erste Wahl ist dabei immer die Muttermilch der eigenen Mutter. Doch auch nicht (mehr) oder nur zum Teil gestillte Babys brauchen eine geeignete Milch. Für zu früh geborene oder kranke Babys stehen in manchen Kliniken Muttermilchspenden zur Verfügung, allerdings nur in sehr eingeschränkten Mengen.

Die beste Wahl nach Muttermilch ist industriell hergestellte Säuglingsnahrung. Diese ist in der Regel immer und vor allem flächendeckend erhältlich. Sie wird auf der Basis von Kuhmilch hergestellt, ist aber im Eiweißgehalt der Muttermilch angepasst. Auch alle anderen für die Entwicklung von Babys notwendigen Nährstoffe sind in der Menge justiert oder zugesetzt.

Ab 2020 wird für alle Hersteller von Säuglingsnahrung der Zusatz von DHA und ARA, zwei langkettigen ungesättigten Fettsäuren (LC-PUFAs), verpflichtend vorgeschrieben. Diese sind in Muttermilch enthalten und wichtig für die Entwicklung von Gehirn- und Nervenzellen sowie des Sehvermögens. Einige Hersteller setzen bereits heute die entsprechenden Öle zu, was bei ÖKO-Test positiv gewertet wurde.

Übrigens gibt es auch Pre-Nahrung, die auf der Basis von Ziegenmilch hergestellt wird, zum Beispiel von der Schweizer Firma Holle.

Säuglingsnahrung enthält keine Immunstoffe

Die in Muttermilch enthaltenen Immunstoffe sind in industriell hergestellter Säuglingsnahrung nicht vorhanden. Deshalb ist es überlegenswert, ob das Baby ein- oder mehrmalig (siehe Seite 76) oder ergänzend zum Füttern von Flaschennahrung auch Muttermilch erhalten kann. In jedem Tropfen Muttermilch stecken wertvolle Inhaltsstoffe, die sich positiv auf die Gesundheit des Kindes auswirken. Auch bei einer geringen Muttermilchproduktion lohnt es sich also, das Kind zu stillen oder die Milch abzupumpen und zu füttern.

Die Qualität wird streng kontrolliert

Die Herstellung von Säuglingsnahrung in Deutschland unterliegt strengen gesetzlichen Richtlinien (§§22 und 25 der Diätverordnung), deren Einhaltung regelmäßig von den Behörden kontrolliert wird. Sie können deshalb davon ausgehen, dass in jeder Milchnahrung, egal, von welchem Hersteller sie stammt, alle Nährstoffe enthalten sind, die ein Baby für eine gesunde Entwicklung benötigt. Günstigere Produkte enthalten diese ebenso wie teurere.

Die zahlreichen Inhaltsstoffe der Muttermilch werden weiter erforscht. Man versucht, diese Erkenntnisse bei der Herstellung von Säuglingsnahrung mit zu berücksichtigen und diese zu optimieren. So mischen zum Beispiel seit ein paar Jahren manche Hersteller ihren Säuglingsnahrungen sogenannte Prä- und Probiotika bei. Diese sollen das Immunsystem stärken und beim Aufbau einer gesunden Darmflora helfen. Die Studienergebnisse zu den möglichen gesundheitlichen Vorteilen sind derzeit noch widersprüchlich.

> Nach Bedarf bedeutet, dass das Baby selbst Hunger und Sättigung anzeigt und nicht in festgelegten zeitlichen Abständen bestimmte Mengen essen muss.

Deshalb gibt es keine offiziellen Empfehlungen für die bevorzugte Verwendung dieser Produkte.

Pre-Nahrung von Anfang an

Zur Frage, welche Nahrung für nicht gestillte Kinder die beste ist, gibt es recht einheitliche Empfehlungen: Pre-Nahrung kann ab dem ersten Lebenstag gefüttert werden. Achten Sie auf die zusätzliche Aufschrift »von Geburt an«, »ab der ersten Lebenswoche« oder »ab dem ersten Fläschchen«. Pre-Nahrung entspricht den Nährstoffbedürfnissen von Babys, sodass sie damit nach Bedarf gefüttert werden können.

Pre-HA-Nahrung

Pre-Nahrung wird auch in Form von hypoallergener Nahrung (HA) angeboten. Diese wird für allergiegefährdete Säuglinge bis zum Beginn der Beikostzeit empfohlen. Als »allergiegefährdet« gilt ein Baby, wenn mindestens ein Elternteil oder ein Geschwisterkind Allergiker ist.
Bei dieser hypoallergenen Anfangsnahrung sind die Kuhmilcheiweißbestandteile noch weiter aufgespalten. Dadurch werden sie vom Körper nicht so schnell als Fremdeiweiß erkannt. Nachteil: Die Aufspaltung führt dazu, dass HA-Nahrung leicht bitter schmeckt. In der Regel wird sie von den Babys trotzdem gut akzeptiert, vor allem wenn sie von Anfang an gegeben wurde.
Mit Beginn der Beikosteinführung kommt ein Baby mit einer Vielzahl potenzieller Allergene in Kontakt. Deshalb kann dann auf die etwas günstigere reguläre Pre-Nahrung gewechselt werden. Auch wenn HA-Nahrung als Folgemilch ab dem Beikostalter angeboten wird, ist ein Nutzen über die ausschließliche Milchnahrungszeit hinaus wissenschaftlich nicht belegt.

Folgenahrung: Auf das Kleingedruckte achten

Pre-Nahrung enthält ebenso wie Muttermilch als einziges Kohlenhydrat Laktose. Sogenannte 1er-Nahrung kann zusätzlich noch weitere Kohlenhydrate wie Maltose, Maltodextrin oder auch Stärke enthalten. Dadurch ist die Milch etwas sämiger und wirkt optisch gehaltvoller. Durch die zusätzliche Stärke kann die Magenverweildauer von 1er-Milch etwas länger sein. Das kann eventuell zu größeren Abständen zwischen den Mahlzeiten führen und unter Umständen auch die Anzahl der nächtlichen Mahlzeiten reduzieren. Bei den meisten Kindern hat das Füttern von Pre- oder 1er-Nahrung keinen Einfluss darauf, wie oft sie nachts aufwachen. Große Unterschiede im Energiegehalt der beiden Milchen gibt es nicht. Deshalb können beide Nahrungen nach Bedarf gegeben werden. Das heißt, dass nicht die Angaben auf der Verpackungsrückseite den Fütterrhythmus, sondern weiterhin das Baby die Häufigkeit und die Menge der Mahlzeiten bestimmt. Manche 1er-Nahrungen enthalten neben dem Milchzucker Laktose zusätzliche Zucker (zum Beispiel Glukose oder Maltose). Säuglinge bevorzugen die Geschmacksrichtung »süß«, weil auch

Es ist ein Märchen, dass Babys besser schlafen, wenn sie Folgenahrung trinken. Lassen Sie sich von der Werbung nicht verunsichern.

Muttermilch süßlich schmeckt. Dennoch sollten sie nicht an einen verstärkten süßen Geschmack gewöhnt werden. Sowohl Pre- als auch 1er- Nahrung können von Geburt an gefüttert werden. Pre enthält generell keinen zusätzlichen Zucker. In 1er-Nahrung können sie in geringen Mengen vorhanden sein, weshalb beim Kauf gezielt aufs Etikett geschaut werden muss, um diese unerwünschten Zusätze zu vermeiden. In Bezug auf die Verträglichkeit oder das Gedeihen des Säuglings sind keine Unterschiede nachgewiesen.

Nicht empfehlenswert: 2er- und 3er-Nahrung

Viele Kinder trinken im Alter von etwa fünf Monaten auf einmal unruhiger oder wachen nachts auch öfter wieder auf. Dieses Verhalten lässt sich sowohl bei Still- als auch bei Flaschenkindern beobachten. Viele Eltern fragen sich, ob die eher »dünn« aussehende Pre-Milch den Nährstoffbedürfnissen ihres Babys gerecht wird und ob Hunger der Grund für die plötzliche Unruhe ist. Schaut man auf das Original, wird deutlich, dass sich die Nährstoffdichte von Muttermilch mit zunehmendem Alter der Kinder nicht verändert. Daraus lässt sich schließen, dass auch nicht gestillte Kinder keine anders zusammengesetzte Milch benötigen, wenn sie älter werden.

Meist ist weder bei gestillten noch gefütterten Kindern die jeweilige Nahrung Grund für unruhigere Babyzeiten. Trotzdem suggerieren manche Werbeversprechen, dass nun Folgenahrungen (2er oder 3er) erforderlich ist. Oft versprechen die jeweiligen Packungsaufdrucke, dass diese besser sättigen oder gar »mehr Schlaf« bewirken.

Folgenahrung erhöht das Risiko für Übergewicht

Folgemilchen schneiden in der Nährstoffzusammensetzung im Vergleich zur sich an der Muttermilch orientierenden Pre-Nahrung schlechter ab. Der Proteingehalt und die Eiweißzusammensetzung sind oft in unphysiologischer Weise erhöht – und das bei einer eher geringen Zunahme der Gesamtkalorienmenge. Höhere Eiweißgehalte sind für andere Säugetiere wie Kälbchen, die ja schnell an Muskelmasse zunehmen, durchaus sinnvoll. Bei Menschenkindern steht das rasche Hirnwachstum im Fokus. Somit sind andere Nährstoffzusammensetzungen sinnvoller. Die Aufnahme zu hoher Eiweißmengen kann das spätere Risiko für Übergewicht und Adipositas sowie das Auftreten damit verbundener gesundheitlicher Probleme erhöhen. Darüber hinaus beinhalten Folgenahrungen zum Teil unerwünschte Zusätze wie beispielsweise den Aromastoff Vanillin.

Von Ernährungsexperten, zum Beispiel dem Netzwerk »Gesund ins Leben« des Bundesministeriums für Ernährung und Landwirtschaft, werden Folgenahrungen deshalb nicht empfohlen. Wenn Eltern diese trotzdem füttern möchten, sollte 2er-Nahrung frühestens mit rund sechs Monaten als Teil einer abwechslungsreichen Mischkost in der Beikostzeit angeboten werden.

Es stimmt: Folgenahrungen haben einen höheren Eisengehalt, der im zweiten Lebenshalbjahr sinnvoll sein kann. Allerdings kann der erhöhte Bedarf auch mit anderen Lebensmitteln im Rahmen der Beikosteinführung gedeckt werden.

Wichtig: Folgenahrung kann Pre- oder 1er-Nahrung beziehungsweise Muttermilch im ersten Lebenshalbjahr nicht ersetzen. Der Hinweis »nach dem 4. Monat« oder auch »ab dem 6. Monat« auf den Folgenahrungspackungen bedeutet also nicht, dass diese zu diesem Zeitpunkt nun »dran« wären, sondern – wenn überhaupt – frühestens dann gegeben werden dürfen. Ernährungsgphysiologisch bieten sie keine Vorteile.

Wenn Eltern doch Folgenahrung füttern möchten, müssen sie sich beim Füttern genau nach den Herstellerangaben richten. Um eine Überfütterung zu vermeiden, darf Folgemilch nicht nach Bedarf gefüttert werden.

Die als 3er-Nahrung bezeichnete Folgemilch wird von ihren Herstellern meist ab dem zehnten Monat empfohlen. Es besteht wirklich keine

Notwendigkeit für die Einführung dieser Nahrung. Sie enthält unerwünschte Zusatzstoffe, und die Nährstoffzusammensetzung entspricht nicht den an der Muttermilch orientierten Bedürfnissen eines Säuglings in der Beikostzeit.

Bleiben Sie kritisch!

Die Entscheidung für oder gegen Folgenahrungen obliegt natürlich Ihnen als Eltern. Aber die Beeinflussung durch die Werbung darf hier nicht unbeachtet bleiben. Die Regeln für das Bewerben von Folgenahrungen sind weniger streng als bei den Säuglingsanfangsnahrungen. Deshalb begegnen Eltern diese Produkte allgegenwärtig in Elternzeitschriften, im Fernsehen und im Internet.

Bitte nur industriell hergestellte Nahrung verwenden

Generell sollte Säuglingsnahrung, die statt Muttermilch gefüttert wird, nicht selbst hergestellt werden. Die industrielle Herstellung sichert die richtige Zusammenstellung der Nährstoffe. Auch wenn diverse Rezepte im Internet kursieren, birgt die Selbstherstellung die hohe Gefahr einer Fehlernährung. Zusätzlich ist die hygienische Zubereitung unter häuslichen Bedingungen schwierig. Dennoch ergeben Tests, zum Beispiel von Stiftung Warentest oder ÖKO-Test, immer wieder, dass auch unerwünschte Stoffe in Säuglingsnahrung enthalten sind, wie zum Beispiel Fettschadstoffe, die aus der Raffination von Pflanzenölen stammen. Es ist sinnvoll, solche Testergebnisse bei der Auswahl der Nahrung zu berücksichtigen. Achten Sie auf die Aktualität der Tests, da die Hersteller Kritikpunkte häufig zeitnah verbessern.
Was die Zusammensetzung der Nahrung betrifft, schneiden alle Produkte in der Regel gut ab, da die Hersteller sich an die gesetzlichen Anforderungen der Diätverordnung halten. Diese regelt die Zusammensetzung und Herstellung von Lebensmitteln für spezielle Verbrauchergruppen, wie es eben auch Säuglinge sind.

SPEZIALNAHRUNGEN

Für besondere Erfordernisse gibt es spezielle Nahrungen. Sowohl für zu früh geborene Kinder als auch bei Unverträglichkeiten oder Stoffwechselerkrankungen kann eine Spezialnahrung erforderlich sein. So gibt es zum Beispiel Kuhmilcheiweiß-freie Nahrung auf Sojaproteinbasis, aber auch spezielle Heilnahrungen oder angedickte Nahrungen (Antirefluxnahrung) für Kinder, die viel spucken. Spezialnahrungen sollten nur in Absprache mit dem betreuenden Kinderarzt gegeben werden. Unter bestimmten Voraussetzungen sind die oft teuren Spezialnahrungen auch verordnungsfähig, sodass die Kosten von der Krankenkasse erstattet werden.

Trinkfertige Pre-Nahrung

Die meisten Eltern bereiten die Pre-Nahrung aus Milchpulver und Wasser selbst zu. Es gibt Pre-Milch aber auch als trinkfertige Nahrung zu kaufen. Aus hygienischen Gründen wird diese Variante in Kliniken verwendet. Fertig zubereitete Nahrung ist deutlich teurer. Außerdem fällt bei der Verwendung mehr Verpackungsmüll an. Somit ist dies eher eine Option für Ausnahmesituationen, in denen die Pulvernahrung nicht hygienisch zubereitet werden kann.
Trinkfertige Pre-Nahrung gibt es in Einzeldosen mit 90 ml im Fläschchen oder als Tetrapak mit 450 ml, was je nach Trinkmenge des Kindes zwei bis vier Flaschen entspricht. Die fertigen Nahrungen sind meist in der Apotheke, aber auch vereinzelt im Babyhandel erhältlich.
Fertignahrung muss vor dem Umschütten in das Fläschchen gut geschüttelt werden. Dann kann sie direkt erwärmt und gefüttert werden. Nicht getrunkene Reste müssen Sie entsorgen, geöffnete Packungen im Kühlschrank aufbewahren und Restmengen bis zum nächsten Tag verbrauchen.

MUTTERMILCH AUS DEM FLÄSCHCHEN

Vielleicht entscheiden Sie sich aber auch dafür, Ihr Baby statt mit industriell hergestellter Pre-Nahrung mit abgepumpter Muttermilch aus dem Fläschchen zu füttern. Gründe dafür können (vorübergehende) Stillprobleme vonseiten der Mutter oder des Babys sein, aber auch eine (temporäre) Abwesenheit der Mutter, wenn diese wieder zu arbeiten beginnt. Mehr zum Abpumpen und zu alternativen Fütterungsmethoden können Sie auf Seite 58 und 78 nachlesen.

Die Aufbewahrung

Muttermilch kann in geeigneten Behältern aus Glas oder Kunststoff – bitte darauf achten, dass die Gefäße BPA-frei sind – sowie in speziellen Muttermilchgefrierbeuteln aufbewahrt werden. An manche Milchpumpen (zum Beispiel von Medela) können diese sogar direkt angeschlossen werden. Damit entfällt das Umschütten, das immer auch die Gefahr der Keimbesiedelung birgt. Die Beutel lassen sich platzsparend im Gefrierschrank lagern. Allerdings sind sie in der Anschaffung nicht ganz günstig. Muttermilchgefrierbeutel sind zudem Einmalprodukte, die nicht wiederverwendet werden können und entsprechend Müll verursachen. Abgepumpte Muttermilch kann im Gegensatz zu Pre-Nahrung bei Zimmertemperatur bis zu sechs Stunden aufbewahrt werden.
Im Kühlschrank hält sie sich bei 4 °C sechs bis acht Tage, und in einem Dreisternefach kann sie bei –18 °C sogar drei bis vier Monate eingefroren aufbewahrt werden. In einer Tiefkühltruhe, die konstant eine Temperatur von –20 °C hat, ist auch das Einfrieren über sechs Monate und darüber hinaus möglich. Bei länger eingefrorener Muttermilch kommt es allerdings manchmal zu Veränderungen in Geruch und Geschmack. Diese werden durch die Aktivität eines Enzyms (Lipase) verursacht, das Fett in Fettsäuren aufspaltet. Genau diese Aufspaltung der Fette ist für den Säugling hilfreich bei der Verdauung der Muttermilch und keinesfalls gesundheitsschädlich. Falls Ihr Baby aber die anders schmeckende Milch verweigert, kann ein Erhitzen der Milch (über 40 °C) direkt nach dem Abpumpen und vor dem Einfrieren sinnvoll sein. Dadurch wird nämlich die Lipaseaktivität gestoppt. Allerdings geht ein Erhitzen auch immer mit dem möglichen Verlust anderer wertvoller Inhaltsstoffe einher.

Die Vorräte verbrauchen

Einmal aufgetaut, sollte Muttermilch innerhalb von 24 Stunden verbraucht werden. Tiefgefrorene Muttermilch kann man schonend im Kühlschrank oder in kaltem Wasser auftauen lassen. In einem Wasserbad oder im Fläschchenwärmer kann sie auf Trinktemperatur (37 °C) erwärmt werden. Das Erwärmen unter fließendem warmem Wasser ist ebenfalls möglich, geht aber mit einem recht großen Wasserverbrauch einher. Nicht geeignet ist die Mikrowelle. Es können sich Hitzenester bilden, die die Gefahr von Verbrühungen bergen. Zu starke Hitzeeinwirkung kann zudem Nährstoffe und immunologisch wirksame Zellen in der Muttermilch zerstören.
Bei abgepumpter Muttermilch setzt sich oben eine Fettschicht ab. Schütteln Sie das Fläschchen nach dem Erwärmen daher noch einmal, damit sich das Fett gleichmäßig verteilt. Farbveränderungen bei abgepumpter Milch sind normal und kein Hinweis darauf, dass die Milch verdorben ist.

Reste nicht wieder anbieten

Einmal erwärmte Muttermilch muss verfüttert werden. Schütten Sie Reste immer weg! Sie darf kein zweites Mal erwärmt oder zur nächsten Mahlzeit verfüttert werden. Deshalb ist es sinnvoll, erst einmal kleinere Portionen vorzubereiten. Wichtig ist auch, dass Muttermilch nicht mit Säuglingsnahrung »gestreckt« wird. Wenn Sie beides füttern möchten, geben Sie zuerst die Muttermilch und dann ergänzend die Pre-Nahrung.

DIE ZUBEREITUNG

Welches Wasser?

Zum Anrühren der Babynahrung können Sie in der Regel frisches Leitungswasser verwenden. In Deutschland gehört Trinkwasser zu den am strengsten kontrollierten Lebensmitteln. Das Wasserwerk gibt Auskunft über die Qualität des Trinkwassers in Ihrem Einzugsgebiet. Die Grenzwerte für Schadstoffe werden stetig angepasst und verschärft, damit Leitungswasser auch für die Kleinsten ein sicheres Lebensmittel ist.
Dennoch hat das Thema Arzneimittelrückstände im Trinkwasser in den letzten Jahren an Relevanz gewonnen, weil Medikamente oft auf falschem Wege über das Abwasser entsorgt und natürlich auch über den Urin ausgeschieden werden. Deshalb ist eine vierte Reinigungsstufe in den Wasserwerken gerade in der Diskussion. Inwieweit Medikamentenrückstände Auswirkungen haben, ist noch unklar. So sagt Ina Ebert, Toxikologin im Umweltbundesamt (UBA) in Dessau, Folgendes dazu: »Für den menschlichen Organismus sind die im Wasser gefundenen Spurenstoffe nicht weiter problematisch. Die Konzentrationen liegen deutlich unterhalb der bekannten Wirksamkeitsgrenzen bei Menschen.« Aber natürlich wird dieses Wasser auch von Pflanzen und Tieren aufgenommen, was weitere Auswirkungen auf den Menschen haben kann. Es ist sinnvoll, sich auch in Zukunft zu diesem Thema auf dem Laufenden zu halten. Derzeit wird Leitungswasser trotz dieser Erkenntnisse für die Zubereitung von Babynahrung empfohlen.

Blei- und Kupferrohre beeinflussen die Wasserqualität

Ungeeignet zur Zubereitung von Säuglingsnahrung ist Wasser aus Warmwasserboilern, ungeprüften Hausbrunnen, aus Regionen mit erhöhtem Urangehalt sowie aus Bleileitungen. Da 2013 ein neuer geringerer Grenzwert von 10 µg / l für Blei im Trinkwasser festgelegt wurde, dürften Leitungen aus Blei eigentlich nicht mehr im Einsatz sein beziehungsweise müssen entsprechend ausgetauscht werden. Fragen Sie Ihren Hauseigentümer, wenn Sie in einem un- oder teilsanierten Gebäude wohnen. Auch Kupferrohre können unter bestimmten Umständen, zum Beispiel wegen des erniedrigten pH-Gehalts des Leitungswassers, problematisch sein. Wasserwerke bieten Tests an, die den Blei- oder Kupfergehalt Ihres Leitungswassers bestimmen können. Oft werden diese Analysen für Haushalte, in denen Schwangere oder Säuglinge leben, kostenlos angeboten.

Bitte kein gefiltertes Wasser

Wasserfilter können zwar bestimmte Schadstoffe aus dem Wasser filtern, bergen aber das Risiko, dass das Wasser mit Keimen belastet wird. Natürlich ist das immer abhängig vom verwendeten Filterverfahren, der hygienischen Anwendung und vor allem auch dem regelmäßigen Austausch der Filter. Da Anwendungsfehler schnell zu einer Verkeimung des Wassers führen können, wird gefiltertes Wasser nicht zur Zubereitung von Säuglingsnahrung empfohlen.
Trinkwasser aus der Leitung muss in der Regel nicht extra abgekocht werden, sondern kann einfach auf die erforderlichen 40 °C erwärmt werden. Es kann direkt aus der Leitung entnommen werden. Verwenden Sie aber immer kaltes Wasser und lassen Sie das Standwasser aus dem Hahn zunächst etwas ablaufen. Dieses Wasser lässt sich zum Beispiel gut zum Blumengießen verwenden.

Abkochen oder nicht?

Vor einigen Jahren lautete die Empfehlung noch, dass Wasser immer abzukochen ist, wenn es für die Zubereitung von Säuglingsnahrung verwendet wird. Doch auch das Babynahrungspulver ist zwar keimarm, aber eben nicht steril. Frisches Leitungswasser enthält ebenfalls keine fürs Baby gefährlichen Erreger und muss deshalb nicht abgekocht werden. Der Hauptgrund für Verkeimungen ist tatsächlich die längere Standzeit von

bereits zubereiteter und nicht ausgetrunkener Nahrung. Wichtig ist also vor allem, die Flaschennahrung grundsätzlich frisch zuzubereiten, zeitnah zu füttern und mögliche Reste nach Ende der Mahlzeit zu verwerfen.
Die Wasserwerke können die Qualität des Wassers allerdings nur bis zum Hausanschluss gewährleisten. Eine Verunreinigung des Wassers, zum Beispiel durch am Wasserhahn haftende Bakterien, ist also theoretisch möglich. Wenn Sie nicht so ganz sicher sind, wie einwandfrei Ihre Leitungen und Anschlüsse sind, ist das Abkochen des Wassers in den ersten Wochen und Monaten sinnvoll. Spätestens ab Beginn der Beikostzeit ist Abkochen aber in der Regel nicht mehr erforderlich, da Ihr Kind nun mit einer entsprechend größeren Bandbreite von potenziellen Krankheitserregern in Kontakt kommt. Auch das zur Beikost angebotene Trinkwasser muss nicht extra abgekocht werden. Und natürlich auch nicht das Wasser, mit dem Sie das Obst oder andere Lebensmittel waschen, die Sie Ihrem Kind zum Essen geben.
Wasser kochen Sie einfach in einem Topf auf dem Herd ab. Es sollte mindestens für drei Minuten sprudelnd kochen. Bei Wasserkochern ist zu beachten, dass sich viele Modelle von selbst abschalten, sobald das Wasser den Siedepunkt erreicht hat. Um die Zubereitung zu erleichtern, können Sie einmal am Tag die benötigte Wassermenge abkochen und in einer sauberen Thermoskanne für die nächsten 24 Stunden aufbewahren. Diese Kanne sollten Sie ausschließlich für das abgekochte Wasser verwenden.

Mineralwasser und Babywasser

Die im Handel erhältlichen Babywasser suggerieren vielleicht, dass Sie für die Zubereitung von Säuglingsnahrung spezielles Wasser brauchen. Doch es gibt diverse andere Mineralwasser, die mit dem Satz »Für die Zubereitung von Säuglingsnahrung geeignet« gekennzeichnet sind. Das ist wichtig zu beachten, weil Mineralwasser ohne diesen gesetzlich geschützten Hinweis unter Umständen zu hohe Mineralstoffkonzentrationen (zum Beispiel Natrium) beinhalten, die für das Baby gesundheitlich bedenklich sind.
Frisch geöffnet, kann dieses Wasser aus dem Tetrapak oder der Flasche unmittelbar verwendet werden, denn es ist frei von krank machenden Keimen. Einmal geöffnet, können sich aber auch darin Keime vermehren. Bewahren Sie es also nach dem erstmaligen Öffnen verschlossen im Kühlschrank auf und verbrauchen Sie es innerhalb von 24 Stunden.
Gekauftes Wasser, vor allem spezielles Babywasser, ist vergleichsweise sehr teuer und meist unnötig. So kostet ein Liter Leitungswasser im Schnitt 0,2 Cent, während Babywasser bei ungefähr 45 bis 95 Cent pro Liter liegt. Mineralwasser liegen durchschnittlich im Preisbereich zwischen 20 und 50 Cent pro Liter.

Milchpulver aufbewahren, dosieren und zubereiten

Pre-Nahrung in Pulverform erhalten Sie meist in Folienbeuteln mit einem Umkarton aus Pappe oder in stabilen Behältnissen aus Kunstoff. Da durch ein Umfüllen das Risiko der Verkeimung

HANDHYGIENE NICHT VERGESSEN

Egal, ob Sie Säuglingsnahrung aus Pulver anrühren, trinkfertige Pre-Nahrung umfüllen oder mit abgepumpter Muttermilch hantieren – Ihre Handhygiene ist sehr wichtig, um eine mögliche Kontamination der Nahrung mit Keimen zu verhindern.
Waschen Sie sich also immer vorab zunächst gründlich unter fließendem Wasser und mit Seife Ihre Hände. Um das Infektionsrisiko noch weiter zu reduzieren, achten Sie bitte darauf, dass parallel oder in unmittelbarer Nähe keine rohen Lebensmittel zubereitet werden.

steigt, sollte das Pulver in der Originalpackung bleiben. Verschlossen mit einem festen Clip, kann der Folienbeutel auch in einer anderen Box aufbewahrt werden. Oft kann man diese passend beim Hersteller bekommen. Einige Hersteller bieten mittlerweile auch standfestere Verpackungen mit einer breiten Öffnung an, die das Dosieren der Pulvermengen erleichtern.
Es gibt spezielle Milchpulverportionierer, in die die jeweils benötigte Menge Pre-Nahrung vorab abgefüllt werden kann. Dies ist unterwegs praktisch und schützt auch nachts vor Dosierungsfehlern aufgrund von Müdigkeit. Natürlich müssen Sie auch hier bei der Handhabung auf eine hygienische Vorgehensweise achten.
Lagern Sie Milchpulver trocken und vor Sonneneinstrahlung geschützt. Im originalverschlossenen Beutel ist es vor Feuchtigkeit sicher. Bei bereits geöffnetem Beutel ist es wichtig, darauf zu achten, dass das Pulver trocken bleibt. Die optimale Lagerungstemperatur für Milchpulver liegt bei Zimmertemperatur bis maximal 25 °C. Geöffnete Verpackungen sollten nicht neben intensiv oder scharf riechenden Stoffen oder Lebensmitteln lagern und innerhalb von drei Wochen verbraucht werden.

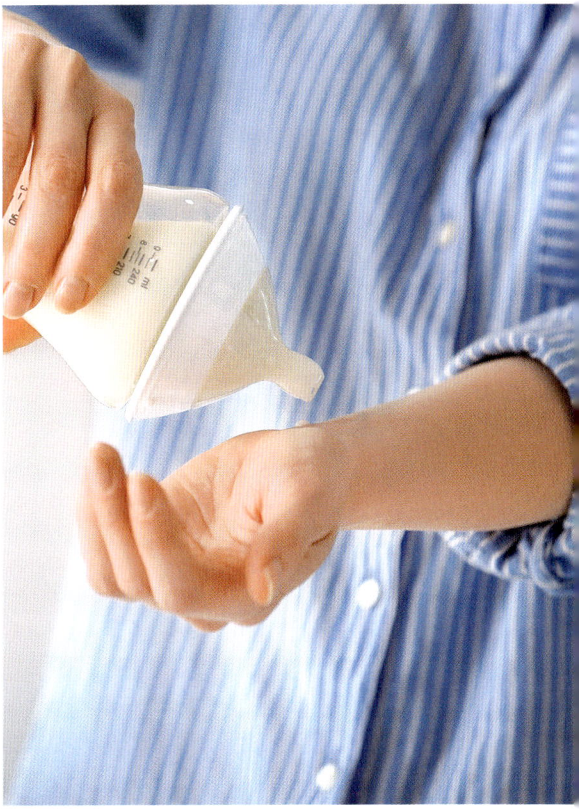

Überprüfen Sie grundsätzlich die Temperatur der Nahrung, bevor Sie Ihr Kind füttern.

Die Zubereitung

Erwärmen Sie frisches Leitungswasser auf circa 40 bis 50 °C oder lassen Sie entsprechend abgekochtes Wasser auf diese Temperatur abkühlen. Zum Aufwärmen können Sie zum Beispiel einen digitalen Wasserkocher (auf 40 °C einstellen) oder einen Flaschenwärmer benutzen. Frisch abgekochtes heißes Wasser können Sie in einem kalten Wasserbad schnell herunterkühlen.
Wenn Sie bereits abgekochtes Wasser in einer Thermoskanne bereithalten, können Sie durch die Zugabe von frischem kaltem Wasser die richtige Temperatur anmischen. Das ist wichtig, weil sich das Milchpulver in zu kaltem Wasser nicht richtig auflöst. Zu heißes Wasser wiederum kann die Eiweiße und Vitamine in der Nahrung zerstören.

Geben Sie zwei Drittel der benötigten Wassermenge in die Flasche (je nach Packungsangabe manchmal auch nur die Hälfte). Halten Sie sich beim Abmessen der Pulvermenge bitte immer exakt an die vom Hersteller angegebene Dosierung. Milchpulver und Wasser ergeben zusammen die gewünschte Nahrungsmenge. So können zum Beispiel 100 ml fertige Nahrung aus 90 ml Wasser und drei Messlöffel Milchpulver bestehen. Verwenden Sie immer nur den beigefügten Messlöffel zur Zubereitung. Dieser sollte bis zum Rand, aber nicht darüber hinaus gefüllt werden.
Fügen Sie das abgemessene Milchpulver in das Fläschchen und verschließen Sie es mit dem dazugehörenden Verschlussplättchen. Ein passender

Trichter kann das Einfüllen erleichtern. Schütteln Sie das Wasser-Pulver-Gemisch gründlich durch, bis sich die Zutaten gleichmäßig verteilt haben. Fügen Sie dann die restliche Menge Wasser hinzu und schütteln Sie das Ganze noch einmal. Anschließend schrauben Sie noch den passenden Sauger auf das fertige Fläschchen.

Da jedes Produkt im Bereich der Babynahrung spezielle Eigenheiten aufweisen kann, ersetzt diese Anleitung nicht den genauen Blick auf die Zubereitungsempfehlungen der jeweiligen Hersteller. Mit einem Thermometer können Sie die Temperatur der Babymilch überprüfen.

Sie sollte bei 37 °C liegen. Aber auch ohne technische Hilfsmittel lässt sich die Temperatur ganz gut einschätzen: Das Wasser darf beim Einfüllen nicht mehr dampfen. In Ihrer Hand fühlt sich das Fläschchen zwar gut warm, aber eben nicht heiß an. Manche Eltern halten das Fläschchen zur Kontrolle auch an ihre Wange oder lassen ein wenig Milch auf ihr Handgelenk tropfen. Noch zu warme Nahrung kann unter fließendem kaltem Wasser abgekühlt werden. Zu heiße Milch kann zu Verbrühungen führen. Die Gefahr ist besonders hoch, wenn Mikrowellen bei der Zubereitung von Babynahrung genutzt werden. Die Flüssigkeit erwärmt sich dann ungleichmäßig. So erscheint die Milch beim Überprüfen der Temperatur vielleicht wohltemperiert, aber im Inneren können sich Hitzenester bilden, die beim Füttern zu Verbrühungen führen.

Pre-Nahrung sollte grundsätzlich unmittelbar vor der Mahlzeit zubereitet und innerhalb einer Stunde verfüttert werden. Wenn Ihr Baby zum Beispiel ausnahmsweise länger schläft und Sie das Fläschchen schon fertig haben, können Sie es im Fläschchenwärmer warm halten, aber nicht länger als 45 Minuten. Die Milch kann aber auch einfach bei Zimmertemperatur gegeben werden, wenn Ihr Baby das mag.

Für unterwegs kann ein Thermobehälter sinnvoll sein. Oft liegt dieser der Wickeltasche bei oder ist sogar in die Tasche integriert. Da sich in fertig zubereiteter Milch Bakterien gut vermehren können, darf bereits »angenuckelte« Milch nicht erneut erwärmt werden. Übrig gebliebene Milch müssen Sie also immer entsorgen, Fläschchen und Sauger nach jedem Benutzen gründlich reinigen. Richten Sie sich in Ihrer Küche einen Platz ein, an dem Sie bequem alle benötigten Utensilien zur Zubereitung und zum Füttern unterbringen können. Für eine hygienische Zubereitung ist ein sauberer Arbeitsplatz wichtig. Gerade wenn Sie mehr als ein Kind füttern müssen, nimmt die Ausstattung doch recht viel Platz in Anspruch. Wenn noch Abpump-Equipment oder Stillhilfsmittel hinzukommen, wird es schnell eng in der Küche. Ein eigenes Regal oder eine andere praktische Aufbewahrungsmöglichkeit für alle benötigten Dinge ist sinnvoll.

Reinigung und Aufbewahrung des Fütterzubehörs

Die Hygieneempfehlungen in Bezug auf Flaschennahrung (siehe Seite 91) im eigenen Haushalt haben sich in den letzten Jahren vereinfacht. Mittlerweile weiß man, dass das Auskochen beziehungsweise Sterilisieren von Flaschen und Silikonsaugern im häuslichen Bereich keine weiteren gesundheitlichen Vorteile bringt. Da sich in der schneller porös werdenden Oberfläche von Kautschuksaugern eher Nahrungsreste und damit auch Keime sammeln könnten, sollten diese trotzdem ab und zu ausgekocht werden. Achten Sie zudem gut auf den regelmäßigen Austausch von beschädigten Saugern.

Wichtig ist, dass Flaschen und Sauger direkt nach dem Gebrauch gründlich mit heißem Wasser und Spülmittel gereinigt werden. Es gibt Geschirrspülmittel, die ausdrücklich für das Abwaschen von Babyflaschen geeignet ist. Es ist besonders mild, enthält keine bedenklichen Inhaltsstoffe und hinterlässt keine Seifenrückstände. Bauen Sie immer alle Flaschenteile auseinander und reinigen Sie diese einzeln, damit keine Nahrungsreste antrocknen und sich in den Ecken festsetzen können.

Verwenden Sie eine Flaschenbürste, die ausschließlich für die Babyflaschen genutzt und bei Bedarf ausgetauscht wird. Das gilt auch für andere Reinigungsutensilien. Spülen Sie die gründlich gereinigte Flasche zum Schluss noch einmal mit reichlich Wasser ab.
Zum Abtropfen und Trocknen der Flaschen ist ein Flaschenständer praktisch, auf dem mehrere Flaschen gleichzeitig sowie sonstiges Zubehör Platz finden. Benutzte Utensilien können hier gut durchlüftet abtrocknen.
Das zum Reinigen verwendete Wasser muss Trinkwasserqualität haben und frisch sein. Dies ist bei Reisen in andere Länder ein wichtiger Punkt, den es zu beachten gilt. Wenn Sie bezüglich der Wasserqualität nicht sicher sind, empfiehlt sich sowohl für die Zubereitung von Babynahrung als auch für die Reinigung immer das Abkochen. Dafür müssen die benutzten Gerätschaften mindestens drei Minuten vollständig bedeckt in einem geschlossenen Topf mit kochendem Wasser sterilisiert werden. Mit einer Flaschenzange können Sie Sauger und Flaschen aus dem Topf nehmen und zum Abtrocknen auf einem sauberen, gebügelten Geschirr- oder Mulltuch platzieren. Alternativ können Sie Dampfsterilisatoren nutzen, die potenzielle Keime durch Hitze abtöten.
Flaschen können auch in einer Spülmaschine, die bei mindestens 65 °C spült, gereinigt werden. Stellen Sie die Flaschen mit der Öffnung nach unten in die obere Schublade des Geschirrspülers. Das Flaschenmaterial muss spülmaschinengeeignet sein. Es gibt im Babyfachhandel spezielle Körbe für die Spülmaschine, in die Sie Schraubverschlüsse, Sauger und Deckel geben können.
Die gespülten und getrockneten Flaschen und Sauger sollten bis zum nächsten Einsatz sauber und trocken aufbewahrt werden. Flaschenwärmer sollen einmal am Tag ausgespült und das Wasser darin gewechselt werden.
All diese Empfehlungen gelten für das gesunde Kind bei Ihnen zu Hause. Für zu früh geborene oder kranke Kinder sind im Umgang mit Flaschen und Saugern in der Klinik andere, zusätzliche Hygienemaßnahmen erforderlich. Wenn Sie Muttermilch abpumpen und Ihrem Kind in die Klinik bringen, werden Sie vom Personal in die erforderlichen Maßnahmen eingewiesen. Wenn Sie Muttermilch zur Überbrückung Ihrer Abwesenheit für Ihr gesundes Kind abpumpen, gelten wieder andere Kriterien (siehe Seite 58).
Machen Sie sich also nicht aus zu gut gemeinter Sorge zu viel Arbeit. Gerade zusätzliche übertriebene Desinfektionsmaßnahmen zu Hause sind in den meisten Fällen eher kontraproduktiv. Führen Sie einfache und sinnvolle Maßnahmen wie zum Beispiel auch das entsprechende Händewaschen aber gewissenhaft durch.

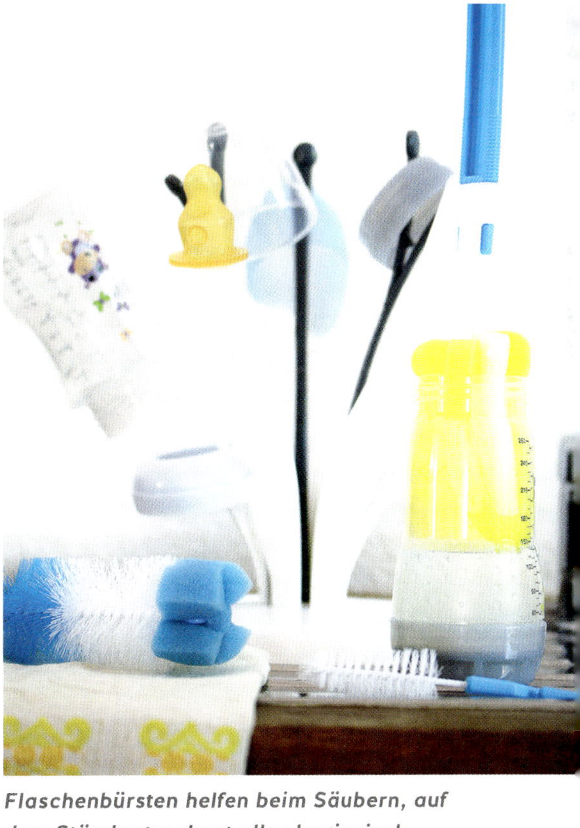

Flaschenbürsten helfen beim Säubern, auf dem Ständer trocknet alles hygienisch.

BEDÜRFNISORIENTIERT UND BABYFREUNDLICH FÜTTERN

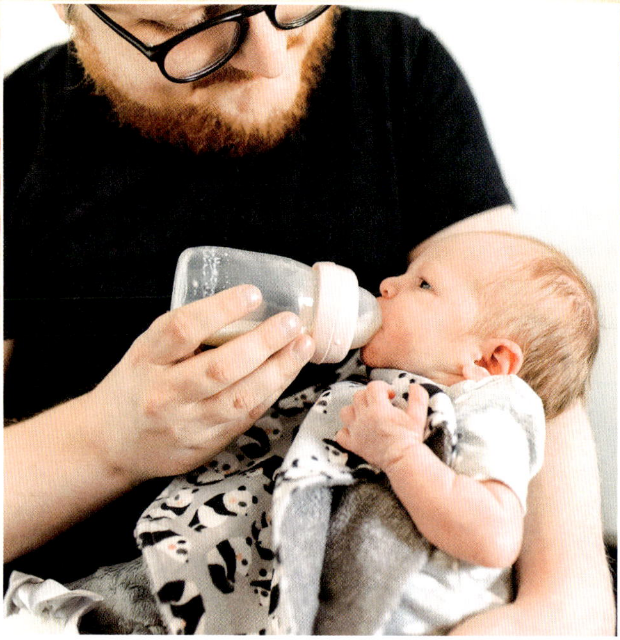

Alle Babys haben – egal, ob sie gestillt werden oder nicht – die gleichen Bedürfnisse. Sie brauchen Nähe, Schutz, Nahrung, Wärme und emotionale Zuwendung, um sich gesund entwickeln zu können. Stillen erfüllt viele dieser Bedürfnisse und wirkt sich positiv auf die Mutter-Kind-Bindung aus. Das Füttern mit dem Fläschchen ist aber auch wesentlich mehr als reine Nahrungsaufnahme. Sie lernen Ihr Baby dabei immer besser kennen und vertiefen Ihre Bindung zueinander.

Gerade in den ersten Wochen werden die eher kurzen Wachphasen Ihres Kindes meist mit dem Füttern verbunden sein. In dieser wichtigen Anfangszeit, wenn es um den ersten Aufbau von Beziehungen geht, ist es gut, wenn zunächst nicht zu viele Menschen darin involviert sind. Während Stillen immer der Mutter vorbehalten ist, übernehmen bei nicht gestillten Kindern auch Familienmitglieder oder Freunde gern das Füttern. In der Anfangszeit sollte dies aber vor allem den Eltern vorbehalten sein. So können Sie herausfinden, welches Temperament Ihr Baby mitbringt, und das Füttern entsprechend gestalten. Wenn Sie mehr als ein Baby zu versorgen haben, sind natürlich auch weitere helfende Hände sehr wertvoll. Trotzdem haben Sie hoffentlich ein überschaubares und beständiges Helfernetz, das Ihr Kind und seine Bedürfnisse kennt.

Gestalten Sie das Füttern so, dass es für Sie stimmig ist. Wenn Ihr Baby gestillt und gefüttert wird, übernimmt wahrscheinlich Ihr Partner das Füttern. Dies ist besonders wichtig, wenn Sie auch noch Muttermilch abpumpen. Die Kombination aus Stillen, Füttern und Abpumpen ist so anstrengend, dass Sie jede Hilfe gebrauchen können. Meist ist sie vorübergehend, weil sich zum Beispiel die Milchmenge effektiv erhöhen lässt, sodass Sie Ihr Kind nach kurzer Zeit (wieder) ausschließlich stillen können.

FÜTTERN NACH BEDARF

Füttern nach Bedarf (ad libitum) bedeutet genau wie beim Stillen nach Bedarf, dass Ihr Baby durch seine Signale selbst bestimmt, wie häufig es gefüttert wird und wie viel es dabei trinkt. Pre-Nahrung ist hinsichtlich der Nährstoffzusammensetzung der Muttermilch so weit angeglichen, dass dies gut möglich ist. Sie können sich also nach den Hungerbedürfnissen Ihres Babys richten.

Wie viele Fläschen gibt es täglich?

Dennoch gibt es auf den Verpackungen immer Angaben bezüglich der Anzahl der Flaschen und der jeweiligen Trinkmenge. Das sind aber nur Richtwerte, die eine Orientierung geben. Die tatsächliche Häufigkeit der Mahlzeiten und die dabei getrunkene Menge variieren individuell. Wenn Sie zusätzlich noch stillen, werden Sie die Tagestrinkmenge ohnehin nicht exakt bestimmen können. Die auf Seite 26 beschriebenen Anzeichen für ein gutes Gedeihen Ihres Kindes treffen größtenteils auch auf Säuglinge zu, die mit industriell hergestellter Säuglingsnahrung ernährt werden. Meist haben Flaschenkinder etwas seltener Stuhlgang. Einmal am Tag sollte aber mindestens eine Stuhlentleerung erfolgen. Der Stuhl ist meist fester, geformter und riecht etwas aufdringlicher als Muttermilchstuhl. Längere Stuhlpausen, wie sie bei gestillten Kindern nach circa sechs Wochen auftreten können, sollte es bei Babys, die mit Pre-Nahrung gefüttert werden, nicht geben.

Die Gewichtsentwicklung

Beim Gewichtsverlauf gilt es zu beachten, dass mit künstlicher Säuglingsmilch ernährte Babys in den ersten sechs Monaten durchschnittlich weniger und ab dem sechsten Monat mehr zunehmen als ausschließlich gestillte Kinder. Die in Deutschland aktuell bei den Vorsorgeuntersuchungen gebräuchlichen Gewichtsperzentilen für Kinder und Jugendliche berücksichtigen diese Unterschiede allerdings nicht. Die Gewichtskurven der WHO (The WHO Child Growth Standards) beschreiben das Wachstum anhand von Daten ausschließlich gestillter Kinder auf der ganzen Welt (siehe Seite 113).

Dem eigenen Gefühl vertrauen

Stillen und Füttern nach Bedarf heißt, seinem Kind, aber auch seinem eigenen Gefühl zu vertrauen. Die Variationsbreite hinsichtlich der täglich aufgenommenen Milchmenge sowie der Milchmenge pro Stillmahlzeit ist groß. Die Anzahl und die zeitlichen Abstände dazwischen variieren von Kind zu Kind, aber auch von Tag zu Tag. Wahrscheinlich werden auch Sie nicht jeden Tag zur gleichen Zeit die gleiche Menge essen. Schon Babys nehmen Hunger und Sättigung wahr und können die Nahrungsaufnahme an ihren Bedarf anpassen und regulieren. Wenn Sie Ihr Baby nach Bedarf füttern, fördern Sie diese Kompetenz. Diese Fähigkeit spielt auch bei der Beikosteinführung (siehe Seite 106) eine wichtige Rolle.

Da man sich doch schnell von Zahlen und Mengen leiten lässt, kann es hilfreich sein, ein kleines Söckchen über die Flasche zu stülpen, sodass Sie beim Füttern nicht abgelenkt sind, weil Sie vor allem auf die bereits getrunkene Menge achten. Kleine Flaschenüberzieher lassen sich auch gut aus ein paar Wollresten stricken.

ACHTSAM FÜTTERN

Die Zeichen, mit denen Neugeborene ihr Stillbedürfnis anzeigen, gelten auch für die Fläschchenbeziehung. Das Suchen der Milchquelle zeigt es durch hin und her drehende Kopfbewegungen an. Bei Berührung der Wange oder der Lippen öffnet das Baby den Mund. Vielleicht saugt es an seinen Händchen, wenn sich diese im Mundbereich befinden. Da das Zubereiten der Flaschennahrung beziehungsweise Erwärmen von abgepumpter Muttermilch etwas Zeit benötigt, sollten Sie bereits mit den Vorbereitungen beginnen, wenn Ihr Baby langsam aufwacht und unruhig wird. Schreien ist ein spätes Hungerzeichen. Viele Babys sind dann schon so außer sich, dass sie zunächst beruhigt werden müssen, ehe sie mit dem Trinken beginnen können. Achten Sie trotzdem auf die hygienische Zubereitung und überprüfen Sie, ob die Trinktemperatur passend ist. Machen Sie es sich bequem. Wenn Sie entspannt sitzen, sind Sie aufmerksamer für die Feinzeichen Ihres Babys.

Babys brauchen Hautkontakt

Hautkontakt fördert nicht nur die Milchbildung, sondern hilft dem Neugeborenen auch bei der Stabilisierung seiner Körperfunktionen wie zum Beispiel der Wärmeregulation. Auch gefütterte Kinder profitieren vom Hautkontakt. Ziehen Sie sich ein entsprechendes Oberteil (zum Beispiel eine Strickjacke) an, das Ihrem Kind ermöglicht, Sie hautnah spüren. Der Geruch der eigenen Mama ist vertraut und wirkt beruhigend. Füttern Sie Ihr Baby in Ihrem Arm. Wechseln Sie dabei immer wieder die Seite. Dies fördert die Koordinationsfähigkeiten Ihres Babys.
Berühren Sie sanft mit dem Saugeraufsatz die Lippen Ihres Kindes, sodass es von selbst den Mund öffnet. Bieten Sie erst dann das Fläschchen so an, dass Ihr Baby den Sauger selbstständig einsaugt. Für Babys ist es wichtig, von den Eltern »gesehen« zu werden. Wenn Sie während des Fütterns Blickkontakt halten, können Sie zudem leicht erkennen, wann Ihr Baby eine Pause braucht oder vielleicht mehr möchte. Im Fütteralltag finden Sie schnell heraus, ob Ihr Kind zwischendurch oder erst am Ende der Mahlzeiten aufstoßen mag. Dafür nehmen Sie es hoch und streichen oder klopfen behutsam zwischen seine Schulterblätter.

Sättigungszeichen respektieren

Das Beenden der Mahlzeit sollte immer von Ihrem Baby ausgehen. Auch wenn nicht getrunkene Milch aus Hygienegründen verworfen werden muss, drängen Sie Ihrem Kind bitte keine »kleinen Reste« auf. Bei einem Stillkind wäre das gar nicht möglich, weil es die Brust dann einfach loslässt. Mit diesem Verhalten regulieren Babys ihr Hunger- und Sättigungsgefühl. Achten Sie auch bei der Flaschenfütterung auf alle Zeichen. Das gilt natürlich auch, wenn Ihr Kind mehr Hunger anzeigt. Bereiten Sie dann eine weitere Portion Flaschenmilch zu. Meist spielt sich mit der Zeit ein gewisser Fütterrhythmus ein. Diesen sollte aber Ihr

Machen Sie es sich zum Füttern so bequem wie möglich. Wenn Sie entspannt sitzen, sind Sie aufmerksamer für die Feinzeichen Ihres Babys.

DAS ESSTHEMA NICHT ZUM STRESSTHEMA WERDEN LASSEN

Manchmal steht die Entscheidung an, wie es langfristig weitergehen soll. Bleiben Sie mit Ihrem Partner, aber auch mit Ihrer Hebamme oder Stillberaterin im Gespräch. Elterliche Kraft ist nicht verhandelbar, sondern muss gut im Blick behalten werden. Wenn der eingeschlagene Weg zu anstrengend wird, sollten Sie etwas verändern. Weder Stillen noch Füttern noch Abpumpen dürfen zu einem dauerhaften Stressthema ausarten.
Die Bedürfnisse der Mutter sind ebenso wichtig wie die des Kindes. Wenn es Ihnen aber mit einer Situation trotz Mehrfachbelastung gut geht, bleiben Sie auf Ihrem Weg und lassen Sie sich von Ihrem Umfeld nicht verunsichern. Was für Sie persönlich gerade richtig ist, wissen Sie selbst am besten. Und das wird dann auch für Ihr Kind ein guter Weg sein.

Baby vorgeben. Bleiben Sie flexibel für mögliche Veränderungen hinsichtlich der Häufigkeit sowie der Trinkmenge.

Babys wollen saugen

Ein Fläschchensauger mit kleinem Loch bewirkt, dass die Milch nicht zu schnell fließt. So wird während der Mahlzeit auch das Saugbedürfnis Ihres Babys gestillt. Ihr Kind kann sein Hunger- und Sättigungsbedürfnis so besser wahrnehmen, als wenn die Milch sehr rasch aus dem Sauger tropft. Wenn Ihr Baby über die Flaschenmahlzeiten hinaus noch ein Saugbedürfnis hat, bieten Sie ihm Ihren kleinen (gewaschenen) Finger oder einen Schnuller zum Saugen an. Auch dabei liegt Ihr Baby gerne geborgen in Ihrem Arm. Zum Dauernuckeln sind Flaschensauger nicht geeignet, weil das ständige Umspülen der Zähne mit einem erhöhten Kariesrisiko verbunden ist.

DER WECHSEL AUF FLASCHENNAHRUNG

Wenn Sie noch während der Säuglingszeit das Stillen reduzieren oder ganz abstillen (siehe ab Seite 72) möchten, braucht Ihr Baby entsprechend industriell hergestellte Babymilch, damit es sich weiterhin gut und gesund entwickeln kann.
Dass die Einführung von Beikost nicht als »schnelle Abstillmethode« eingesetzt werden kann, können Sie auf Seite 107 nachlesen. Wenn Ihr Stillkind bisher nie aus der Flasche getrunken hat, kann es gut sein, dass es diese zunächst ablehnt. Oft wird die Flasche eher von anderen Bezugspersonen akzeptiert. Sie können auch versuchen (ab circa sechs Monaten), Pre-Milch in der Tasse oder im Trinklernbecher anzubieten.

Lassen Sie sich Zeit für die Umstellung

Lassen Sie sich und Ihrem Kind Zeit für diesen Umstellungsprozess. Geschmacklich unterscheiden sich Muttermilch und Pre-Nahrung deutlich, was Babys unterschiedlich stark irritiert. Gerade wenn in der Beikostphase ohnehin viele neue Geschmackserfahrungen auf ein Baby zukommen, ist ihnen die Vertrautheit der Muttermilch oft sehr wichtig. Mit einem halben Jahr passieren viele Entwicklungsschritte, wie die erste Fortbewegung durch Rollen oder Robben, der Durchbruch der Zähne und vieles mehr. Ihr Kind nimmt seine Umwelt immer intensiver war. Die vielen neuen Eindrücke werden dann in vertrauten und gewohnten Situationen wie dem Stillen oder Tragen verarbeitet. Abstillen ist eine große Veränderung für Ihr Kind, weshalb dieser Prozess langsam und fließend verläuft. Ein von der Mutter gewünschtes Abstillen verändert das eigentlich vorgesehene Tempo. Diese Erklärung soll Sie nicht von Ihren Abstillplänen abhalten, aber es hilft Ihnen vielleicht, zu verstehen, warum dieser Prozess manchmal doch schwieriger oder langwieriger verläuft als gedacht.

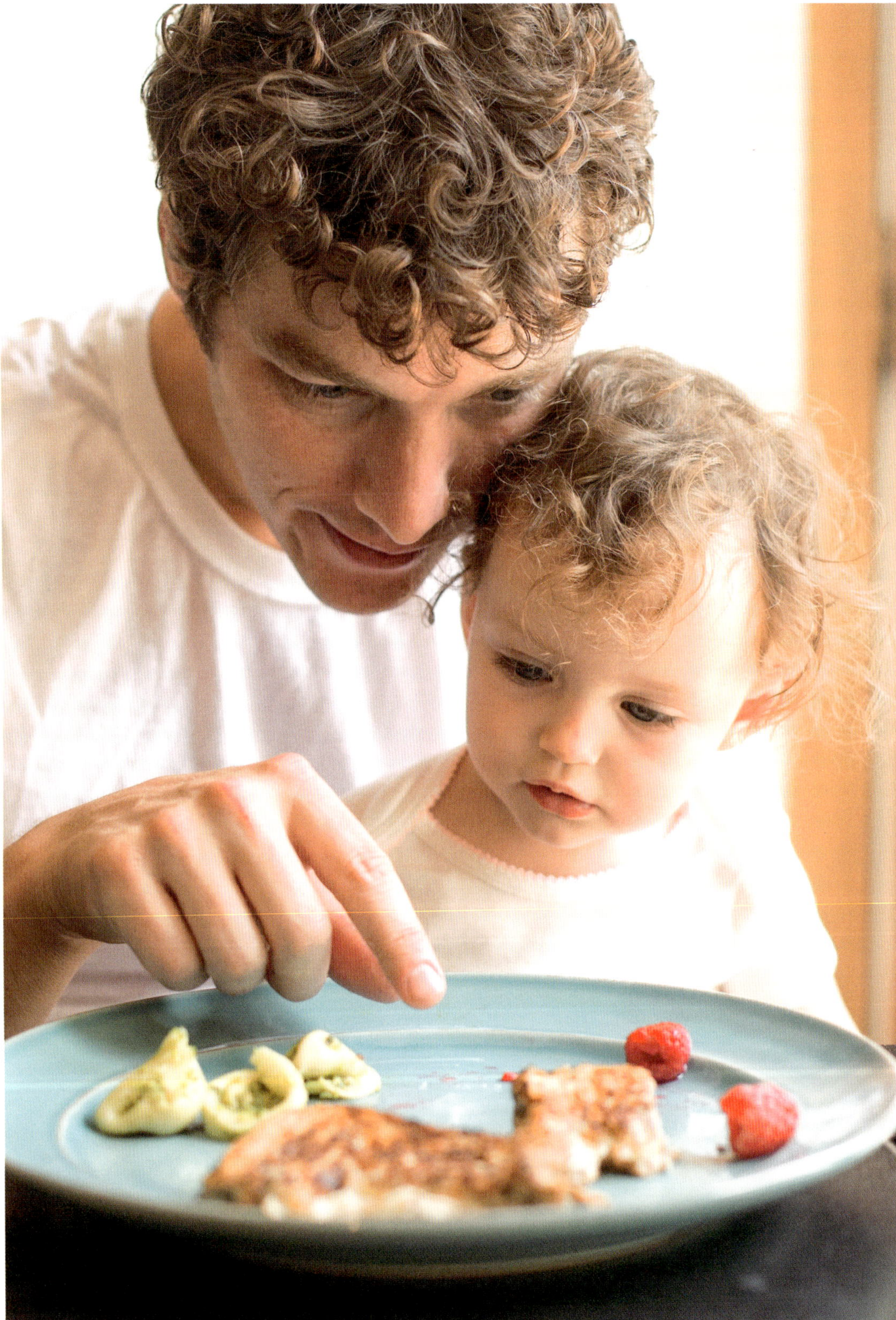

4

BEIKOST NACH BEDARF

Irgendwann um den sechsten Lebensmonat herum beginnen sich die meisten Babys für das Essen der Großen zu interessieren. Beikost nach Bedarf ist eine einfache, freudvolle und an den Bedürfnissen des Babys orientierte Weise, den Übergang zum Familienessen zu meistern.

WANN GIBT ES FESTE KOST?

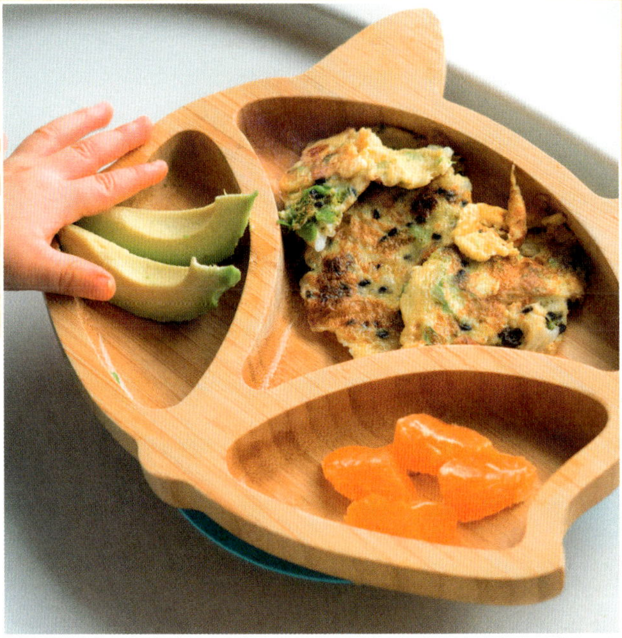

Der Zeitpunkt, ab dem ein Baby bereit ist, zusätzlich zur Muttermilch auch feste Kost zu sich zu nehmen, ist höchst individuell. Vieles hängt von der familiären Kultur ab, in die es hineingeboren wird, aber auch vom persönlichen Temperament, der Entdeckungsfreude sowie der motorischen Entwicklung.

Es gibt Mütter, die sehnsüchtig darauf warten, dass das Baby ein bisschen weniger abhängig wird, weil es zur Ernährung nicht mehr ausschließlich auf Muttermilch angewiesen ist. Andere fühlen eher Wehmut, weil die Innigkeit und Nähe, die ausschließliches Stillen mit sich bringt, nun dem Ende entgegengehen.

Genauso gibt es Babys, die von ganz allein in Mamas Teller greifen, wenn sie während der Mahlzeiten auf dem Schoß sitzen und von Kartoffeln, Reis und Nudeln kosten. Andere Babys reagieren dagegen erst einmal ablehnend, wenn ihnen der erste Brei auf einem Löffel präsentiert wird. Und zwischen diesen Polen gibt es noch jede Menge Abstufungen. Jedes Kind ist anders und entwickelt sich nach seinem eigenen inneren Plan. Der Beikostbeginn kann also je nachdem ganz organisch mit kleinen Häppchen funktionieren oder sich konkret an einem Plan orientieren. Alllgemein gesprochen, setzt Beikostreife voraus, dass das Kind bestimmte motorische Entwicklungsschritte, wie das selbstständige Sitzen, das Verschwinden des Zungen-Streck-Reflexes und das bewusste Greifen nach Gegenständen, bereits gemeistert hat. Damit der Beikostbeginn sowohl dem Säugling als auch seinen Eltern vor allem Freude macht und zu einer Genusstour durch die Lebensmittelwelt wird, ist es eine gute Idee, diese Meilensteine abzuwarten.

DER RICHTIGE ZEITPUNKT

Nachdem sich Stillen oder Füttern nach Bedarf gut eingespielt haben, kommt mit dem nahenden Beikostalter schon die nächste Herausforderung um die Ecke. Als Eltern sind Sie auf der Suche nach dem vermeintlich besten Weg. Auch wenn es in diesem Buch einige offizielle Empfehlungen zu diesem Thema gibt, die auf aktuellen Studienergebnissen basieren, kann ich Ihnen nicht verraten, wie die Beikostempfehlungen in fünf oder zehn Jahren aussehen werden. Immer wieder gibt es neue Erkenntnisse und Ideen.

Der große Beikostumschwung

Vor gut zehn Jahren wurde Eltern noch davon abgeraten, ihrem Kind diverse potenziell allergieauslösende Lebensmittel anzubieten. Bis dann 2009 mit dem Erscheinen der Allergieleitlinien der große Umschwung kam (siehe Seite 136) und plötzlich fast alles erlaubt war. Nicht nur erlaubt, auf einmal wurde eine möglichst breite Auswahl bei der Einführung von Beikost sogar empfohlen. Mütter, die Kinder vor und nach dem großen »Beikostumschwung« bekommen haben, waren entsprechend skeptisch oder einfach verwirrt.

Allergieprävention steht im Vordergrund

Mit dem Erscheinen dieser Allergieleitlinien wurde nicht nur die Frage nach dem »Was«, sondern auch nach dem »Wann« wieder auf den Kopf gestellt. Denn aus Sicht der Allergieprophylaxe hat es keine Vorteile, mit der Einführung von Beikost zu warten, bis das Kind volle sechs Monate alt ist. Bis dato sollten Kinder vor dem siebten Lebensmonat nämlich keine Beikost erhalten.
Wortwörtlich steht in den Empfehlungen, »eine Verzögerung der Beikosteinführung soll aus Gründen der Allergieprävention nicht erfolgen«. Das besagt also, dass alle Kinder, die vielleicht schon mit fünf Monaten die motorischen Voraussetzungen mitbringen und am Essen auch Interesse zeigen, auch mit dem Essen anfangen dürfen. Diesen (wenigen) Kindern ist die frühere strikte Sechsmonatsgrenze vielleicht nicht ganz gerecht geworden, wenn man sie dadurch von einem früheren Beikoststart abgehalten hat.
Dennoch wurde daraus eine generelle Empfehlung gemacht, bereits ab dem fünften Lebensmonat mit Beikost zu beginnen. Gerade für Babynahrungshersteller scheint dies interessant zu sein, da man Produkte plötzlich mit dem Label »nach dem vierten Monat« oder »ab dem fünften Monat« versehen konnte. Diese Angaben führen zum Teil dazu, dass Eltern schon mit drei Monaten mit der Beikosteinführung beginnen, weil sie das Wörtchen »nach« überlesen. Wirtschaftlich macht es einen Unterschied, ob ein Baby mit vier oder fünf Monaten industriell hergestellte Beikost bekommt oder eben erst ein, zwei Monate später. Informationsmaterial für Eltern, aber auch für Fachpersonal zum Thema Beikost kommt häufig von großen Babynahrungsherstellern und ist damit keine unabhängige Quelle.

Frühestens nach dem vierten Monat

Beikost sollte also frühestens mit Beginn des fünften und spätestens mit Beginn des siebten Monats eingeführt werden. Das bedeutet umgekehrt, dass auch interessierte Kindern vor der 17. Lebenswoche keine Beikost bekommen. Ein wirkliches Interesse am Essen der Großen ist in diesem Alter aber tatsächlich die große Ausnahme. Der späteste genannte Zeitpunkt besagt, dass Eltern dann auch bisher uninteressierten Kindern zumindest ein Beikostangebot machen sollten. Ohne Stress und Druck geschieht dies am einfachsten, indem das Baby an den gemeinsamen Familienmahlzeiten teilnimmt. Dabei bekommt es die Möglichkeit, verschiedene Lebensmittel wie gegarte Kartoffeln, gedünstetes Gemüse, Vollkornbrot und andere babygerecht zubereitete Lebensmittel zu kosten.

BEIKOSTEMPFEHLUNGEN DER WHO

Um die Ernährungsbedürfnisse von Säuglingen sicherzustellen, muss Beikost

- zur richtigen Zeit eingeführt werden: Das bedeutet, dass mit der Zusatznahrung begonnen wird, wenn das Bedürfnis nach Energie und Nährstoffen höher wird, als dies ausschließliches und häufiges Stillen zu erfüllen vermag.
- angemessen sein: Die Nahrungsmittel müssen genügend Energie, Proteine, Vitamine und Spurenelemente enthalten, um den Nährstoffbedarf des Kindes zu decken.
- sicher sein: Das bedeutet, dass sie hygienisch gelagert und zubereitet und mit sauberen Händen unter Benutzung sauberer Utensilien gefüttert wird, und zwar nicht mit Flasche und Sauger.
- richtig gefüttert werden: Das bedeutet, dass die Signale des Kindes bezüglich Appetit und Sättigung beachtet werden und dass die Zahl der Mahlzeiten und die Art des Fütterns (Benutzung von Fingern, Löffeln oder selbstständiges Essen) dem Alter entsprechen.

Die vollständige Empfehlung kann in »Globale Strategie für die Säuglings- und Kleinkindernährung«, übersetzt von der Aktionsgruppe Babynahrung (AGB) e. V., www.babynahrung.org, nachgelesen werden.

Die Vorgaben ändern sich

Wenn man in der Geschichte zurückblickt, hat sich das Vorgehen hinsichtlich der Einführung von Beikost immer wieder verändert. So wurde vor 1900 meist bis zum achten oder neunten Monat ausschließlich gestillt, während in den 1960er-Jahren Beikost schon im dritten oder vierten Lebensmonat empfohlen wurde.

Kulturelle Unterschiede

Darüber hinaus gibt es in dieser Frage kulturell große Unterschiede. Dies erscheint auch logisch, weil Ernährungstradition und Esskultur überall auf der Welt ein bisschen anders sind. Beikost ist keine Spezialnahrung für Babys, sondern soll angemessen auf den Familientisch vorbereiten – also auf das Essen, das es in der Familie gewöhnlich gibt. So gehört in asiatischen Ländern zum Beispiel gekochter Reis zu den ersten Nahrungsmitteln, die Babys angeboten werden. Ergänzt wird der Reisbrei durch Lebensmittel wie gedünstetes Gemüse, Fisch und Tofu. Kindern in Indien schmecken darüber hinaus auch Linsen und verschiedene Gewürze wie Koriander und Kurkuma. Ein Blick über den kulturellen Tellerrand zeigt also, dass Babys in jedem Land andere Lebensmittel als erste Beikost erhalten. Dementsprechend sind die weltweit geltenden Beikostempfehlungen der Weltgesundheitsorganisation (WHO) recht allgemein gehalten. Doch das Gesagte gilt letztlich für alle Kinder auf der ganzen Welt.

BEIKOSTREIFEZEICHEN

Lassen Sie sich den Termin für die erste Beikost nicht vom Kalender vorschreiben! Viel besser ist es, sein Baby genau zu beobachten, um den passenden Zeitpunkt wahrzunehmen. Bestimmte Entwicklungsmerkmale zeigen an, wann ein Kind eine gewisse »Beikostreife«, also die Voraussetzungen für die Aufnahme von festerer Nahrung, erreicht hat.

Kopfkontrolle

Eine wichtige Voraussetzung besteht darin, dass Ihr Baby über eine stabile Kopfkontrolle verfügt. Nach der Geburt kann ein Baby seinen Kopf nur wenige Sekunden selbst halten. Die Muskulatur im Rücken und Nacken muss sich erst entwickeln und kräftigen. Mit gut fünf Monaten kann es seinen Kopf durchgehend stabilisieren.

Selbstständiges Sitzen

Ihr Baby kann mit wenig Unterstützung im Rücken aufrecht sitzen. Das bedeutet, dass es nicht in sich zusammensackt, sobald es hingesetzt wird. Die stabile Rumpfkontrolle erlangt Ihr Kind durch das Trainieren des Handstützes in Bauchlage sowie durch das Drehen vom Bauch auf den Rücken. Hat Ihr Baby das Drehen noch nicht gemeistert, werden ihm auch andere Beikostreifezeichen fehlen. Zeitgleich mit dem Drehen reifen die Mund- und Zungenmotorik.
Ihr Schoß ist ein guter Platz für die ersten Mahlzeiten, da Ihr Körper Ihr Baby intuitiv passend beim Sitzen unterstützt. Sobald Ihr Baby sich selbstständig in eine Sitzposition bringen kann, beginnt die Hochstuhlzeit. Meist geschieht das, nachdem das Baby krabbeln gelernt hat. Das Entwicklungstempo ist auch hier sehr unterschiedlich. Unterstützen Sie Ihr Kind entsprechend. Ein zu frühes Hinsetzen – also bevor Ihr Baby sich selbstständig in und aus dieser Position herausbewegen kann – kann sich belastend auf Wirbelsäule und Muskulatur auswirken. Beides wird durch die vielen kleinen Entwicklungsschritte, die Ihr Baby auf dem Weg zum selbstständigen Sitzen macht, erst trainiert. Sie unterstützen außerdem die Selbstwirksamkeit Ihres Kindes, wenn Sie Ihrem Baby erlauben, es selbst zu schaffen.

Mahl- und Kaubewegungen

Mahl- und Kaubewegungen sind wichtige Voraussetzungen für die Beikostaufnahme. Anders als beim Stillen oder Trinken von Pre-Nahrung, muss Ihr Baby festere Kost im Mund hin und her bewegen können. Beim Kauen wird die Nahrung mit bestimmten Enzymen im Speichel vermischt, welche beim Verdauen helfen. Kauen dient also nicht nur dem Zerkleinern von Nahrung, sondern auch der Verdauung, und ist darum auch beim Essen von Brei wichtig.

HOCHSTUHL

Der Hochstuhl ist ein guter Begleiter für die Familienmahlzeiten. Modelle, die sich entsprechend umbauen lassen, können während der gesamten Kindheit und teilweise auch später für Erwachsene verwendet werden. Es lohnt sich also, ein möglichst variables Modell zu wählen. Achten Sie darauf, dass der Hochstuhl stabil und kippsicher ist. Dennoch sollten Sie Ihr Baby nicht darin allein lassen.
Gerade für den Beikostbeginn ist es sinnvoll, wenn der Stuhl leicht zu reinigen ist und über eine abwischbare Fläche verfügt. Kissen oder Polsterungen sind eher unpraktisch. Ein Hochstuhl für ein mitessendes Kind braucht keine verstellbare Rückenlehne. Ganz im Gegenteil, es ist wichtig, dass Ihr Kind selbstständig aufrecht sitzt, um sich nicht zu verschlucken.

Die Feinmotorik nimmt zu

Ein beikostbereites Baby kann gezielt nach bestimmten Dingen greifen, sie zum Mund führen und darauf herumkauen. Zu diesem Zweck hat Ihr Kind nicht nur seine motorischen Fähigkeiten ausgiebig trainiert, sondern auch das räumliche Sehen entwickelt. So kann es diese komplexe Hand-Mund-Koordination ausführen.

Der Zungenstoßreflex verschwindet

Wichtig ist, dass der sogenannte Zungenstoßreflex zum Beikostbeginn verschwunden ist. Mittels dieses Reflexes schiebt das Baby alles aus dem Mund, was nicht hineingehört. So schützt es sich vor der Aufnahme von potenziell gefährlichen Objekten.

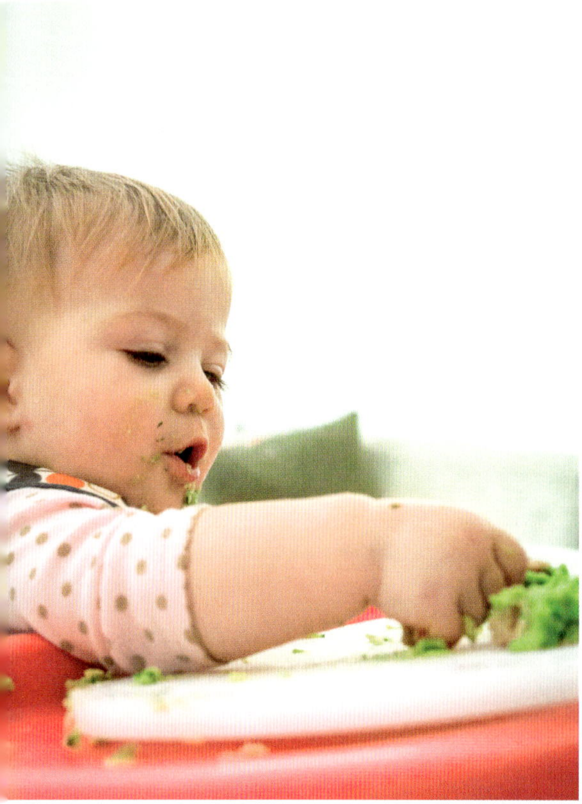

Das selbstständige Greifen und Halten von Nahrungsmitteln gehören zur Beikostreife.

Beim Stillen wird dieser Schutzreflex ganz natürlich ausgeschaltet. Mit speziellen, sehr schmalen und leicht abgerundeten Löffeln soll dieser Reflex umgangen werden. Doch so isst das Kind nicht wirklich, sondern saugt oder lutscht den Brei nur vom Löffel. Solange also dieser Reflex, mit dem das Baby Nahrung oder einen Löffel aus dem Mund schiebt, noch vorhanden ist, sollte mit dem Beikostbeginn abgewartet werden. Kommt Ihnen beim Breifüttern alles wieder entgegen, ist das ein eindeutiges Signal, dass Sie zu früh dran sind.

Das Baby zeigt Interesse am Essen

Natürlich sollte Ihr Baby auch Interesse am Essen haben. Aber das Interesse allein – also das genaue Beobachten, wie das Essen Bissen für Bissen in Ihrem Mund verschwindet – gibt noch nicht den Startschuss für den Beikostbeginn.

Kinder mit vier oder fünf Monaten sind an allem interessiert, was rundherum um sie passiert. Ihr Baby verknüpft das von Ihnen verzehrte Brot nicht mit seinen Hunger- und Sättigungsgefühlen, da es diese Erfahrung ja noch nie gemacht hat. Lassen Sie sich also nicht verunsichern, wenn Ihnen jemand sagt, dass Ihr Baby dem Löffel »gierig« hinterherschauen würde, Sie aber noch keine weiteren Signale für Beikostreife beobachtet haben. Sollte Ihr Kind alle Reifezeichen aufweisen, aber eher desinteressiert an Beikost sein, machen Sie ihm ein Angebot, aber ohne den Druck, dass es auch essen muss. Das klappt ganz unkompliziert, wenn Ihr Baby bei den Mahlzeiten einfach mit dabei sein darf.

Ihr Baby weiß, wann es satt ist

Ihr Baby sollte auch in Sachen Beikost anzeigen können, wann es satt ist. Beim Stillen, aber auch beim Fläschchengeben hört es auf und lässt die Brustwarze beziehungsweise den Sauger los, wenn es nicht mehr mag. Sättigung oder kein weiteres Interesse an Ihrem Beikostangebot zeigt Ihr Kind durch Wegdrehen des Kopfes oder Schließen des Mundes an. Übergehen Sie diese Zeichen nicht. Vielleicht schiebt Ihr Baby auch den Teller weg oder fegt das Essen ganz vom Tisch. Gerade in der Anfangszeit wird es auch durch das Anzeigen seines Stillbedürfnisses deutlich machen, dass es jetzt keine weitere Beikost mehr möchte.

Das Wahrnehmen von Interesse, Hunger und Sättigung sind wichtige Voraussetzungen, die lebenslang dazu beitragen, ein möglichst gesundes Essverhalten zu entwickeln. Geben Sie Ihrem Kind also von Anfang an den Raum dafür, indem Sie seine Signale nicht übergehen.

Der erste Zahn

Viele Kinder bekommen ungefähr im fünften oder sechsten Lebensmonat den ersten Zahn – ein Entwicklungsschritt, der oft als Beikostreifezeichen interpretiert wird. Auch wenn Zähne zum Kauen natürlich sinnvoll sind, ist ihr Durchbruch kein dringender Hinweis auf den Beikostbeginn. Bei manchen Kindern erscheint das erste Zähnchen erst nach dem ersten Geburtstag, bei anderen wesentlich früher.

ES IST BEIKOST, KEINE ANSTATTKOST

Das Wort Beikost besagt, dass die neu eingeführten Lebensmittel »beigefüttert« werden, also zu Muttermilch oder Pre-Nahrung dazukommen. Beikost wird also zunächst nicht anstelle, sondern zusätzlich zu den Milchmahlzeiten gegeben. Sie ergänzt die bisherige Ernährung, aber ersetzt sie nicht, so wie herkömmliche Beikostpläne dies mitunter suggerieren. Auf den Abbildungen ist dann zu sehen, wie die Anzahl der Breimahlzeiten zügig steigt, während gleichzeitig die der Brust- beziehungsweise Flaschenmahlzeiten sinkt.
Der Muttermilchbedarf sinkt »laut Plan« so schnell, dass im Alter von sieben bis neun Monaten nur noch etwa 20 Prozent der täglichen Energiezufuhr aus Muttermilch besteht. Irgendwann wird es tatsächlich so sein, dass die Mahlzeiten am Familientisch das Stillen oder das Fläschchen weitgehend abgelöst haben. Doch dieser Prozess verläuft in der Realität bei jedem Kind individuell und meist wesentlich weniger geradlinig, als die Theorie uns glauben machen will. Diese Individualität bilden Beikostpläne eher selten ab.

Beikost ist keine schnelle Abstillmethode

Auch wenn mit dem Beikostbeginn das Abstillen beginnt, ist dieser Weg doch wesentlich länger, als oft angenommen. Babys stillen sich im ersten Lebensjahr in der Regel nicht von selbst ab (siehe Seite 54). Aber bei der Mutter kann dieser Wunsch natürlich zu jedem Zeitpunkt auftreten. Oft ist dies um den ersten Halbjahresgeburtstag herum der Fall. Zu diesem Zeitpunkt sind viele Kinder wieder sehr bedürftig. Die mit dem Abstillen verbundene Hoffnung ist die nach etwas mehr persönlicher Freiheit im Alltag oder weniger nächtlichen Unterbrechungen. Doch der Einfluss des Stillens auf diese Faktoren wird oft überschätzt, da auch mit Pre-Nahrung gefütterte Babys in dieser Zeit gleichermaßen fordernd sind. Aber es stimmt: Das Füttern lässt sich besser auf mehrere Schultern verteilen. Bei einem ausschließlich gestillten Kind sollten Eltern deshalb sehr sorgsam darauf achten, dass alle Aufgaben rund um Familie und Haushalt so aufgeteilt werden, dass die stillende Mutter nicht überlastet wird.

Stillmahlzeiten durch Pre-Nahrung ersetzen

Was auch immer der Grund für den Abstillwunsch ist – er hat natürlich seine Berechtigung. Beim Stillen soll es schließlich Mutter UND Kind gut gehen. Ist jedoch der Beikostbeginn stark mit dem Abstillwunsch verbunden, kann das dem Baby, aber auch den Eltern, viel Stress bereiten. Denn statt wie erwartet immer seltener zu stillen, trinken viele Kinder in dieser Phase besonders häufig an der Brust. Babys sind im ersten Lebensjahr Säuglinge, und so wird die durch Saugen aufgenommene Nahrung noch mehrere Monate eine große Rolle spielen. Ist das Abstillen dringender gewünscht, wäre es der bessere Weg, die Stillmahlzeiten nach und nach durch Pre-Nahrung (siehe Seite 87) zu ersetzen. Bei manchen Kindern verläuft diese schrittweise Umstellung einfach. Andere Kinder benötigen dafür mehr Zeit.
Ein Mix aus Stillen, Pre-Nahrung und Beikost kann ein Weg sein, der Ihnen als stillende Mutter wieder etwas mehr »persönliche Freiheit« ermöglicht. Einige Mütter stellen auch fest, dass die ganze Handhabung rund um die Flasche vergleichsweise aufwendig ist, und entscheiden kurzerhand, lieber weiter nach Bedarf zu stillen. Auf der Suche nach dem besten Weg, werden Sie bestimmt etli-

che Tipps zur Umsetzung Ihrer Abstillpläne hören. Bleiben Sie dabei immer bei sich und den Bedürfnissen Ihres Kindes und lassen Sie sich auch von wohlmeinenden Ratschlägen nicht unter Druck setzen. Versuchen Sie möglichst, die Beikostreife und Bereitschaft Ihres Kindes, feste Kost für sich zu entdecken, unabhängig von Ihren persönlichen Abstillplänen zu betrachten.

EIN BABYGELEITETER BEIKOSTPLAN

Auch wenn Sie sicherlich schon herausgelesen haben, dass es keinen Plan gibt, der jedem Kind in seiner Individualität gerecht wird, möchte ich Ihnen dennoch ein paar konkrete Anregungen für den Beikoststart geben. Vor allem für die Fälle, in denen dieser nicht aktiv von Ihrem Kind eingeleitet wird, indem es Ihnen unversehens die Kartoffel vom Teller klaut.

Gedünstetes Gemüse macht den Anfang

Bewährt hat sich ein Beikostbeginn am späten Vormittag, wenn die meisten Babys wach, aktiv und experimentierfreudig sind. Um die Idee des Familientischs von Anfang an mit Leben zu füllen, servieren Sie Ihrem Baby am besten etwas, was auch auf Ihrem Teller liegt. Milde, süßliche Gemüsesorten (zum Beispiel Möhre, Süßkartoffel oder Kürbis, siehe Seite 124) haben sich für den Anfang bewährt. Sie können diese weich gedünstet als Fingerfood oder püriert als Brei anbieten. Für den Anfang reichen wenige Bissen oder Löffelchen, da sich der Verdauungstrakt erst an diese neue Herausforderung gewöhnen muss.

Steigern Sie die Menge langsam

Hat Ihr Baby die ersten Beikostbissen gut vertragen, können Sie Ihrem Kind auch von Anfang an zwei- oder dreimal am Tag eine kleine Menge Beikost anbieten, wenn dies zu Ihrem Lebensrhythmus passt. Beikost erst einmal nur mittags zu füttern ist aber genauso legitim. Im Tempo Ihres Kindes erhöhen Sie nach und nach die Menge und Bandbreite der angebotenen Speisen.

Manche Kinder fordern schneller am Tisch »mehr Essen« ein. Andere sind eher überfordert und bleiben zunächst drei oder vier Wochen bei der Mittagsmahlzeit. Führen Sie dann ruhig von sich aus eine weitere Mahlzeit ein. Ob dies ein Obst-Milch-Getreide-Brei am Vormittag oder ein Brot mit Avocado-Dip und weichen Birnenspalten am Nachmittag ist, obliegt Ihnen und Ihrem Tagesablauf und natürlich den Bedürfnissen Ihres Babys.

Die Reihenfolge ist egal

Vielleicht möchte Ihr Beiköstling auch morgens mit Ihnen frühstücken, wenn es Sie das leckere Porridge löffeln sieht? Es gibt keine feste Reihenfolge, die besser oder schlechter ist. Traditionelle Breipläne sehen meist zuerst den Mittagsbrei mit Gemüse, dann einen Milchbrei am Abend und zuletzt einen nachmittäglichen Obst-Getreide-Brei vor. Später dann, mit elf, zwölf Monaten, kommen Frühstück und Abendbrot hinzu. So isst das Kind laut Plan an seinem ersten Geburtstag drei Hauptmahlzeiten und ein bis zwei Zwischenmahlzeiten. Gestillt wird entsprechend dieser Pläne gar nicht mehr oder nur noch einmal frühmorgens. Ernährungsphysiologisch spricht nichts dagegen, einen Beikostplan umzusetzen. Aber die innere Uhr von Babys geht oft ein wenig anders. Das Stillen hat zudem auch über den ersten Geburtstag hinaus eine wichtige Bedeutung.

Was braucht Ihr Baby?

Wichtig ist, dass Sie immer auch gut darauf schauen, was Ihr Baby vorgibt. Schränken Sie das Stillen oder die Fläschchenmahlzeiten nicht eigenmächtig ein, damit Ihr Baby mehr Beikost zu sich nimmt. Ein solches Vorgehen verursacht auf beiden Seiten nur unnötigen Frust und kann sogar dazu führen, dass Ihr Kind insgesamt zu wenig Nahrung zu sich nimmt.

Wenn Sie und Ihr Baby gute Erfahrungen mit dem klassischen Beikostplan gemacht haben und die jeweiligen Altersangaben passend waren, ist alles in Ordnung. Mütter von mehreren Kindern wissen aber, dass jedes Kind individuell ist und auch der Beikostweg von Kind zu Kind sehr unterschiedlich aussehen kann. Bleiben Sie also flexibel.

MEHR SCHLAF DURCH MEHR BEIKOST?

Industriell hergestellte Abendbreie versprechen mit Werbeaussagen wie »schön sättigend vor dem Zubettgehen«, dass sie sich positiv auf das Schlafverhalten des Babys auswirken. Sie füllen den kleinen Bauch so, dass das Baby dann eher vor Erschöpfung einschläft. Oft folgt aber für den Rest der Nacht kein erholsamer Schlaf mehr, da der Körper intensiv mit Verdauungsarbeit beschäftigt ist. Manche Breie werden von den Herstellern zudem viel zu früh empfohlen, sodass sich weder Beikost- noch Verdauungsreife entsprechend entwickelt haben.

Brei aus der Flasche?

Manchmal gibt es auch den Tipp, Brei mit einem entsprechend großen Sauger über die Flasche zu füttern. Doch Brei gehört definitiv nicht in die Flasche. Dieses Vorgehen birgt das Risiko der Überfütterung, gerade wenn ein Baby noch gar nicht für diese Form der Nahrung bereit ist. Mit der Breifütterung durch die Flasche kann das Baby zudem noch schlechter den eigenen Hunger und die Sättigung steuern, sodass es oft zu große Nahrungsmengen in zu kurzer Zeit aufnimmt.

Auswirkungen auf die Schlafdauer

Eine 2018 veröffentlichte Studie zum Thema Allergieprävention brachte als Nebenerkenntnis, dass Säuglinge, die vor dem siebten Lebensmonat Beikost bekamen, im ersten Lebenshalbjahr durchschnittlich 7,3 Minuten länger pro Nacht schliefen als später beigefütterte Kinder. Im zweiten Lebenshalbjahr waren es der Studie zufolge »sogar« 16,6 Minuten mehr Schlaf.
Müde Eltern konnten in den Medien hoffnungsvoll lesen, dass Babys also besser schlafen, wenn sie bereits früh Beikost bekommen. Doch wirklich verwertbar sind diese Daten nicht, da rund ein Drittel der Eltern der »frühen Zufüttergruppe« sich gar nicht erst an das für die Studie festgelegte Verfahren zur Beikosteinführung hielten.
Außerdem wurden die Angaben zum Schlafverhalten nicht konkret nach objektiven Maßstäben ermittelt, sondern von den Müttern erfragt. Wie subjektiv Babyschlaf beurteilt werden kann, wissen aber wohl alle Eltern.
Weitere mögliche gesundheitliche Nachteile einer zu frühen Beikosteinführung wurden bei dieser Studie außer Acht gelassen. Das Hauptergebnis der Studie war übrigens, dass ein früher Beikoststart sich nicht zur Allergieprävention eignet.

Mögliche sieben Minuten mehr Schlaf pro Nacht sollten kein Grund sein, sein Kind früh mit dem Thema Beikost zu stressen.

AUS ÄRZTLICHER SICHT

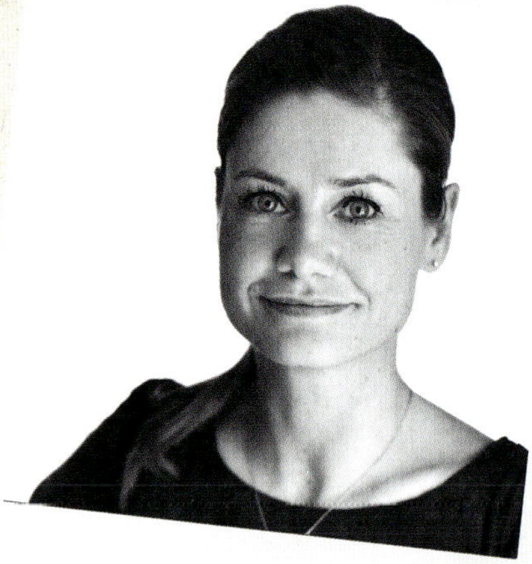

DR. MED. SAPHIRA GÖPPERT

ÄRZTIN UND MUTTER VON DREI KINDERN

Das Thema Beikost ist aus kinderärztlicher Sicht ein sehr sensibles Thema. In unserer schnelllebigen Welt ist es nicht einfach, einen entspannten Umgang mit der Beikosteinführung zu finden. Die offiziellen Leitlinien werden in regelmäßigen Abständen überprüft und dem aktuellen Forschungsstand angepasst. Entsprechend unterliegen die Empfehlungen zur Allergie- und Adipositasprävention und für eine gesunde Entwicklung ohne neurologische Defizite einem kontinuierlichen Wandel.

In einer aktuellen Übersichtsarbeit zum Thema Stillen und Beikost heißt es: »Die auf gesichertem Wissen beruhende Ernährungsberatung ist eine wichtige ärztliche Aufgabe.« Um ein allgemeines Erlangen dieser Beratungskompetenzen zu gewährleisten, wäre eine obligatorische Fortbildungspflicht zu diesem Themenbereich erforderlich. Im Rahmen der ärztlichen Weiterbildung zum Facharzt für Kinder- und Jugendmedizin hat man in einer Klinik aber relativ wenige Berührungspunkte mit der Ernährungsberatung. Pflichtfortbildungen zu diesem Themenkomplex gibt es nicht. Der Weiterbildungskatalog fordert »Kenntnisse, Erfahrungen und Fertigkeiten ernährungsbedingter Gesundheitsstörungen einschließlich diätetischer Behandlung und Schulung«. Aber keine speziellen Kenntnisse zur Beikost und auch keine zum Stillen. Es gibt keine Mindestanzahl zu sammelnder Fälle, und man erfüllt genannte Forderungen auch, wenn man einige Male eine Laktose- oder Fruktose- Unverträglichkeit beziehungsweise Eisenmangelanämie diagnostiziert und eine entsprechende Diätberatung empfohlen oder durchgeführt hat.

Zur Sicherung der zur Berufsausübung erforderlichen Fachkenntnisse unterliegen alle fertigen Fachärzte einer Fortbildungspflicht. Diese ist frei von inhaltlichen Eingrenzungen oder Pflichtthemen. Demzufolge besteht aktuell zu keinem Zeitpunkt der ärztlichen Weiterbildung die Verpflichtung, sich mit dem aktuellen Forschungsstand der Beikostempfehlungen auseinanderzusetzen.

So verwundert es nicht, dass die fachlichen Qualifikationen unter Kinderärzten sehr unterschiedlich sind und leider nicht immer auf gesichertem Wissen basieren. Nachvollziehbar liegen der Beratung durch den Kinderarzt immer auch persönliche Erfahrungen und Einflüsse aus der Weiterbildungszeit zugrunde. Dementsprechend ist ein Kinderarzt ohne entsprechende Kenntnisse nicht unbedingt ein qualifizierter Ansprechpartner bei Stillschwierigkeiten, auch wenn er häufig deswegen konsultiert wird.

Viele Eltern sind trotz der Bemühungen von Kinderärzten, Hebammen, Ernährungswissenschaftlern und Gynäkologen, gemeinsame und unmissverständliche Leitlinien zur Babyernährung zu schaffen, sehr verunsichert. Möglicherweise fördern bestehende Handlungsempfehlungen sogar individuelle Unsicherheiten, wenn sich Säuglinge nicht an die dort empfohlenen Alters- und Zeitangaben halten. Beispielhaft sind viele Mütter besorgt, ihr Kind zeige ein unnormales Trinkverhalten, wenn es im Alter von sechs Monaten keine festen fünf Stillmahlzeiten einnimmt, die in monatlichen Abständen durch Beikost ersetzt werden können. Diese Sorge führt unter Umständen zu Stress, der sich negativ auf das Beikostinteresse auswirken kann oder in der Lage ist, einen Milchstau zu begünstigen.

Mögliche Gefahren bei einer verzögerten Beikosteinführung

Um als Kinderarzt beste Voraussetzungen für gesundes Wachstum und Entwicklung zu schaffen sowie den hohen Ansprüchen an Aufklärungspflicht und Beratung von Eltern gerecht zu werden, ist es zwingend erforderlich, die Gefahren einer verzögerten Beikosteinführung zu kennen. Hierzu werden in der Literatur in erster Linie eine unzureichende Nährstoff- und Energieversorgung sowie eine möglicherweise inadäquate Eisenaufnahme gezählt. Auch vor einer erhöhten Aspirationsgefahr wird gewarnt.

Als mögliche Folgen einer nicht bedarfsdeckenden Ernährung werden Gedeihstörung und gegebenenfalls eine beeinträchtigte neurologische Entwicklung genannt. Vor allem bei Letzterer handelt es sich um eine kontrovers diskutierte potenzielle Langzeitfolge. Das Auftreten kognitiver Defizite bei verzögerter Beikosteinführung wurde bisher nicht nachgewiesen. Auf die Gefahr wird gleichwohl immer wieder hingewiesen.

Für die Folgen einer übergriffigen Fütterung, die Sättigungsanzeichen oder Ablehnung der Beikost missachtet, wird deutlich weniger sensibilisiert. Auch hierbei bestehen möglicherweise Langzeitfolgen in Form von Essstörungen, Bindungsstörungen oder einer gestörten Körperwahrnehmung. Die gut gemeinte elterliche Hilfe bei der Entscheidung, was, wann und wie viel gegessen wird, kann die innere Selbstregulationsfähigkeit des Kindes von Hunger und Sattheit stören und mit einem erhöhten Risiko für Adipositas, metabolischem Syndrom oder diabetogenen Stoffwechselstörungen einhergehen.

Aktuelle Studien aus der Baby-led-Weaning-Forschung (BLW) weisen darauf hin, dass eine vom Kind gesteuerte Beikosteinführung (siehe Seite 142) eine gute Alternative zu klassischen Beikostplänen darstellt. Hierbei zeigten sich keine Unterschiede in der Eisenaufnahme, dem Eisenstatus oder der Aspirationshäufigkeit. Unterschiede, die herausgearbeitet werden konnten, lagen in der komplexeren Zusammensetzung des Mikrobioms bei kindgesteuerter Beikosteinführung mit möglicherweise weitreichenden Auswirkungen für Stoffwechsel, Hormon- und Immunsystem.

Des Weiteren wurden BLW-Kinder länger ausschließlich gestillt, waren weniger wählerisch, aßen früher rotes Fleisch, was positiv mit kindlichem Gedeihen und der kognitiven Entwicklung assoziiert wird, und waren signifikant leichter als mit Brei gefütterte Kinder.

Is(s)t mein Kind gesund?

Als gute Messparameter für eine ausreichende Versorgung mit Nährstoffen dienen Gedeihen und Entwicklung des Kindes. Sind Eltern sehr besorgt über eine zögerliche Beikostgewöhnung, können Wachstumskurven Entspannung vermitteln. Auch Hinweise auf eine pathologische Entwicklung können aus dem Größen- und Gewichtsverlauf gewonnen werden. Auf Seite 113 finden Sie die Body-Mass-Index-Kurven der WHO, die auf der Basis von ausschließlich gestillten Kindern berechnet wurden und daher etwas von den Kurven im Untersuchungsheft abweichen.

In den meisten Fällen genügen ein abwartendes Vorgehen und Kontrollieren der Wachstumsentwicklung. Viele Säuglinge sinken ein wenig auf den sogenannten Perzentilen ab, wenn sie große Fortschritte in der motorischen Entwicklung machen. Ein häufigeres Stillen oder Fläschchentrinken in der Nacht muss kein Hinweis auf eine unzureichende Nährstoffversorgung sein. Viele Säuglinge sind mit sechs bis neun Monaten so sehr mit ihren Entwicklungssprüngen beschäftigt, dass sie tagsüber gar nicht dazukommen, ausreichend Nahrung zu sich zu nehmen.

In seltenen Fällen finden sich chronische Erkrankungen, Nahrungsmittelallergien beziehungsweise Unverträglichkeiten oder organische Schluckstörungen als Ursache für eine verzögerte Beikostgewöhnung und/oder Gewichts- und Wachstumsentwicklung. Bei ausgeprägter Blässe, anhaltender Müdigkeit, Schwäche und Infektanfälligkeit muss an eine Eisenmangelanämie oder Vitamin-D-Mangel gedacht werden.

Zeigen sich durchgeführte Untersuchungen unauffällig, haben auch Kinderärzte meiner Kenntnis nach keine Handlungsempfehlungen zur Beschleunigung der Beikostgewöhnung. Wie viel Nahrung pro Körpergewicht ein Säugling für eine gesunde Entwicklung benötigt, ist individuell höchst verschieden. Druck und Zwang helfen keinesfalls dabei, einen »guten Esser« zu erziehen.

Wie den Beikostbeginn gestalten?

Viele Sorgen können aus meiner Sicht relativiert werden, wenn man die Beikosteinführung genauer erklärt. Entsprechend aktueller Leitlinien kann ab dem fünften und sollte ab dem siebten Lebensmonat Beikost eingeführt werden. Hierunter ist zu verstehen, dass Nahrungsmittel zusätzlich zur Muttermilch oder Pre-Nahrung angeboten werden. Dies bedeutet jedoch nicht, dass dies unbedingt entsprechend des überall abgedruckten Ernährungsfahrplans für das erste Jahr erfolgen muss. Hierbei handelt es sich um eine seit über 70 Jahren empfohlene Vorgehensweise, die gut untersucht ist und von der man weiß, dass sie den Nährstoff- und Energiebedarf der Säuglinge deckt. Anforderungen wie Selbstwirksamkeit, Freude am Essen oder zu lernen, wann man satt ist, waren nie Beurteilungskriterien, nach denen dieses System bewertet wurde. Ob auch mit der morgendlichen Breifütterung begonnen werden kann oder mit jener am Abend, wenn möglicherweise die gesamte Familie beisammensitzt, ist nicht untersucht. Auch das Lutschen oder Kauen auf neuen Nahrungsmitteln ist Teil der Beikostgewöhnung und führt zum Kontakt mit potenziellen Allergenen mit möglichen Konsequenzen für das Mikrobiom und das spätere Auftreten von Allergien.

Es spricht aus meiner Sicht wissenschaftlich nichts dagegen, einen gesunden, normal entwickelten Säugling im Alter von etwa sechs Monaten weiter nach Bedarf zu stillen oder mit Pre-Nahrung zu füttern und ihm dann, wenn man selber isst oder Zeit und Lust auf ein gemeinsames Essen hat, eine altersentsprechend angerichtete Auswahl an gesunden Nahrungsmitteln anzubieten.

Dies darf täglich zu unterschiedlichen Zeiten stattfinden und kann bedarfsorientiert, beispielsweise an stressigen Tagen oder bei Krankheit, auch wieder reduziert werden. Es gibt keine Mindestmengen an Nahrung, die täglich verzehrt werden muss. Dieses vorgeschlagenes Vorgehen gilt natürlich nur für gesunde und normal entwickelte Säuglinge. Bei allen Sorgen oder Probleme,n die im Zusammenhang mit der Beikosteinführung auftreten, kann eine kinderärztliche Vorstellung zur Untersuchung auf das Vorliegen pathologischer Zustände notwendig sein.

DIE WACHSTUMSKURVEN DER WELTGESUNDHEITSORGANISATION

Entwickelt sich mein Kind altersgemäß? Einen ersten Anhaltspunkt liefern die Wachstumskurven der Weltgesundheitsorganisation (WHO). Die abgebildeten Kurven zeigen den Body-Mass-Index (BMI), und beantworten so die Frage, ob Größenwachstum und Gewichtsentwicklung in einem gesunden Verhältnis stehen. Zur Berechnung teilen Sie das Körpergewicht Ihres Kindes durch seine Größe im Quadrat: kg/m^2.

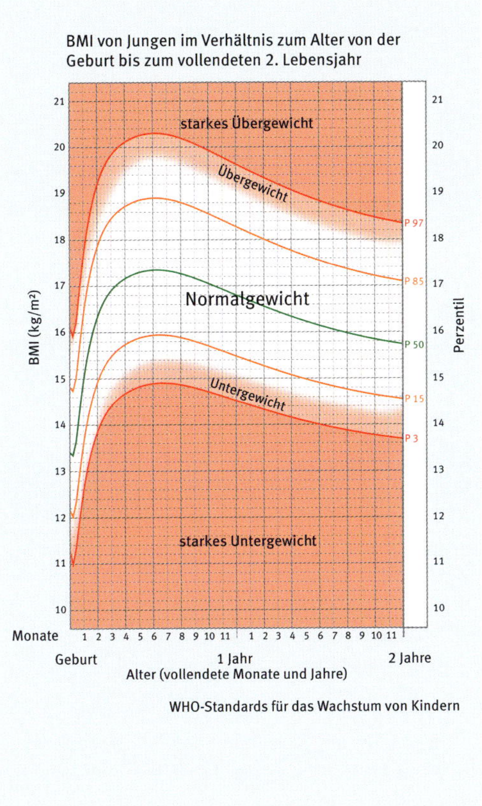

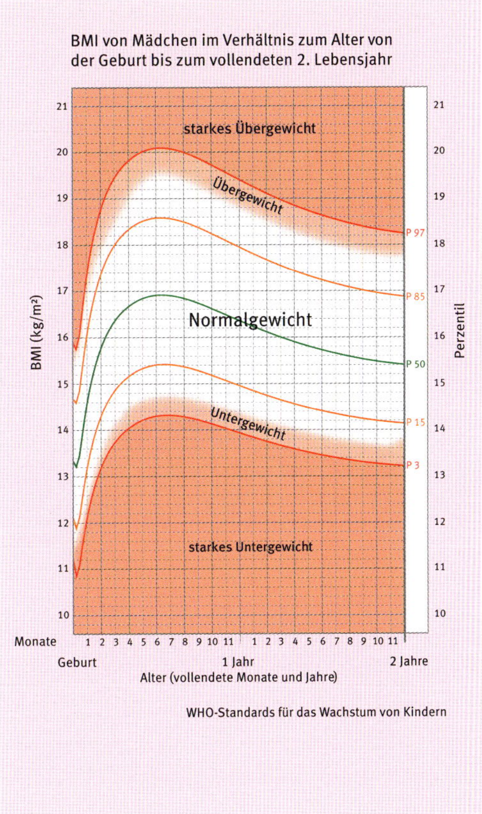

WAS ESSEN BABYS?

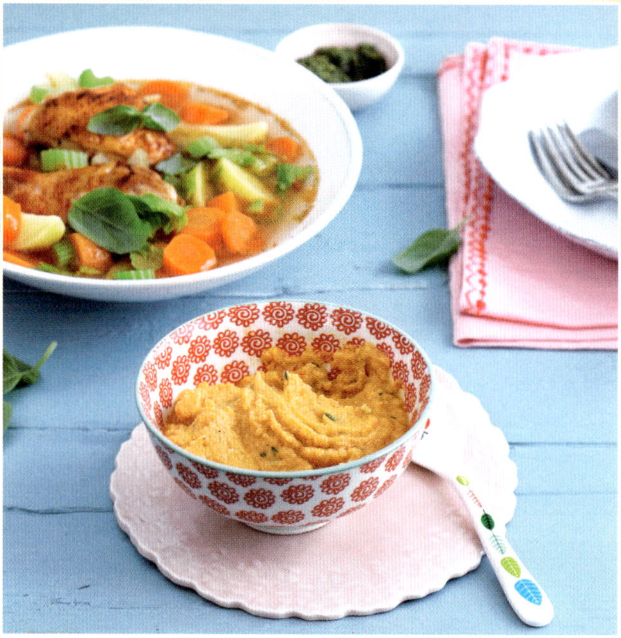

Die Idee von Beikost besteht darin, das Baby an die Nahrung heranzuführen, die es auch später am Familientisch gibt. Natürlich muss dafür das Angebot auf dem Familientisch auch stimmen und sollte möglichst nicht aus Pommes und Fast Food bestehen. Es ist aber weder nötig noch sinnvoll, für die Beikosteinführung spezielle Kinderlebensmittel zu kaufen, wie sie in Dorgerie- und Supermärkten angeboten werden. Werfen Sie stattdessen lieber einen Blick in den eigenen Kühlschrank und in die Vorratskammer.
Die vielen Babygläschen in den Drogerien, Kinderlebensmittel in Supermärkten und Kindergerichte in Restaurants suggerieren, dass Kinder eine spezielle Kost benötigen. Aber das stimmt nicht! Die meisten Nahrungsmittel, die für Erwachsene gesund und nährstoffreich sind, sind es auch für Kinder im Wachstum. Natürlich müssen gerade bei Babys und Kleinkindern ein paar Faktoren in Bezug auf die Zubereitung oder das Würzen beachtet werden. Aber so kompliziert, wie häufig angenommen, ist die selbst gekochte »Kinderküche« überhaupt nicht.
Es ist wichtig, dass Kinder ein ausgewogenes und vielfältiges Nahrungsangebot kennenlernen. Doch um dieses Ziel zu erreichen, gibt es viele »richtige« Wege. Die familiären Vorlieben und jeweiligen kulturelle Besonderheiten zeigen sich schon bei

der Beikosteinführung. Die eine Familie isst vegetarisch. Die andere baut ihr Obst und Gemüse selbst an. Manche Familien essen immer abends warm. Und natürlich haben jedes Land und jede Kultur ihre ganz eigenen typischen Gerichte und Geschmacksnuancen. Schon mit der Beikost lernt das Baby: Es gibt viele Wege, den Familientisch zu gestalten. Gesunde Lebensmittel tun kleinen und großen Menschen gleichermaßen gut.

DER GESUNDE FAMILIENTISCH

Wenn sich Eltern die Frage nach der »idealen« Beikost stellen, sollte der Blick sich nicht auf diesen vergleichsweise kurzen Zeitraum beschränken. Die Verantwortung für eine angemessene und gesunde Ernährung haben Eltern auch lange jenseits der Beikostzeit. Ein kritischer Blick auf den eigenen Familientisch ist deshalb sinnvoller als das Studieren der Babyprodukte in den Regalen von Drogerie- und Bio-Märkten.

Entscheiden Sie sich für gesunde Familienkost

Schwangerschaft und Babyzeit sind im Leben weichenstellende Phasen für gesundheitlich relevante Entscheidungen (siehe ab Seite 8). Oft werden die durch die Schwangerschaft ausgelösten positiven Verhaltensänderungen fortgeführt, wenn das Baby geboren ist. Allerdings birgt der trubelige Babyalltag auch immer die Gefahr, stressbedingt doch zu nährstoffarmen, zuckerreichen oder sehr fettigen Nahrungsmitteln zu greifen. Ernähren Sie sich als Eltern gerade gesund und ausgewogen? Oder ist da vielleicht noch manches optimierbar?
Nehmen Sie die Beikostzeit als Anstoß, den Familientisch (wieder) gesund, vollwertig und ausgewogen zu gestalten. Oft wissen wir intuitiv, dass der Gemüseteller mit Dip die bessere Alternative wäre – und greifen trotzdem zur Chipstüte. Anfangs kann man das noch »heimlich« am Baby vorbei machen. Doch unterschätzen Sie Ihre Vorbildrolle nicht. Kinder schauen sich wesentlich mehr ab, als uns lieb ist. Das, was wir vorleben, hat größeren Einfluss als das, was wir ihnen mit all unseren besten Absichten erklären.
Beantworten Sie sich doch mal ein paar Tage lang ehrlich die Frage: »Würde ich meinem Kind diese Nahrungsmittel jetzt oder später zu essen geben?«. Sie bekommen so schnell ein Gefühl dafür, ob die »ungesunden Sachen« tatsächlich nur gelegentliche Ausnahmen sind.
In Sachen Ernährung gibt es große regionale, kulturelle, aber auch geschmackliche Unterschiede. Deshalb folgt hier kein detaillierter Speiseplan, nach dem Sie Ihr Kind in den nächsten Monaten ernähren sollen. Viele Kinder halten sich ohnehin nicht an Pläne. Eine Erfahrung, die oft zu Stress und Frust auf beiden Seiten führt. Finden Sie Ihren eigenen Weg, Ihr Kind an eine gesunde und ausgewogene Ernährung heranzuführen, die es nicht nur die Kindheit hindurch, sondern im besten Fall sein ganzes Leben lang begleitet. Die Grundlagen einer gesunden Ernährung sind eigentlich so einfach und doch oft so kompliziert. Im Alltag werden wir zudem mit vielen vermeintlich tollen Produkten und blumigen Werbeversprechen konfrontiert. Werfen Sie deshalb noch mal einen Blick auf die Ernährungspyramide (siehe Seite 39 und Seite 40), die einen einfachen und guten Rahmen für eine gesunde Ernährung gibt.

Abwechslungsreich essen

Wir haben zum Glück die Möglichkeit, unsere Ernährung breit und abwechslungsreich zu gestalten. Frisches Obst und Gemüse stehen zu jeder Jahreszeit zur Verfügung, da Lebensmittel aus weit entfernten Ländern zu uns gebracht werden. Darum sind Erdbeeren auch im Winter verfügbar. Es ist aber sinnvoll, sich trotz dieses verlockenden und breiten Angebots vor allem an regional und saisonal wachsenden Obst- und Gemüsesorten zu halten, um sich ausgewogen zu ernähren. So kommen abhängig von der Jahreszeit immer wieder neue Nahrungsmittel mit anderen wertvollen Inhaltsstoffen auf den Tisch. Natürlich dürfen auch Bananen oder Orangen auf dem Speiseplan stehen, aber ein Großteil der Lebensmittel sollte idealerweise aus der Region kommen. Nachhaltigkeit spielt auch in Sachen Ernährung eine wichtige Rolle, wenn es darum geht, achtsam mit den Ressourcen unserer Erde umzugehen.

Abwechslungsreich einkaufen

Achten Sie beim Einkauf darauf, wie die Lebensmittel angebaut und hergestellt wurden. Nahezu alle Produkte sind mittlerweile auch in Bio-Qualität erhältlich. Lebensmittel aus ökologischer Landwirtschaft werden unter bestimmten regelmäßig kontrollierten Voraussetzungen angebaut. Beim Anbau werden keine chemisch-synthetischen Pflanzenschutzmittel oder Dünger eingesetzt, Saatgut oder Pflanzenfutter ist gentechnisch nicht verändert. Es gibt verschiedene Ökosiegel, wie Naturland und demeter, deren Auflagen zum Teil strenger sind als die nach EG-Öko-Verordnung hergestellten Produkte.
Bio-Produkte findet man in Bio-Läden, Reformhäusern, aber auch in Supermärkten. Darüber hinaus gibt es Bio-Kisten, die nach Hause geliefert werden. Die Produktionsbedingungen (zum Beispiel Fair Trade) sollten auch in Ihre Kaufentscheidungen mit einfließen.
Doch auch ohne Bio-Siegel gibt es ökologisch hergestellte Produkte. Diese werden zum Beispiel eher auf Wochenmärkten oder in Hofläden von regionalen und nachhaltigen Erzeugern angeboten. Vielleicht bewirtschaften Sie ja selbst ein Stück Acker, einen Garten oder ein Balkonbeet. Achten Sie natürlich auch dann beim Anbau darauf, keine Pestizide einzusetzen.
Achten Sie darauf, wo Ihr Essen herkommt. Der Einkauf auf dem Wochenmarkt oder der Besuch eines Hofladens bringt Kindern die Wertschätzung für gute und gesunde Lebensmittel näher. Natürlich spielt auch immer das vorhandene Budget eine Rolle beim Einkauf. Wenn Sie primär saisonal und wirklich nur in den Mengen einkaufen, die Sie auch verbrauchen, sind gute Lebensmittel auch mit kleinerem Geldbeutel finanzierbar. Teuer sind vor allem verarbeitete Produkte, die in Sachen gesunde Ernährung meist ohnehin nicht die beste Wahl sind.

Vollwertig essen

Abwechslungsreich sollte auch im Laufe des Tages gegessen werden. So haben zum Beispiel verschiedene Getreidesorten unterschiedliche Nährstoffzusammensetzungen. Auch Öle unterscheiden sich in ihrer Fettsäuren- und Vitaminzusammensetzung. Es sollte deshalb nicht nur bei Obst und Gemüse variiert werden. Jedes Lebensmittel bringt eigene Qualitäten mit.
Frisch oder wenig verarbeitet beinhaltet es die meisten Nährstoffe. Je weiter ein Lebensmittel durch bestimmte Verfahren behandelt wird, desto weniger Nährstoffe enthält es in der Regel.
Mit dem Begriff Vollwertkost ist gemeint, dass wir die Nahrungsmittel möglichst frisch und unverarbeitet beziehungsweise möglichst wenig verarbeitet zu uns nehmen. Auch die Empfehlungen der Deutschen Gesellschaft für Ernährung orientieren sich sehr an der Vollwertkost. Pflanzliche Lebensmittel sind die Basis. Dazu gehören täglich drei Portionen Gemüse sowie Hülsenfrüchte und zwei Portionen Obst.
Bei Getreideprodukten ist die Vollkornvariante die bessere Alternative. Bei Fett entscheiden Sie sich am besten für hochwertige Pflanzenöle. Zu einer abwechslungsreichen Mischkost gehören ergänzend und in Maßen auch tierische Produkte wie Käse, Milch, Fleisch und Fisch. Achten Sie auf eine nährstoffschonende, zuckerfreie und möglichst salzarme Zubereitung (siehe Seite 119).
Aber auch das achtsame Essen und regelmäßige Bewegung sind Bestandteil der Empfehlung »Vollwertig essen und trinken nach den zehn Regeln der DGE«. Diese Regeln sind gleichermaßen für kleine und große Menschen empfehlenswert.

SAISONKALENDER FÜR OBST UND GEMÜSE

Wer mag, kann das ganze Jahr Erdbeeren, Spargel und Bananen essen. Besser ist es aber, den heimischen Speiseplan an saisonalen und regionalen Produkten zu orientieren. Der Saisonkalender gibt einen guten Überblick.

SORTE	SAISON
Apfel	September – April
Birne	August – November
Blumenkohl	Juni – Oktober
Brokkoli	Juni – November
Chinakohl	September – März
Erbsen	Juni – September
Erdbeeren	Juni – August
Fenchel	August – November
Grünkohl	Oktober – Februar
Gurke	März – Oktober
Heidelbeeren	Juni – September
Himbeeren	Juni – August
Kartoffeln	ganzjährig
Kichererbsen	ganzjährig
Kirschen	Juni – Juli
Kohlrabi	Mai – Oktober
Kürbis	August – November
Lauch	Juni – Februar
Linsen	ganzjährig

SORTE	SAISON
Mais	Juli – November
Mangold	Juni – September
Maronen	September – Dezember
Melone	Mai – September
Mirabellen	August
Möhren	ganzjährig
Pak Choi	Juni – November
Paprika	Juli – Oktober
Pastinake	November – Januar
Pflaume	Juli – September
Rosenkohl	Oktober – Februar
Rote Bete	September – März
Spargel	April – Juni
Spinat	April – September
Tomate	Mai – November
Topinambur	Oktober – März
Zucchini	Juni – November
Zuckererbsen	Juni – September

AUSWAHL BEWÄHRTER LEBENSMITTEL

Alle Lebensmittel für die Babyküche sollten möglichst in Bio-Qualität verwendet werden. Beachten Sie auch die Herstellungsbedingungen, Transportwege, Schadstoffbelastung und das Tierwohl, um nachhaltige Kaufentscheidungen für sich und Ihre Familie zu treffen.

LEBENSMITTELGRUPPE	PRODUKT	FÜRS BABY BEACHTEN
Getränke	Wasser (siehe Seite 91)	• Flüssigkeitsbedarf wird über Muttermilch beziehungsweise Pre-Nahrung mit gedeckt
Gemüse	Aubergine, Blumenkohl, Brokkoli, Fenchel, Gurke, Karotte, Kohlrabi, Kürbis, Mangold, Mais, Pastinake, Petersilienwurzel, Rote Bete, Spinat, Süßkartoffel, Tomate, Zucchini	• Dünsten ist nährstoffschonender • Blättriges oder faseriges Gemüse (zum Beispiel Spinat) muss entsprechend zerkleinert werden
Obst	Aprikose, Apfel, Avocado, Banane, Birne, Brombeeren, Erdbeeren, Heidelbeeren, Himbeeren, Khaki, Mango, Mirabellen, Melone, Pfirsich, Pflaume	• Härtere Sorten (Apfel) evtl. dünsten oder reiben • Steine und Kerne entfernen • Beeren ja nach Größe, Härte und Motorik des Babys zerkleinern • Trockenobst verarbeitet anbieten
Getreide, Pseudogetreide und Kartoffeln	Dinkel, Hafer, Hirse, Kartoffeln, Mais, Reis, Roggen, Weizen	• Kein rohes und unverarbeitetes Getreide verwenden • Vollkornprodukte wählen • Müsli, Brot, Nudeln, Getreideflocken für Brei • Gluten (siehe Seite 137) • Pseudogetreide wie Quinoa, Buchweizen und Amarant sollten nachweislich frei von unerwünschten Stoffen (Gerbstoffe, Saponine, Fagopyrin) sein
Hülsenfrüchte	Erbsen, Kichererbsen, Linsen, rote Linsen, Sojabohnen, weiße Bohnen	• Als Suppe, Curry, Aufstrich oder in Tofu-Varianten • Gut spülen, durchgaren und zerkleinert anbieten. Abgießen des Einweich- und Kochwassers reduziert blähende Stoffe

LEBENSMITTELGRUPPE	PRODUKT	FÜRS BABY BEACHTEN
Milchprodukte	Butter, Joghurt, Käse, Sahne, Quark	• Keine Rohmilch beziehungsweise Rohmilchprodukte verwenden • Ersetzt nicht die Muttermilch oder Pre-Milch • Im ersten Lebensjahr täglich max. 200 ml Milch für einen Milchbrei oder in Form von Milchprodukten anbieten • Auch Ziegenmilchprodukte
Eier	hart gekocht, Rührei, als Zutat in Speisen (Quiche, Pfannkuchen …)	• Keine Speisen mit rohem Ei anbieten • Ei immer gut durchgaren
Fleisch und Fisch		• Fleisch nicht roh anbieten; immer gut durchgaren und entsprechend zerkleinern • Je dunkler, desto eisenhaltiger; magere Sorten bevorzugen • Fertige Fleisch- und Wurstwaren enthalten zu viel Fett, Salz und unerwünschte Zusatzstoffe • Fisch nicht roh anbieten; immer gut durchgaren, grätenfrei und entsprechend zerkleinern • Fetten Fisch (Lachs, Kabeljau, Forelle) bevorzugen • Auf die Schadstoff- und Schwermetallbelastung achten (Auskunft gibt zum Beispiel der Fischratgeber von Greenpeace)
Nüsse, Samen, Saaten	Mandeln, Pistazien, Walnüsse, Sonnenblumenkerne, Cashewkerne, Sesam	• Nicht unzerkleinert anbieten (Aspirationsrisiko) • Kann als Mus (zum Beispiel Mandelmus) oder in Form von Pflanzendrinks verwendet werden
Öle, Fette	Rapsöl, Leinöl, Sonnenblumenöl, Maiskeimöl, Olivenöl	• Verschiedene Sorten verwenden (Fettsäurenzusammensetzungen sind unterschiedlich) • Kalt gepresste (native) Öle sind reich an Vitaminen und ungesättigten Fettsäuren
Kräuter und Gewürze		• Lebensmittel zunächst nicht oder wenig gewürzt anbieten • Kräuter fein hacken
Salz und Zucker		• Babynahrung sollte salzarm und zuckerfrei sein, um die kindlichen Nieren nicht zu überlasten; höchstens in Kochwasser verwenden • Zucker prägt auf gesüßte Lebensmittel und erhöht das Karies- und Adipositasrisiko • Fertige Kindernahrungsmittel enthalten oft zu viel Zucker und Salz (siehe Seite 120)

Süß, salzig und fettig?

Zu viel Zucker, Fett und Salz bestimmen das heutige Nahrungsangebot in den Industrienationen. Entsprechend stehen lebensstilbedingte Erkrankungen wie die koronare Herzkrankheit oder Diabetes Typ 2 auch hier mit an erster Stelle. Die Grundlagen für eine gesunde Ernährungsweise werden bereits in der Kindheit gelegt.

Unser Bedürfnis nach süßer, salziger und fettreicher Nahrung ist evolutionär geprägt. Früher war Nahrung nicht im Überfluss vorhanden. Süß stand für eine kohlenhydratreiche Nahrung, wie sie zum Beispiel reife Früchte darstellen – aber auch für sichere Lebensmittel, weil giftige Pflanzen eher bitter schmecken.

Das Zulangen bei fettreicher Nahrung war früher sinnvoll, um dann wieder durch nahrungsärmere Zeiten oder gar Hungersnöte zu kommen. Das betrifft uns zum Glück heute nicht mehr. Dennoch führt diese frühere Prägung immer noch dazu, dass wir heute zu Nahrungsmitteln greifen, die uns nicht guttun. Statt der saftigen Birne ist die Tafel Schokolade noch verlockender. Je übertriebener gesalzen oder gezuckert ein Produkt ist, umso mehr wird es konsumiert. Würzige Geschmacksverstärker triggern die Vorliebe für Fettiges. Deshalb ist die Chipstüte so schnell leer. Auch Kinder bringen diese Prägungen schon mit. Die ungezuckerte Maiswaffel ist darum meist nur so lange interessant, bis der erste gezuckerte Keks gefuttert wurde.

Es ist sinnvoll, gerade Babys und kleine Kinder so lange wie möglich von den geschmacklich attraktiven, aber gesundheitlich bedenklichen Verlockungen fernzuhalten. Die beste Kontrolle haben Sie darüber, wenn Sie das Essen für Ihre Familie selbst zubereiten und verarbeitete Lebensmittel möglichst selten und sparsam einsetzen. Vieles von dem, was im Supermarkt oder in der Drogerie unter Babynahrung oder Kindernahrungsmitteln steht, ist tatsächlich ziemlich ungesund.

Oft reicht der Blick auf die Vorderseite nicht, um ungewollte Zusatzstoffe auszuschließen. Sie müssen die Inhaltsangaben auf der Rückseite genau lesen und wissen, dass hinter Begriffen wie Maltose oder Dextrin zugesetzter Zucker steckt.

Die Hersteller bewerben ihre Produkte vor allem mit den positiven Eigenschaften. Da wird das darin enthaltene Kalzium hervorgehoben, damit nicht gleich auffällt, dass es sich bei dem aromatisierten und gezuckerten Joghurt eigentlich um eine Süßigkeit handelt. Kinder brauchen keine meist teuren und ungesunden »Kindernahrungsmittel« – ganz im Gegenteil.

ZUCKER IN DER ZUTATENLISTE

Nicht auf allen Produkten, die Zucker enthalten, wird auch explizit darauf hingewiesen. Manchmal ist sogar mehr als eine Zuckersorte versteckt – auch in Kinderlebensmitteln, die als »gesund« beworben werden. Wenn folgende Begriffe in der Zutatenliste stehen, ist Vorsicht geboten. Dahinter verbirgt sich nichts anderes als Zucker:

- Agavendicksaft
- Ahornsirup
- Dextrin
- Dextrose
- Fruktosesirup
- Glukose
- Glukosesirup
- Honig
- Kokosblütenzucker
- Laktose
- Maltodextrin
- Maltose
- Malzextrakt
- Rohrohrzucker
- Saccharose

Gläschen und Fertigbreie – frisch oder aus der Konserve?

Babybrei im Glas ist das gängige Symbol für Beikost. Gerade Ersteltern fragen sich vielleicht, ob es überhaupt möglich ist, ein Baby ohne Gläschen gesund und sicher zu ernähren. Industriell herge-

stellte Beikost suggeriert uns, dass die Hersteller vielleicht doch besser wissen, wie man Essen für ein Baby ausgewogen, nährstoffreich und hygienisch einwandfrei produziert.
Das Ploppen des Deckels beim Öffnen gibt die Sicherheit, dass hier jemand an alles gedacht hat. Tatsächlich sind die Richtlinien für die Herstellung in Bezug auf die Hygiene sehr streng. Das ist aber nur logisch, wenn man bedenkt, dass das Essen im Glas für einen langen Zeitraum ohne Kühlung haltbar sein soll.
Produzenten haben ihre entsprechenden Hersteller, die die Zutaten liefern. Das sorgt in Sachen Geschmack für Kontinuität. Wird selbst gekocht, lernt ein Baby automatisch eine größere geschmackliche Varianz kennen, selbst wenn die Eltern bevorzugte Gemüsesorten immer wieder auf gleiche Art zubereiten. Auch püriert wird das Ganze so nicht zum Einheitsbrei.
Bei industriell hergestellter Babynahrung muss gut auf die Zutatenliste geschaut werden. Was auf der Packungsvorderseite vielleicht als gehaltvoller Gute-Nacht-Brei verkauft wird, entpuppt sich beim Blick auf die Zutatenliste als zuckriger Keksbrei mit einem nur sehr geringen Vollkorngetreideanteil. Einige Gläschen und Fertigbreie enthalten überflüssige und sogar ungesunde Zutaten wie Aromastoffe, Salz und immer wieder Zucker.
Lesen Sie also gegebenenfalls vor dem Kauf aufmerksam die meist etwas kleiner gedruckte Zutatenliste, um unerwünschte Zutaten zu umgehen.

Quetschies – saugen statt essen

Industriell hergestellte Babykost ist vergleichsweise teuer und produziert darüber hinaus viel Müll. Neben Gläschen als gängige Verpackung gibt es auch Quetschbeutel, die meist aus mit Kunststoff überzogenem Aluminium bestehen.
Die sogenannten Quetschies mit den verschiedenen Breien erscheinen auf dem ersten Blick praktisch, weil das Baby recht selbstständig direkt »aus der Tüte« essen kann und das auch noch relativ kleckerarm. In Wirklichkeit handelt es sich dabei aber um eine »Pseudoselbstständigkeit«. Es saugt den Brei ein, ohne dass die Kaumuskulatur dabei groß aktiv ist – ähnlich wie den zu Recht verpönten Trinkbrei aus der Flasche.
Zudem begünstigst regelmäßiges »Nuckeln« an den Quetschies die Entstehung von Karies, weil die Zähne von Obstpüree umspült werden, das natürlichen Fruchtzucker enthält, der die empfindlichen Milchzähne angreift, auch wenn die Beutel mit »Ohne Zuckerzusatz« deklariert sind. Gläschen und Quetschies sind nichts anderes als »Baby-Fast-Food« und sollten auch so verwendet werden. In stressigen Zeiten oder unterwegs auf Reisen kann der Einsatz vielleicht mal ganz praktisch sein. Generell lernen Babys aber das Essen am Familientisch am besten kennen, wenn sie in angemessener Form das erhalten, was auch die anderen Familienmitglieder essen.

UNGEEIGNETE LEBENSMITTEL FÜR BABYS

- Rohe tierische Produkte (Rohmilch, Eier, Fisch und Fleisch)
- Honig und Ahornsirup (Gefahr des Säuglingsbotulismus) – ausreichend erhitzt, zum Beispiel beim Backen, kann er verwendet werden
- Salz zum Nachwürzen (im Kochwasser ist Salz erlaubt) und sehr scharfe Gewürze
- Salat (kann noch nicht gekaut werden)
- Unverarbeitete Nüsse, Körner, Saaten oder kleine, härtere Beeren oder Hülsenfrüchte sowie Rosinen (Gefahr des Verschluckens)
- Zuckerzusätze, Bindemittel, Aromazusätze, Geschmacksverstärker (besonders bei industriell hergestellten Lebensmitteln darauf achten)
- Nahrungsmittel, die Koffein, Teein oder Alkohol enthalten
- Stark verarbeitete und fettreduzierte Lebensmittel

Trinken und Getränke – am besten einfach

Mit dem Beikostbeginn können Sie Ihrem Baby Wasser anbieten. Dabei geht es zunächst um das Kennenlernen eines anderen Getränks als Milch, welche das Baby auch weiterhin mit der notwendigen Flüssigkeit versorgt. Leitungswasser beziehungsweise für Säuglinge geeignetes Mineralwasser (siehe Seite 91) ist ideal. Babys sind damit geschmacklich sehr zufrieden. Zumindest so lange keine anderen Getränke auf den Tisch kommen und die angeborene Vorliebe für »süß« aktivieren. Viele Kinder bevorzugen dann zum Beispiel Apfelschorle und lehnen Wasser kategorisch ab. Lassen Sie sich also nicht auf Kompromisse ein, denn gesüßte Getränke bringen ein höheres Kariesrisiko mit sich.

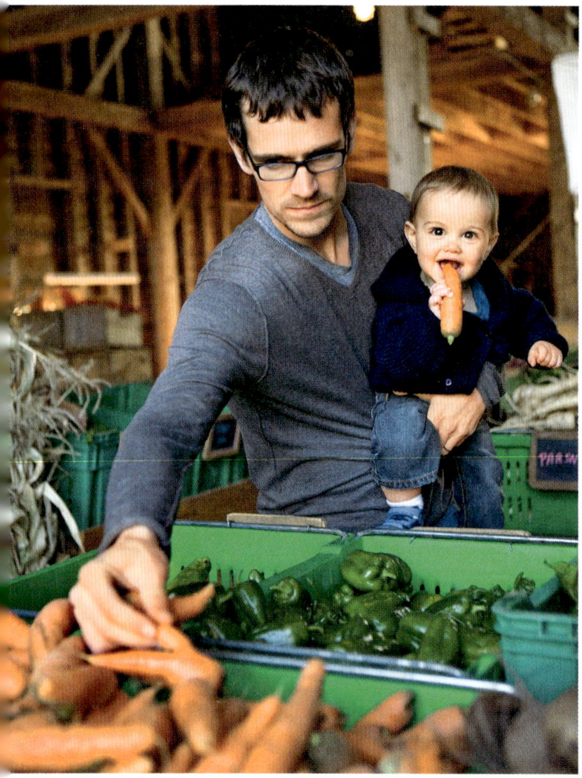

Beim gemeinsamen Einkauf lernt Ihr Baby frische und gesunde Lebensmittel kennen.

Wasser ist in der Regel überall in guter Qualität verfügbar. Es macht keine Flecken beim Verschütten und klebt auch nicht. Wichtig ist nur, dass Sie als Eltern mit gutem Beispiel vorangehen und auch selbst bevorzugt Wasser trinken. Schon kleine Kinder merken schnell, wenn die Eltern es anders machen, und fordern entsprechend auch Apfelschorle oder Orangensaft ein.

Einige Kräutertees können bei bestimmten Beschwerden wie Bauchweh oder Husten eine lindernde Wirkung haben. Ein gewohnheitsmäßiges Trinken beispielsweise von Fencheltee ist aber nicht empfehlenswert. Setzen Sie also auch Tee immer mit Bedacht ein.

Bieten Sie Ihrem Kind das Wasser in einem kleinen Becher oder einem stabilen Glas an und unterstützen Sie es bei der Handhabung. Recht schnell wird es das Trinken aus dem Becher gelernt haben. Auslaufsichere Trinklernbecher sind zwar praktisch, aber verzögern den Lernprozess. Trinken aus dem Becher lernt man aus einem (offenen) Becher und nicht aus der Schnabeltasse. Außerdem verführen diese »Zauberbecher« dazu, dass die Kinder die ganze Zeit an ihrer Trinkflasche »nuckeln« oder sogar damit herumrennen. Auch fürs Trinken sollte sich entsprechend Zeit genommen werden.

KOCHEN FÜRS BABY

Viele frische Lebensmittel reagieren empfindlich auf die Lagerung, aber auch auf die Zubereitung. Deshalb ist es sinnvoll, nur dem Bedarf entsprechend einzukaufen. Kleinere Einkäufe sind im Babyalltag zudem einfacher zu bewältigen. Informieren Sie sich über die Lagerbedingungen und schonenden Zubereitungsarten der einzelnen Lebensmittel. Davon hängt ab, wie viele Nährstoffe in Ihrem Essen vorhanden sind.

Bis auf wenige Ausnahmen (siehe Seite 121) gibt es kaum Lebensmittel, die Sie Ihrem Kind in der Beikostzeit nicht anbieten können – vorausgesetzt,

sie wurden entsprechend gekocht, zerkleinert und für Babys adäquat zubereitet.
Die täglichen Mahlzeiten selbst zu kochen hat viele Vorteile. Vielleicht war das bisher nicht Ihre Priorität oder Sie waren beruflich viel unterwegs. Unser heutiges schnelles Leben bringt es mit sich, dass Menschen in bestimmten Lebensphasen schnelle Lösungen bevorzugen. Das Kochen wird zudem innerhalb der Familien nicht mehr so selbstverständlich weitergegeben.
Gläschen und Fertiggerichte für Kleinkinder »überbrücken« aber nur kurzfristig. Trauen Sie sich ruhig, Ihr Wissen in diesem Bereich zu erweitern, auch wenn Sie bisher eher kochunlustig waren. Ihr Beikostkind ist dabei der ideale Partner, denn die geschmacklichen Erwartungen sind überschaubar beziehungsweise ist aufgrund seiner feinen Geschmacksknospen viel schneller zu begeistern als Erwachsene.

Praktische Küchenhelfer

Neben den klassischen Küchenutensilien wie Töpfe, Pfannen, Schüsseln, Schneidebrett, Backblech, Handrührgerät, Messer, Sparschäler, Waage, Messbecher, Sieb, Schöpfkelle und Schneebesen gibt es noch einige Küchenhelfer, die sich in der Babyküche, aber auch darüber hinaus bewährt haben.

- Dämpfeinsatz, der sich in einen Topf stellen oder hängen lässt
- Kartoffelstampfer (für Kartoffelbrei)
- Stabmixer zum Zerkleinern oder Pürieren
- Standmixer zum Beispiel für Smoothies
- Gemüsehobel oder -reibe
- Verschiedene Reiben zum Beispiel für Apfel, aber auch für Gewürze wie Muskatnuss

Küchenhygiene

Ihr beikostbereites und sicherlich auch schon etwas mobiles Baby kommt jetzt auch mit allerlei neuen Keimen in Kontakt. Die meisten davon stellen keine Gefahr dar und sind nicht krank machend. Ganz im Gegenteil können übertriebene Hygienemaßnahmen, wie die routinemäßige Desinfektion im Haushalt, sogar eher ungesund sein. Kinder müssen mit Mikroorganismen in Kontakt kommen, um eine gesunde Darm- und Hautflora aufbauen zu können.
Bei der Zubereitung von Essen ist es dennoch wichtig, ein paar einfache Hygieneempfehlungen einzuhalten, um keine Lebensmittelinfektion zu riskieren:

- Vor und nach dem Umgang mit Lebensmitteln die Hände waschen.
- Obst und Gemüse gründlich unter fließendem Wasser abwaschen.
- Reinigen Sie Kühl- und Vorratsschrank regelmäßig, um Schimmel, Mehlmotten und anderen Lebensmittelschädlingen keine Chance zu geben. Waschen Sie verwendete Lappen und Handtücher bei mindestens 60 °C. In Schwämmen sammeln sich schnell Bakterien, weshalb diese regelmäßig gereinigt oder ausgetauscht werden müssen.
- Bereiten Sie rohe tierische Lebensmittel auf einem eigenen Brettchen und mit einem eigenen Messer separat von anderen Lebensmitteln (wie Rohkostgemüse oder Obst) zu. Reinigen Sie die verwendeten Utensilien danach gründlich. Zerkratzte Brettchen sollten regelmäßig ausgetauscht werden.
- Fleisch, Fisch und Ei müssen für kleine Kinder immer gut durchgegart werden. Die meisten Lebensmittelerreger werden bei einer Temperatur von 70 °C (mind. zehn Minuten erhitzen) abgetötet. Rohmilchprodukte sind ebenfalls ungeeignet für Babys und Kleinkinder. Verwenden Sie gegebenenfalls pasteurisierte Milch.
- Verbrauchen Sie frische Lebensmittel zeitnah. Durch Einfrieren, Einkochen und andere Verfahren können Lebensmittel länger haltbar gemacht werden. Achten Sie dabei aber auch immer auf ein hygienisches Vorgehen.
- Die Spülmaschine tötet bei Temperaturen ab 65 °C Keime zuverlässig ab. Lassen Sie die Tür zwischen zwei Spülgängen leicht geöffnet, damit der Innenraum der Maschine trocknen

kann. Reinigen Sie Siebe regelmäßig, damit sich auf den dort zurückgehaltenen Speiseresten keine neuen Bakterien ansiedeln können.

Anregungen kann ein Kochkurs geben

Vielerorts gibt es in Hebammenpraxen oder Familienzentren Babykochkurse, wo Sie gemeinsam mit anderen Eltern erste Basisgerichte kennenlernen. Ob mit oder ohne Kocherfahrung – nehmen Sie den Beginn der Beikostphase als Startschuss für schöne (neue) Kocherlebnisse. Für die allerersten Beikostversuche eignen sich gut gedünstete Gemüsesticks beziehungsweise weiche Obstsorten. Diese können als Fingerfood gegeben werden oder auch püriert achtsam mit dem Löffel (siehe Seite 140) gefüttert werden. Vielleicht nimmt sich Ihr Kind aber auch einfach etwas von Ihrem Teller und läutet so die Beikostzeit ein.
Entweder bieten Sie Ihrem Baby die abgekühlten Gemüsesticks direkt an oder Sie zerdrücken sie mit einer Gabel beziehungsweise fertigen mit dem Pürierstab einen Brei daraus an. Natürlich lassen sich auch Breifüttern und Selbstessen kombinieren (siehe Seite 142). Auch festeres Obst, wie beispielsweise Äpfel, lässt sich auf diesem Wege nährstoffschonend weicher dünsten.

ERSTE BEIKOST ZUBEREITEN

Geeignete Gemüsesorten können unter anderem Möhren, Kürbis, Blumenkohl, Süßkartoffel, Pastinake, Zucchini oder auch Kohlrabi sein. Das Gemüse waschen, schälen und in daumendicke Spalten schneiden. In einem Topf zwei Fingerbreit Wasser einfüllen. Die Gemüsespalten in einen Dämpfeinsatz füllen und in den Topf stellen. Das Wasser zum Kochen bringen und die Gemüsespalten im heißen Wasserdampf bissfest garen. Je nach Sorte dauert das etwa acht bis 15 Minuten.

Inspirationsquelle Kochbuch

Selbstkochen ist gar nicht so schwer! Schauen Sie in Baby- und Familienkochbüchern, welche Gerichte Ihnen Appetit machen, und legen Sie dann einfach los (siehe auch Büchertipps im Anhang auf Seite 154):
Finden Sie Ihre persönlichen alltagsfreundlichen Rezepte, da natürlich mit einem kleinen Kind im Haus weniger Zeit für große Kochexperimente bleiben. Wenn Sie mit Ihrem Kind gemeinsam kochen, kann es Ihnen je nach Alter von der Rückentrage aus oder im Hochstuhl zuschauen. Achten Sie auf eine sichere Umgebung mit genügend Abstand zu möglichen Sturz- oder Verbrennungsquellen. In Phasen, in denen Ihr Kind Ihre Aufmerksamkeit sehr intensiv fordert, ist vielleicht Meal Prep passend für Sie. Kochen Sie einmal – zum Beispiel am Wochenende – etwas umfangreicher, um sich daraus unkompliziert mehrere verschiedene Mahlzeiten für die kommenden Tage zuzubereiten. Vorgekochtes Essen lässt sich auch gut einfrieren und portionsweise nach Bedarf auftauen.

Gemeinsam kochen

Oder Sie tun sich mit anderen Eltern zusammen. Einer hütet die Kinder, und der andere kocht in der Zwischenzeit. Gegessen wird dann gemeinsam. Passen Sie den Kochalltag an Ihre Bedürfnisse an. Wenn Sie typischerweise abends warm essen, dann bereiten Sie sich und Ihrem Baby mittags eben nur eine schnelle Kleinigkeit zu.
Je älter Ihr Kind wird, desto mehr kann und möchte es mithelfen. Finden Sie kleine Arbeiten, die Ihr Kind interessieren und Sie nicht zu sehr stressen. Vielleicht »sortiert« Ihr Kind die Backförmchen im Schrank, während Sie Teig kneten. Vielleicht knetet es mit etwas Hilfe gleich mit. Das gemeinsame Kochen und Essen sollten primär Spaß machen. Zwischendurch darf es natürlich Ausnahmen vom gesunden Familientisch geben. Es geht um die Gesamtbilanz an Koch- und Esserfahrungen, die in der Kindheit gemacht werden.

AUFBEWAHRUNG IM KÜHLSCHRANK

Eine clevere Vorratshaltung ist eine riesige Entlastung im anstrengenden Familienalltag. Gut gekühlt, sind viele Lebensmittel eine Woche und länger haltbar. Wer den Kühlschrank klug einsortiert, spart Platz und erhält ein Hygiene-Plus.

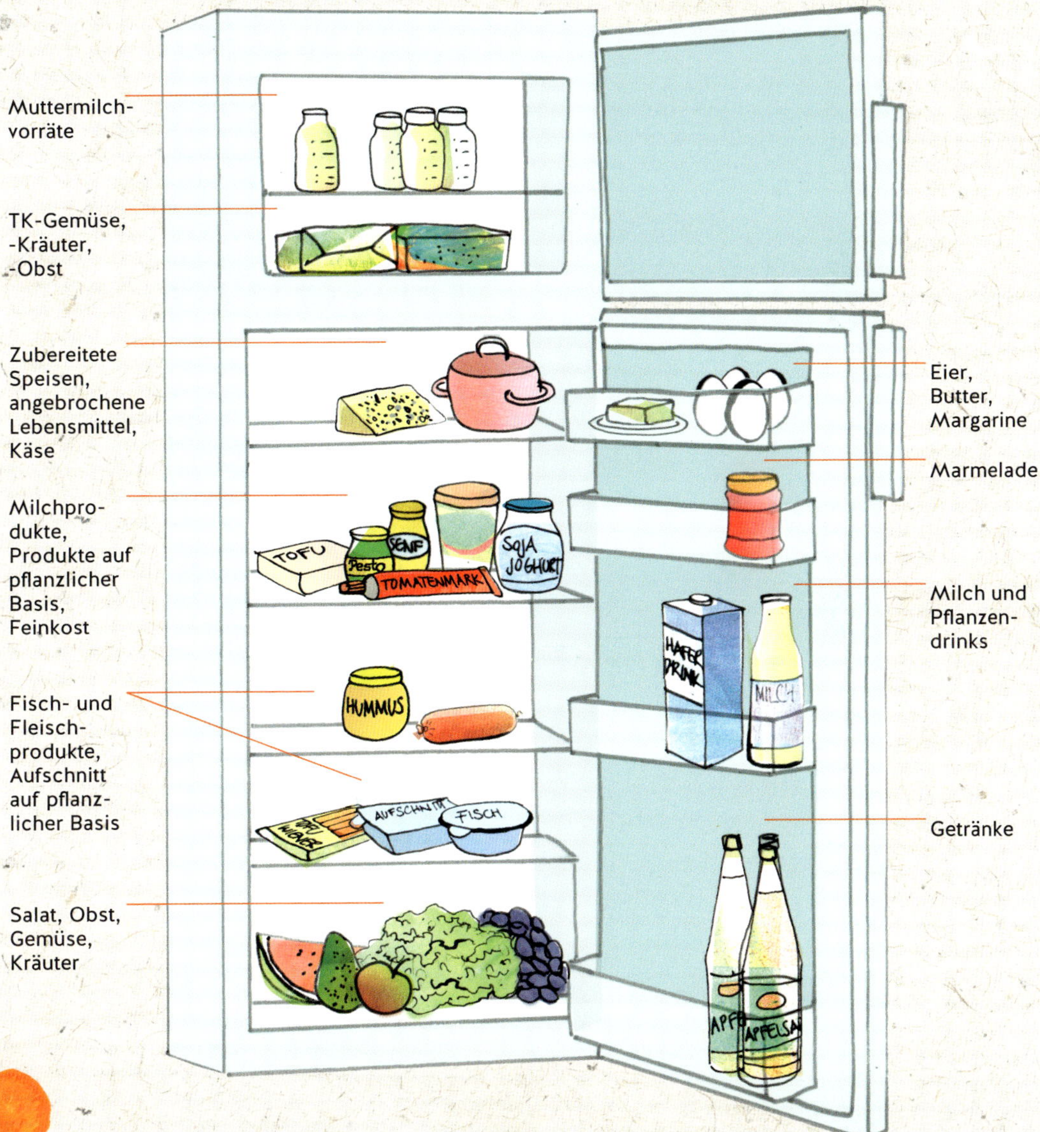

Der nachhaltige Umgang mit Lebensmitteln

Jeden Tag werden viele Tonnen Lebensmittel weggeworfen – auch in Privathaushalten. Das Beherzigen der folgenden Tipps kann dazu beitragen, die Lebensmittelverschwendung einzudämmen.

- Kaufen Sie planvoll ein: Der gute alte Wochenplan sorgt dafür, dass nur das im Einkaufswagen landet, was Sie auch wirklich brauchen. Ohne detaillierte Einkaufsliste und mit knurrendem Magen fällt der Einkauf meist deutlich größer aus. Doch gerade frische Lebensmittel haben eine begrenzte Haltbarkeit und verderben womöglich zu Hause im Kühlschrank.
- Lassen Sie sich nicht von Sonderangeboten verführen, wenn Sie keine Idee haben, was Sie damit zubereiten wollen. Regionale und saisonale Produkte haben meist ein gutes Preis-Leistungs-Verhältnis, auch in Bio-Qualität. Ein Blick auf den Saisonkalender (siehe Seite 117) verrät Ihnen, was gerade geerntet wird.
- Schätzen Sie den Bedarf für Ihre Familie realistisch ein. Notieren Sie sich zu Rezepten, ob Sie mehr oder weniger benötigen. Der Bedarf wird oft überschätzt. Denken Sie daran, dass Babys und Kleinkinder anfangs wirklich noch recht kleine Portionen essen.
- Verwenden Sie Reste kreativ. Nicht mehr ganz ansehnliches Obst und Gemüse können gut für Smoothies oder eine Gemüsesauce verwendet werden. Mittlerweile gibt es auch tolle Kochbücher, die sich mit den Themen »Zero Waste« in Sachen Essen beschäftigen.
- Lagern Sie die Lebensmittel entsprechend, weil dies die Haltbarkeit deutlich erhöht. Viele Lebensmittel beziehungsweise die Nährstoffe darin sind anfällig für Temperaturunterschiede, Licht oder auch Luft. Bei ungünstigen Bedingungen vermehren sich zudem Bakterien und machen das Essen ungenießbar.
- Foodsharing: Verschenken Sie Lebensmittel, die Sie selbst nicht verbrauchen können. Das klappt in der Familie und im Freundeskreis, aber auch Nachbarn freuen sich über Geschenke aus dem eigenen Garten.

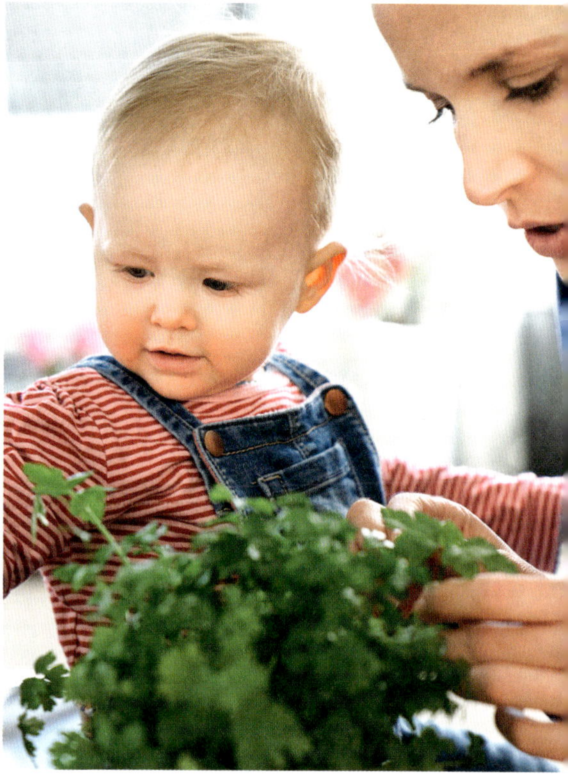

Lebensmittel fühlen, riechen und schmecken, das können schon die Allerkleinsten.

- Für Kinder ist es eine wertvolle Erfahrung, zu erleben, wie Lebensmittel entstehen. Das kann das Wachsen von Kräutern auf der Fensterbank oder der Tomatenpflanze auf dem Balkon sein. Vielleicht haben Sie auch einen eigenen Garten, in dem Sie Obst und Gemüse anbauen. Alternativ gibt es Gemüsegärten zum Mieten (zum Beispiel www.meine-ernte.de).
- Schon die Kleinsten können beim Säen, Pflegen und Ernten mithelfen. Durch den eigenen Anbau wächst auch noch mal das Bewusstsein für die saisonale Verfügbarkeit von Lebensmitteln. So verstehen auch Kinder besser, weshalb es im Winter eigentlich keine Erdbeeren gibt.

WICHTIGE NÄHR-STOFFE FÜR BABYS

Ein gesunder und abwechslungsreicher Speiseplan enthält alle Nährstoffe, die wir brauchen. Herkömmliche Breipläne sind entsprechend der Nährstoffbedürfnisse von Babys konzipiert. Doch was ist, wenn Ihr Baby nur Bruchteile oder gar nichts von dieser idealen Komposition isst?
Genau das kommt gar nicht so selten vor. Auch klassische Beikostpläne mit Brei empfehlen, auf die Signale des Kindes zu achten. Machen Sie sich immer bewusst, dass die Beikost zunächst nur ergänzt und es weiterhin die Muttermilch beziehungsweise die Pre-Nahrung ist, die Ihr Kind mit Nährstoffen versorgt. Ein Mangel tritt deshalb nur sehr selten auf. Er sollte aber als mögliches Problem im Blick behalten werden, wenn Kinder über längere Zeit Beikost komplett verweigern. Auch länger als ein halbes Jahr ausschließlich gestillte Kinder gedeihen meist gut und entwickeln sich unauffällig. Bei Auffälligkeiten in Bezug auf die Entwicklung oder Gesundheit sollte mit dem Kinderarzt überlegt werden, ob gegebenenfalls die Blutwerte überprüft und bei Bedarf bestimmte Nährstoffe substituiert werden.

Die Versorgung mit Eisen

Gesunde und reif geborene Säuglinge bringen ausreichende Eisenreserven für die ausschließliche Stillzeit mit, die sie in den letzten Schwangerschaftsmonaten angelegt haben. Das späte Abnabeln nach der Geburt vergrößert diesen Eisenspeicher deutlich, weshalb es sinnvoll ist, die Nabelschnur möglichst auspulsieren zu lassen. Neben einer zu frühen Abnabelung birgt auch eine Frühgeburt ein größeres Risiko für einen möglichen späteren Eisenmangel. Babys mit einem niedrigen Geburtsgewicht unter 2500 Gramm sowie Kinder von Müttern, die in der Schwangerschaft sehr niedrige Eisenwerte hatten, gehören ebenfalls zur Risikogruppe, bei der der Eisenwert immer wieder kontrolliert und Eisen bei Bedarf substituiert wird. Der Kinderarzt bestimmt dann den Eisenwert (Hämoglobin) und den Eisenspeicherwert (Ferritin) im Blut.
Ein Mangel kann zu Störungen in der Entwicklung, beim Wachstum und bei wichtigen Stoffwechselprozessen führen. Auffallende Blässe, rissige Mundwinkel, häufige Erkrankungen, Müdigkeit oder Antriebslosigkeit können mögliche Symptome sein. Auch Appetitlosigkeit kann auf eine bestehende Anämie hinweisen. Deshalb wird das Thema Eisenmangel und Desinteresse an der Beikost oft verknüpft.

Meist sind ausreichende Reserven vorhanden

Wenn ein Baby aber weiterhin gern an der Brust trinkt und damit gut gedeiht, wird die Ablehnung Ihrer Beikostangebote eher nicht damit im Zusammenhang stehen. Sollte sich die Appetitlosigkeit aber auch auf die Aufnahme von Muttermilch oder Pre-Nahrung beziehen und in Zusammenhang mit einer sehr langsamen oder stagnierenden Gewichtsentwicklung stehen, kann die Überprüfung der Eisenwerte sinnvoll sein. Eine Eisenmangelanämie kann in der Regel gut mit der Substitution von Eisen – für Säuglinge meist in Tropfenform – behandelt werden. Manchmal ist nicht die unzureichende Eisenaufnahme über die Nahrung der Grund für die Anämie, sondern eine Resorptionsstörung im Darm, ein Blutverlust oder seltene angeborene Defekte der Eisenregulation. Dann muss eine Therapie entsprechend darauf abgestimmt werden.
Im Normalfall reichen die Eisenreserven des Kindes zusammen mit dem Eisen aus der Muttermilch gut aus, um entspannt im Tempo des Kindes durch die Beikostzeit zu gehen. Das in der Muttermilch befindliche Eisen kann dank des hohen Laktose- und Vitamin-C-Gehalts besonders gut aufgenommen werden. Bei nicht gestillten Kindern kann unter Umständen eine eisenreichere Flaschennahrung sinnvoll sein, wenn über

die Beikost keine ausreichende Menge davon aufgenommen wird. Die eisenhaltigeren Folgenahrungen haben aber wieder andere ernährungsphysiologische Nachteile, weshalb sie nicht generell empfohlen werden (siehe Seite 87).

Gute Eisenlieferanten

Eisen kommt in tierischen und pflanzlichen Lebensmitteln vor, wobei die Verwertung des Eisens aus Fleisch besser ist. Durch die Wahl und Kombination bestimmter pflanzlicher Lebensmittel lässt sich die Aufnahme optimieren. Vollkornprodukte aus eisenhaltigeren Getreidesorten wie Hirse und Hafer sollten bevorzugt werden. Weitere pflanzliche Eisenquellen sind Quinoa, bestimmte Hülsenfrüchte wie Linsen oder Kichererbsen, aber auch Sesam- beziehungsweise Mandelmus oder getrocknete Aprikosen. In Kombination mit Vitamin C – zum Beispiel in Form von frischem Obst oder Gemüse – kann das Eisen besser aufgenommen werden.

Auch wenn Ihr Kind zunächst nur mäßig an Ihren Essensangeboten interessiert ist, ist das Risiko für einen wirklichen Eisenmangel eher gering. Würde Ihre Sorge Sie dazu verleiten, dass bei der Beikosteinführung Druck oder Zwang zum Einsatz kommt, wird das sehr wahrscheinlich nicht dazu führen, dass Ihr Baby mehr (eisenhaltige) Beikost zu sich nimmt. Ganz im Gegenteil. Respektieren Sie die Bedürfnisse Ihres Kindes. Nehmen Sie aber auch Ihre Sorgen oder Verunsicherung wahr und lassen Sie sich von Ihrem Kinderarzt bestätigen, dass Ihr Kind auch »ohne Fleischbrei« gut gedeiht und sich altersentsprechend entwickelt.

Mineralstoffe und Spurenelemente

Die Sorgen, die sich Eltern in Bezug auf das Thema Eisen machen, kann man auch auf andere Nährstoffe übertragen. Alle haben ihre Bedeutung, und ein gravierender Mangel kann gesundheitliche Auswirkungen haben. Aber die Sorgen nehmen unproportional stark zu, sobald das Thema Beikost ansteht.

Während der Muttermilch oder Pre-Nahrung in den ersten sechs Monaten in Bezug auf ihre gesunde und ausgewogene Zusammensetzung vertraut wird, steigen im zweiten Lebenshalbjahr die Zweifel an. Dabei geht es zunächst ja nur um eine Ergänzung der bisherigen Nahrung, mit der Ihr Kind sein Geburtsgewicht wahrscheinlich schon jetzt verdoppelt hat und zwei oder drei Kleidergrößen gewachsen ist.

Sie könnten sich jetzt umfassend über sämtliche Nährstoffe und ihr Vorkommen informieren und entsprechend einkaufen und kochen. Vielleicht weiß Ihr Baby Ihre Bemühungen zu schätzen, vielleicht probiert es aber auch weiterhin nur kleinste Mengen. Die Tabelle auf Seite 118 soll deshalb auch nur einen Überblick über die verschiedenen zur Auswahl stehenden Lebensmittel geben und nicht als Handlungsanweisung verstanden werden, die es akribisch umzusetzen gilt.

Solange Sie weder das Stillen nach Bedarf beziehungsweise das entsprechende Füttern von Pre-Nahrung reduzieren, wird Ihr Baby sich sehr wahrscheinlich alles holen, was es braucht. Nehmen Sie die Nährstoffangaben in Kochbüchern und Ernährungsratgebern als willkommene Anregung, dieses oder jenes Lebensmittel in Ihren Speiseplan einzubauen, aber vermeiden Sie es, »nährstoffpanisch« zu kochen. Wenn Sie sich nicht sicher sind, wie ausgewogen Ihr Speiseplan tatsächlich ist, können Sie sich an Rezeptvorschlägen in Babykochbüchern oder dem Brei-Fahrplan des Netzwerks »gesund ins Leben« orientieren. Doch auch der nährstoffmäßig ausgewogenste Brei hilft wenig, wenn Ihr Baby nur wenige Löffelchen oder gar nichts davon isst. Wie gut ist es dann, zu wissen, dass das Stillen Ihr Kind weiterhin mit allem, was es braucht, versorgt.

Bei älteren Kindern, die nicht mehr gestillt werden, sind Phasen, in denen sie wenig oder einseitig essen, wesentlich herausfordernder. Trotzdem gedeihen die meisten Kinder recht gut damit, weil es sich eben meist immer wieder nur um eine Phase handelt. Lernen Sie also am besten schon jetzt, Ihrem Kind zu vertrauen, dass es sich das nimmt, was es braucht – vorausgesetzt, Sie machen ihm ein entsprechendes Angebot.

Eiweiß im richtigen Maß

Eiweiß ist ein unabdingbarer Baustein für den menschlichen Körper. Er ist für ein gesundes Wachstum ebenso wichtig wie für die Funktion des Immunsystems und die Balance der Hormone. Entscheidend ist aber das richtige Maß – weder zu wenig noch zu viel Eiweiß tut kleinen und großen Menschen gut. Milchprodukte, Fleisch, Fisch und Ei sind gute Eiweißlieferanten. Allerdings fällt gerade der Konsum tierischer Eiweißquellen oft zu hoch aus, was sich gesundheitlich negativ auswirken kann.

Der Proteingehalt in Säuglingsnahrung beeinflusst noch Jahre später Körpergewicht und BMI der Kinder. Pre-Nahrung (siehe Seite 86) ist deshalb in ihrem Eiweißgehalt der Muttermilch am stärksten angeglichen. Der Anteil an Kuhmilch (nicht als Getränk!), zum Beispiel in Brei oder Müsli, sollte im zweiten Lebenshalbjahr nicht mehr als 200 ml pro Tag betragen. Werden zusätzlich weitere Milchprodukte wie Käse verzehrt, muss die Milchmenge entsprechend reduziert werden.

Während bei tierischen Eiweißquellen eher auf ein Zuviel geachtet werden muss, ist es bei einer vorwiegend pflanzenbasierten Ernährung wichtig, auf gute Eiweißlieferanten in sinnvollen Kombinationen zu achten. Denn für sich betrachtet, haben pflanzliche Proteine eine geringere biologische Wertigkeit als solche aus tierischen Quellen. Aber durch das Kombinieren verschiedener pflanzlicher Eiweißquellen bei einer Mahlzeit, oder auch verteilt über den Tag, steigt die Wertigkeit entsprechend an, sodass kein Mangel zu befürchten ist. Weiterhin ist auch die Muttermilch beziehungsweise Pre-Nahrung eine wichtige Proteinquelle in der Beikostzeit.

PFLANZLICHE EIWEISS-QUELLEN

Hülsenfrüchte, Vollkorngetreideprodukte, aber auch Nüsse und Samen wie:

- Linsen
- Kichererbsen
- Vollkornnudeln
- Cashewkerne (als Mus)
- Mandeln (als Mus)
- Haferflocken
- Hanfsamen
- Sojabohnen
- Tofu
- Sojaschnetzel
- Brokkoli
- Blattspinat
- Erbsen

Gute Fette: Omega-3-Fettsäuren

Die Omega-3-Fettsäuren EPA (Eicosapentaensäure) und DHA (Docosahexaensäure) sind wichtig für die Gehirn- und Netzhautentwicklung und für das Herz-Kreislauf-System. Eine gute Omega-3-Quelle sind Meeresfische. Ihr Konsum muss aber nicht nur aus Tierschutzgründen gut überlegt werden. Die Meere sind überfischt, was das ganze Ökosystem Meer vor große Probleme stellt. Nicht zuletzt kann Fisch neben wertvollen Nährstoffen auch unerwünschte Schadstoffe enthalten. Deshalb sollte unbedingt auf die Herkunft geachtet werden. Bei der Auswahl kann der Einkaufsratgeber von www.greenpeace.de helfen.

Wer auf Fisch verzichtet, kann stattdessen mit DHA und EPA angereichertes Lein- oder Olivenöl verwenden. Stillende Mütter sollten auch auf eine eigene ausreichende Versorgung mit Omega-3-Fettsäuren achten, da die Ernährung in der Stillzeit die Zusammensetzung der Fettsäuren in der Muttermilch mit beeinflusst (siehe Seite 39).

Vollkorn ist nicht gleich Vollkorn

In Vollkorngetreide stecken mehr Mineralstoffe, Vitamine, Ballaststoffe und sekundäre Pflanzenstoffe als in weißem Mehl. Bei Produkten aus sogenanntem niedrig ausgemahlenem Getreide

VITAMIN D

Das Vitamin kann nur zu einem kleinen Teil aus vor allem tierischen Lebensmitteln aufgenommen werden. Primär wird es in der Haut über die UVB-Strahlung der Sonne gebildet.
Da die kalten Jahreszeiten hier eher lichtarm sind, beziehungsweise auch das Auftragen von Sonnenschutzmitteln die Aufnahme behindert, wird für alle Säuglinge die Gabe von täglich 400-500 Internationalen Einheiten (I. E.; entspricht 10-12,5 µg) Vitamin D empfohlen. Ein Mangel könnte zu Störungen bei der Knochenmineralisation führen.

werden die Schale und der Keimling entfernt – und somit auch die wertvollen Inhalts- und Ballaststoffe. Nur das Stärkekorn wird verwendet. Doch gerade in der Schale und im Keimling sitzen die langkettigen Kohlenhydrate, die »satt machen«, weil sie viel langsamer in Zuckermoleküle aufgespalten und ins Blut abgegeben werden als die kurzkettigen Kohlenhydrate aus dem Stärkekorn. Der langsamere Anstieg des Blutzuckers bringt eine längere Sättigung mit sich.
Vollkorngetreide wirkt sich positiv auf die Herzkreislauf- und Stoffwechselgesundheit aus.
Auch bei Vollkorngetreide gibt es Unterschiede. Je weiter es verarbeitet ist, umso höher ist der Nährstoffverlust. Fein gemahlene Vollkornmehle enthalten weniger Nährstoffe als zum Beispiel geflockte Getreideprodukte wie Haferflocken.
Natürlich muss in der Kinderküche auch darauf geachtet werden, dass die Kinder die Speisen kauen und verstoffwechseln können. Generell sind Produkte aus Vollkorngetreide zu bevorzugen, weil sie nährstoffreicher und sättigender sind.
Bauen Sie von Anfang an Vollkornbrot oder -nudeln in Ihren Speiseplan ein. Später wird einer Umstellung von Weißmehl- auf Vollkornprodukte eher mal mit Ablehnung begegnet. Wenn die Verwendung von Vollkornprodukten für Sie eine größere Veränderung bedeutet, können Sie auch schrittweise vorgehen.

- Mischen Sie Vollkorn- und Weißmehlnudeln.
- Erhöhen Sie beim Backen nach und nach den Vollkornanteil des verwendeten Mehls.
- Verwenden Sie bei Mehl immer ein Produkt mit einer hohen Type-Zahl. Die Ziffern auf der Mehlpackung geben den Mineralstoffgehalt des Mehls an, also die Menge von Kalium und Magnesium ebenso wie die Menge der Ballaststoffe, B-Vitamine und pflanzlichen Eiweiße, die pro 100 Gramm Mehl nach dem Mahlen übrig bleiben. Ein Mehl der Type 550 enthält im Durchschnitt 550 mg Mineralstoffe auf 100 g Mehl. Verwenden Sie deshalb bevorzugt Mehl ab der Type 1050. Je höher die Type, desto höher der Mineralstoffgehalt. Vollkornmehl wird in Deutschland nicht typisiert, da darin die maximale Mineralstoffmenge enthalten ist. Je geringer die Mehltype, desto heller ist auch das Mehl. Weißmehl ist also vergleichsweise arm an Mineral- und Ballaststoffen.

Mischkost

Diese Kostform beinhaltet sowohl Lebensmittel pflanzlicher als auch tierischer Herkunft wie Milch, Eier, Fleisch und Fisch. Bei einer abwechslungsreichen Zusammenstellung frischer Nahrungsmittel ist hier kaum ein Mangel zu erwarten.

Vegetarische Ernährung

Vegetarier essen neben pflanzlichen Lebensmitteln Eier und Milchprodukte, aber kein Fleisch und keinen Fisch. Da auch in Eiern und Milch alle notwendigen Vitamine inklusive Vitamin B_{12} enthalten sind, ist eine vegetarische Ernährung schon für Babys gut möglich. Verwenden Sie wegen der guten Fette möglichst hochwertige Pflanzenöle.

Vegane Ernährung

Vegan essende Menschen verzichten auf alle Lebensmittel tierischer Herkunft. Pflanzliche

Lebensmittel können alle benötigten Nährstoffe bieten – mit Ausnahme von Vitamin B_{12}, das immer substituiert werden muss. Bei der Auswahl der Lebensmittel sollte außerdem auf die Nährstoffe Kalzium, Zink, Eisen, Jod, Folsäure, Selen, Magnesium, Vitamin B_1, B_2 und B_6 geachtet werden. Bei einer gut konzipierten veganen Ernährung können diese Nährstoffe über pflanzliche Quellen ausreichend aufgenommen werden. Auch die nötige Eiweißmenge lässt sich über pflanzliche Kost decken. Dies setzt aber ein gutes Ernährungswissen voraus. Andernfalls erhöht sich das Risiko für Nährstoffdefizite und damit verbundene Gesundheitsstörungen. Deshalb wird eine vegane Ernährung von der Deutschen Gesellschaft für Ernährung nicht empfohlen. Andere Fachgesellschaften wie die American Dietetic Association (ADA) sprechen sich wiederum für eine gut geplante vegane Ernährung in allen Lebensphasen einschließlich der frühen Kindheit aus.
Allerdings gibt es für nicht gestillte Säuglinge keine empfohlene vegane Alternative zur Pre-Nahrung, da diese auf Kuhmilch basiert. Von einer Selbstzubereitung von veganer Säuglingsmilch wird dringend abgeraten (siehe Seite 88).
Wer sich und seine Familie vegan ernähren möchte, sollte auf eine Vitamin-B_{12}-Supplementierung und die sichere Zufuhr kritischer Nährstoffe achten. Es wird zu einer qualifizierten Ernährungsberatung und zur Rücksprache mit dem betreuenden Kinderarzt geraten, der bei Bedarf die Nährstoffversorgung (zum Beispiel Vitamin B_{12}, Hämoglobin, Ferritin, Zink, Vitamin B_2) durch eine Blutuntersuchung überprüfen kann.
Die eher vorsichtigen Empfehlungen haben auch den Hintergrund, dass es derzeit nur wenige Studien in Bezug auf die vegane Ernährung in besonderen Lebensphasen wie Schwangerschaft, Stillzeit oder auch der Baby- und Kleinkindzeit gibt. Da das Interesse an einer pflanzlichen Ernährung aus vielen wichtigen Gründen (Gesundheit, Tierwohl, Klimaschutz) immer größer wird, gibt es sicherlich bald mehr Studien dazu.

Einen Regenbogen zum Essen

Die Versorgung mit Nährstoffen ist wichtig, dennoch sollten Sie nicht anfangen, »nährstoffpanisch« mit Briefwaage und Taschenrechner zu kochen. Die grunsätzliche Zusammensetzung einer ausgewogene Ernährung stellt die Lebensmittelpyramide (siehe Seite 39) gut dar.
In Sachen Vitalstoffe kann auch das Regenbogenkonzept Orientierung bieten. Dabei wird über die Woche verteilt so »bunt« gegessen, dass alle Farben des Regenbogens in Form von Obst und Gemüse auf dem Teller landen. Die Farben Gelb, Orange, Rot, Grün, Violett, Blau und Weiß findet man zum Beispiel in Rüben, Paprika, Erdbeeren, Spinat, Auberginen, Heidelbeeren und Blumenkohl. Mit einer solchen Auswahl haben Sie nicht nur viel Farbe auf dem Teller, sondern auch ein reiches Spektrum von vielen verschiedenen wertvollen Vitaminen und Mineralstoffen.

Nährstoffmangel kann in jeder Kostform auftreten

Wie ein Kind ernährt wird, hängt stark von der Ernährung der Eltern ab. Auch in Industrieländern kommt es zu Formen der Mangelernährung. Der Mangel bezieht sich hier weniger auf die Quantität, sondern mehr auf die Qualität in Form von fehlenden Nährstoffen. Weißmehlbrötchen mit Marmelade sind zum Beispiel vegan, stehen aber in keiner Kostform für eine gesunde Ernährung. Gerade im Fast-Food-Bereich gibt es viele fettige, stark gesalzene oder gezuckerte, ballaststoff- und nährstoffarme Speisen. Ein Blick auf die Ernährungspyramide (siehe Seite 39 und Seite 40) zeigt, dass eine ausgewogene, gesunde Ernährung so nicht aussieht.
Wenn der Esstisch der Eltern derzeit (noch) keine gute Basis für gesunde Familienmahlzeiten bietet, können Sie auf bewährte Beikostrezepte zurückgreifen. Die Beikostzeit ist ungeeignet, um von jetzt auf gleich neue Ernährungskonzepte in den Familienalltag zu integrieren. Zumindest nicht, wenn Eltern nicht ausreichend informiert sind.

NÄHRSTOFFE: AUF DIE ZUBEREITUNG KOMMT ES AN

Die Nährstoffaufnahme ist von vielen Faktoren abhängig, auch von der Zubereitungsart. So gibt es in pflanzlichen Lebensmitteln auch sekundäre Pflanzenstoffe wie etwa die Phytinsäure, die Nährstoffe wie Eisen, Zink, Magnesium oder Kalzium bindet. Auch Oxalsäure (enthalten etwa in Spinat, Mangold, Sauerampfer oder Rhabarber) kann die Eisenaufnahme erschweren. Durch Einweichen und entsprechendes Garen und Verarbeiten werden diese Stoffe wieder abgebaut, und die Nährstoffe sind besser verfügbar. Gerade bei einer größtenteils pflanzenbasierten Ernährung sollte darauf geachtet werden.

	AUFGABE	QUELLEN	WISSENSWERTES
Eiweiß (Protein)	Aufbau und Erneuerung von Zellen, Gewebe, Hormonen und Enzymen	Getreide, Hülsenfrüchte, Kartoffeln, Mandeln*, Cashewkerne*, Nüsse*, Ei, Milch, Milchprodukte, Fleisch, Fisch	Wenn verschiedene pflanzliche Proteinquellen über den Tag verteilt kombiniert werden, ist ihre biologische Wertigkeit ebenso gut wie die aus tierischen Quellen.
Kalzium	Aufbau von Knochen und Zähnen; hilft bei der Blutgerinnung und der Reizweiterleitung im Nervensystem	Sesamsamen*, Mandeln*, Pistazien*, Hülsenfrüchte, Tofu, kalziumreiche Mineralwasser oder angereicherte Pflanzendrinks, Milch, Milchprodukte, Haferflocken, Grünkohl, Spinat	Kuhmilch sollte trotz des hohen Kalziumgehalts im ersten Lebensjahr nur als Zutat einer milchhaltigen Mahlzeit (zum Beispiel Milch-Getreide-Brei) und höchstens in einer Menge von 200 ml verwendet werden. Mehr könnte durch den hohen Proteingehalt die kindlichen Nieren überlasten.
Magnesium	Knochenaufbau, Muskelarbeit, Stoffwechselfunktion und Erregungsleitung des Nervensystems	Vollkornprodukte, Amarant, Haferflocken, Naturreis, Cashewkerne*, Kichererbsen, Limabohnen, Kohlrabi, Kartoffeln, Bananen, getrocknete Aprikosen	Magnesium ist wasserlöslich. Gemüse deshalb besser dünsten beziehungsweise das Kochwasser mitverwenden.

	AUFGABE	QUELLEN	WISSENSWERTES
Eisen	Blutbildung, Sauerstofftransport, Hormon- und Enzymbildung	Vollkorngetreide (Hafer, Hirse), Fleisch, Hülsenfrüchte (Linsen, Mungobohnen, Kichererbsen) Sesamsamen*, Mandeln*, Fleisch, getrocknete Aprikosen	Die Kombination mit Vitamin-C-reichen Lebensmitteln verbessert die Eisenaufnahme und -verwertung. Siehe auch Seite 127.
Folat (Folsäure)	Zellteilung, Zellneubildung, Blutbildung, Proteinstoffwechsel	Kichererbsen, Kidneybohnen, grüne Gemüsesorten (etwa Grünkohl, Blumenkohl, Brokkoli, Fenchel), Linsen, Eigelb, Erdnüsse*, Vollkorngetreide (Hafer, Hirse), Sauerkirschen, Erdbeeren	Folsäure ist luft-, licht- und hitzeempfindlich. Obst und Gemüse deshalb regelmäßig roh essen.
Zink	Immunsystem, Wundheilung, Proteinstoffwechsel	Vollkorngetreide (Hafer), Fleisch, Käse (Emmentaler, Gouda), Eigelb, Linsen, Limabohnen, Sesamsamen*, Erdnüsse*, Mandeln	Zink aus Muttermilch kann besser aufgenommen und verwertet werden als aus Säuglingsnahrung oder Kuhmilch.
Jod	Bildung von Schilddrüsenhormonen, Wachstum, Knochenaufbau, Gehirnentwicklung	jodiertes Salz, Nori-Algen	Über die Muttermilch erhält das Baby ausreichend Jod. Wichtig ist aber, dass die Mutter selbst entsprechend gut versorgt ist. Aktuell werden 260 µg Jod für Stillende empfohlen.
Selen	Immunabwehr, Stoffwechsel, antioxidativer Zellschutz, Schilddrüsenfunktion	Roggenvollkornbrot, Linsen, Paranüsse*, Pistazien*, Käse (Gouda), Ei, Bananen, Kokosnussfleisch, Sojabohnen	Der Selengehalt von Lebensmitteln ist vor allem abhängig vom Selengehalt der Böden, auf dem sie gewachsen sind.

	AUFGABE	QUELLEN	WISSENSWERTES
Omega-3-Fettsäuren	Immunsystem, Herz-Kreislauf, Entwicklung des Gehirns und der Netzhaut	Fettreicher Seefisch (Lachs, Hering, Makrele), Leinöl, Hanföl, Walnussöl, Mikroalgen (Algenöl), Walnüsse*, Erdnüsse*	Angereicherte Öle (mit Mikroalgen) sind empfehlenswert, wenn keine tierischen Quellen dafür in der Beikost verwendet werden. Die Stillende kann die Fettsäurenzusammensetzung in der Muttermilch durch ihre Ernährung beeinflussen (siehe auch Seite 39).
Vitamin A (Retinol und Betacarotin)	Zellwachstum- und Entwicklung, Sehvorgang	Erbsen, Möhren, Birnen, getrocknete Aprikosen, Spinat, Grünkohl, Süßkartoffeln, Eigelb, Käse (Gouda)	Vitamin A wird in Verbindung mit Fett (zum Beispiel durch 1 TL Öl im Karottenbrei) besonders gut aufgenommen.
Vitamin B_1 (Thiamin)	Energiestoffwechsel, Reizweiterleitung zwischen Nerven und Muskeln	Vollkorngetreide (Hafer), Pistazien*, Erdnüsse*, Sonnenblumenkerne*, Sojabohnen, Avocado, getrocknete Feigen	Vitamin B_1 ist hitze- und luftempfindlich. Beim Garen gehen rund 30 Prozent ins Kochwasser über.
Vitamin B_2 (Riboflavin)	Eiweiß- und Energiestoffwechsel	Milchprodukte, Mandeln*, Pilze, Linsen, Sojabohnen, Hefeflocken	Vitamin B_2 ist licht- und hitzeempfindlich. Lebensmittel entsprechend lagern und zubereiten.
Vitamin B_6 (Pyriodoxin)	Eiweißstoffwechsel, Aufbau und Schutz des Nervensystems, Muskelaufbau, Hämoglobinbildung, Immunsystem	Vollkorngetreide, Fleisch, Bananen, Aprikosen, Avocado, Linsen, Erbsen, Paprika, Hefeflocken	Durch Kochen und Braten geht viel Vitamin B_6 verloren. Beim Einfrieren ist der Vitaminverlust noch höher.

	AUFGABE	QUELLEN	WISSENSWERTES
Vitamin B_{12} (Cobalamin)	Blutbildung, Zellteilung, Funktion des Nervensystems	Milchprodukte, Fleisch, Fisch, Ei, mit bestimmten Mikroorganismen fermentierte Lebensmittel, angereicherte Lebensmittel und Pflanzendrinks, Nahrungsergänzungsmittel	Muss bei einer veganen Ernährung substituiert werden (siehe Seite 131).
Vitamin C (Ascorbinsäure)	Immunsystem, Bindegewebsbildung, Verbesserung der Eisenaufnahme und -verwertung, Wundheilung	Grünes Gemüse, Zitrusfrüchte, Beerenobst, rote Paprika, Papaya, Brokkoli, Mango	Vitamin C ist licht-, luft- und hitzeempfindlich. Obst und Gemüse sollten möglichst frisch und roh beziehungsweise wenig verarbeitet gegessen werden.
Vitamin D (Calciferol)	Kalziumstoffwechsel, Knochenaufbau, Muskelkraft	Sonneneinstrahlung (UV) über die Haut, Fisch, Eigelb, Pilze, Avocado, angereicherte Lebensmittel, Nahrungsergänzungsmittel	Wird durch Sonnenlicht in der Haut gebildet. Entsprechend Zeit (ohne Sonnenschutzmittel) im Freien verbringen. Substituierung für Säuglinge empfohlen (siehe Seite 130).
Vitamin K	Blutgerinnung, Knochenstoffwechsel	grünes Blattgemüse, Fleisch, Milch, Hülsenfrüchte, Pflanzenöle, wird von Bakterien im Darm gebildet	Neugeborene haben keinen ausreichenden Vitamin-K-Speicher. Die Darmflora ist noch nicht vollständig ausgebildet, sodass sie selbst nur wenig Vitamin K produzieren können. Muttermilch enthält wenig Vitamin K. Deshalb erhalten Neugeborene in der Regel zusätzlich Vitamin-K-Tropfen, um einem Vitamin K-Mangel vorzubeugen.

Die mit * gekennzeichneten Lebensmittel sollten in der Babyernährung nur in verarbeiteter Form zum Beispiel als Mus angeboten werden.

ALLERGIEN UND UNVERTRÄGLICHKEITEN

Allergien

Noch vor rund zehn Jahren waren die Empfehlungen, welche Lebensmittel für Babys im ersten Jahr geeignet sind, sehr zurückhaltend. Man erhoffte sich durch das konsequente Vermeiden bestimmter, potenziell allergieauslösender Nahrungsmittel eine vorbeugende Wirkung im Hinblick auf die Entstehung von Allergien. Die offiziellen Beikostpläne waren dementsprechend restriktiv in der Lebensmittelauswahl.

Allergien sind Überreaktionen des Immunsystems. Der Körper reagiert auf Stoffe, die eigentlich gar nicht gefährlich für ihn sind. 2009 erschien die S3-Leitlinie zur Allergieprävention, welche zuletzt 2014 aktualisiert wurde. Die Wissenschaftler, die diese Leitlinie erstellten, haben die Datenlage zu diesem Thema genau analysiert und keine Belege dafür gefunden, dass durch das Vermeiden potenter Nahrungsmittelallergene im ersten Lebensjahr das Allergierisiko verringert werden würde. Deshalb sollen selbst allergiegefährdete Kinder, das heißt Kinder, deren Eltern oder Geschwister Allergiker sind, nicht prophylaktisch auf bestimmte Lebensmittel verzichten.

Bis auf wenige Ausnahmen (siehe Seite 121) ist bei der Beikosteinführung in Sachen Lebensmittelauswahl fast alles erlaubt, sofern es sich um eine gesunde Auswahl handelt. Dadurch, dass Babys am Anfang nur kleine Mengen essen, gewöhnt sich der Körper nach und nach an die neuen Lebensmittel. Die Entwicklung einer gesunden Toleranz gegenüber Allergenen wird gefördert, wenn das Kind auf diese Weise eine breite Auswahl gesunder Nahrungsmittel kennenlernt.

Dennoch reagieren manche Kinder auf bestimmte Nahrungsmittel mit unterschiedlichsten Beschwerden. Wirkliche Nahrungsmittelallergien kommen aber zum Glück wesentlich seltener vor als Nahrungsmittelunverträglichkeiten.

Symptome

Die Symptome sind vielfältig. Allergien und Unverträglichkeiten können sich etwa durch Blähungen, Durchfall und andere Symptome des Magen-Darm-Trakts zeigen. Ebenso können Appetitlosigkeit oder Schlafprobleme mit Nahrungsmittelunverträglichkeiten verknüpft sein. Auch an der Haut können Allergien sich durch das Auftreten von Rötungen, Ekzemen, Schwellungen im Mundbereich oder Juckreiz bemerkbar machen. Die Atemwege können mit Niesen, Schnupfen, Husten oder Asthma reagieren. In sehr seltenen, schweren Fällen kann der Kreislauf kollabieren (anaphylaktischer Schock). Bei einer Allergie kommt es nicht beim ersten, sondern bei jedem erneuten Kontakt mit einem bestimmten Lebensmittel zur Ausbildung der entsprechenden Symptomen.

Nicht immer lässt sich sofort erkennen, was der Auslöser ist. Allergische Symptome können auch durch andere Stoffe zum Beispiel in Pflegeprodukten oder Medikamenten ausgelöst werden.

Die häufigsten Auslöser bei Lebensmittelallergien sind Kuhmilch, Fisch, Ei, Soja, Weizen oder Nüsse. Dennoch sollten diese Lebensmittel nicht prophylaktisch gemieden werden.

Bei nicht gestillten Säuglingen kann sich eine Kuhmilchallergie auch in schweren Gedeihstörungen äußern. In diesem Fall muss umgehend auf eine kuhmilchfreie Spezialnahrung (meist auf Sojabasis) umgestellt werden. Spezialnahrungen sollten aber immer nur auf Anordnung des Kinderarztes und nicht auf eigene Faust prophylaktisch zum Einsatz kommen.

Diagnose und Therapie

Die Diagnostik einer Lebensmittelallergie erfolgt durch Blut- und Hauttests sowie Ausschlussdiäten von bestimmten Lebensmitteln. Sprechen Sie mit Ihrem Kinderarzt, wenn Sie bei Ihrem Kind eine Unverträglichkeit oder Allergie vermuten. Vielleicht wird er Sie an einen spezialisierten Facharzt (Allergologe) überweisen. Nach der nicht immer ganz einfachen Diagnostik besteht die Therapie in einer Vermeidung der allergieauslösenden Stoffe. Meist wird dies für einen längeren Zeitraum – mindestens ein Jahr – empfohlen. Danach wird die Reaktion auf dieses Lebensmittel erneut getestet. Oft verschwinden Lebensmittelallergien bis zum Schulalter. Manchmal verändern Sie sich auch und werden dann zum Beispiel von einer Pollenallergie (Heuschnupfen) »abgelöst«.

Unverträglichkeiten

Bei einer Nahrungsmittelunverträglichkeit treten die Symptome meist in Abhängigkeit von der Dosis auf. Das heißt, dass kleinere Mengen eines Nahrungsmittels noch gut vertragen werden und Beschwerden erst auftreten, wenn ein bestimmter Grenzwert überschritten ist. Hingegen zeigen sich bei einer echten Lebensmittelallergie meist schon bei der Aufnahme kleinster Mengen entsprechende Symptome. Stillen sowie das Schaffen einer rauchfreien und schadstoffarmen Umgebung sind unter anderem weitere Faktoren, die sich positiv auf die Allergieprävention auswirken. Weitere ausführliche Informationen finden sich direkt in der S3-Leitlinie Allergieprävention.

Gluten

Gluten ist das Klebereiweiß, das unter anderem in Getreidesorten wie Dinkel, Weizen und Roggen vorhanden ist. Menschen mit einer Glutensensitivität reagieren mit Verdauungsbeschwerden, Kopfschmerzen oder Müdigkeit auf eine Glutenaufnahme. Wesentlich seltener gibt es die Glutenunverträglichkeit (Zöliakie), bei der die Aufnahme von Gluten eine chronische Entzündung der Darmschleimhaut bewirkt. Diese Erkrankung führt zu starken Verdauungsbeschwerden und Gedeihstörungen.
Diagnostiziert wird die Erkrankung mithilfe von Bluttests und einer Untersuchung der Dünndarmschleimhaut. Die Therapie besteht im Weglassen von Gluten. Bei Verdacht auf eine Unverträglichkeit, wenden Sie sich an den Kinderarzt. Präventives Weglassen oder gezieltes frühes Anbieten von glutenhaltigem Getreide in der Beikostzeit scheint der aktuellen Datenlage nach keinen Einfluss auf die Entwicklung einer Zöliakie zu haben. Glutenhaltiges Getreide kann also ab Beikostbeginn angeboten werden. Unabhängig von einer Unverträglichkeit erweitern auch glutenfreie Getreidesorten wie Hirse oder Amarant den Speiseplan.

ZAHNPFLEGE UND KARIESRISIKO

Wenn das erste Zähnchen durchbricht, ist es Zeit, mit der Zahnpflege zu beginnen. Verwenden Sie zur Reinigung einen geeigneten Fingerling oder eine weiche Babyzahnbürste. Gehen Sie sanft und respektvoll vor. Bezüglich der Gabe von Fluorid sind die Meinungen von Experten kontrovers. Fluorid macht die Zähne widerstandsfähiger gegen Kariesbakterien. Während Kinderärzte eher eine systemische Gabe (aufgelöste Tablette) empfehlen, raten Zahnärzte meist zur Verwendung einer fluoridhaltigen Zahncreme. Unter diesem Link können Sie beide Standpunkte ausführlich nachlesen: https://www.kindergesundheit-info.de/themen/risiken-vorbeugen/zahngesundheit/gesunde-zaehne/fluoridversorgung/.
Um eine Überdosierung zu vermeiden, ist es sinnvoll, sich individuell beraten zu lassen. Zur Kariesprophylaxe gehören neben der mehrmals täglichen Zahnpflege eine gesunde, zuckerarme Ernährung, Pausen zwischen den Mahlzeiten (siehe Seite 151) und regelmäßige Zahnarztkontrollen. Das gilt auch für Sie als Eltern, da Sie Ihre Kariesbakterien durch Speichelkontakt auf Ihr Kind übertragen können. Dauernuckeln an Flaschen mit Saugern oder Sportverschluss begünstigt die Kariesentstehung und sollte deshalb vermieden werden.

WIE WIRD GEFÜTTERT?

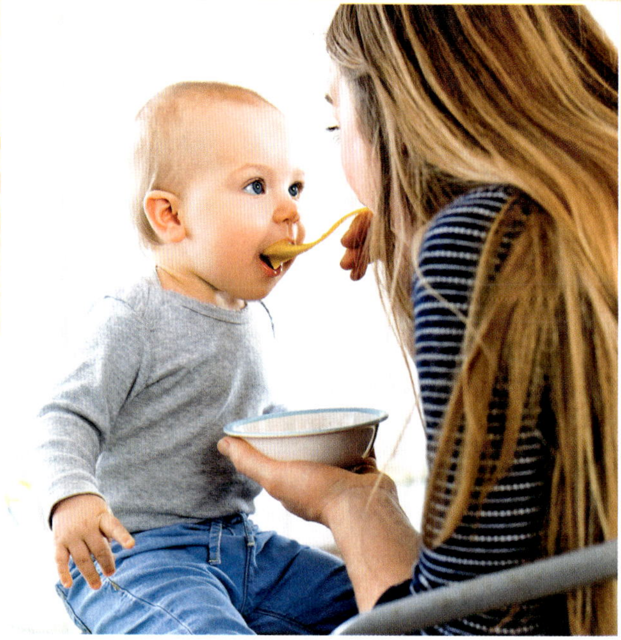

Ein Baby füttern – das kann doch nicht so schwer sein? Was sich in der Theorie so einfach anhört, kann in der Praxis zur Herausforderung werden. Zumindest wenn zu hohe oder unrealistische Erwartungen damit verknüpft sind. Es geht nicht darum, dass Ihr Kind möglichst zügig eine bestimmte Menge isst. Vielmehr geht es wieder einmal darum, Ihr Kind und seine Bedürfnisse zu sehen und entsprechend darauf einzugehen. Ihr Baby ist kompetent von Anfang an. Und auch jetzt, bei den ersten Beikostversuchen, möchte es aktiv mitmachen, statt passiv belöffelt zu werden. Es braucht Zeit, die neuen Essherausforderungen zu sehen, zu spüren und zu schmecken.

Und auch Sie als Eltern brauchen Zeit, um herauszufinden, was Ihrem Kind in Sachen Beikost gefällt, guttut und schmeckt. Zum Glück ist keine Eile geboten, weil Ihr Kind weiterhin gut durch das Stillen oder die Milchmahlzeiten aus dem Fläschchen versorgt wird. Die Beikost kommt zunächst einfach nur ergänzend dazu.
Nehmen Sie sich also genug Zeit für diesen großen Schritt, ganz ohne Druck. Informieren Sie sich vorab mittels unabhängiger und vertrauensvoller Quellen. Auch Ihre Hebamme kann Sie bei Beikostfragen beraten und Ihre Sorgen zerstreuen. Beim Thema Essen gilt wie in allen Entwicklungsbereichen: Bleiben Sie bei sich und Ihrem Kind.

Vergleichen Sie es nicht mit anderen Kindern, nicht mal mit den eigenen Geschwistern. Alle Kinder essen früher oder später mal mehr oder weniger. Das feinfühlige Füttern wird Ihr Baby so beim allmählichen Essenlernen unterstützen, wie es seinen Bedürfnissen entspricht.

DIE MAHLZEITEN DES KINDES ACHTSAM BEGLEITEN

Wie auch beim Stillen oder der Fläschchenbeziehung geht es bei der Beikosteinführung darum, wahrzunehmen, welches Bedürfnis Ihr Kind anzeigt, und dieses entsprechend zu beantworten. Genau wie das Stillen und Füttern nach Bedarf soll auch die Beikosteinführung die Individualität jedes Kindes berücksichtigen. Pläne, die Zeiten und Mengen genau vorgeben, werden dem oft nicht gerecht.
Am Anfang wird Ihr Kind keinen Hunger, sondern nur Interesse bekunden, wenn Sie ihm einen Löffel Brei oder eine gekochte Nudel zum Kosten anbieten. Bei akutem Hunger möchte es zunächst weiterhin gestillt oder mit dem Fläschchen gefüttert werden, so wie es das in den vorangegangenen Monaten gewöhnt war. Erst nach und nach macht es die Erfahrung, dass das »bunte Zeug« auf dem Teller auch satt machen kann. Ihr Kind wird Ihnen zeigen, was es möchte und auch wie. So lassen sich die einen gern achtsam füttern (siehe Seite 142), während andere Kinder den Löffel und das Essen ausschließlich selbst in die Hand nehmen wollen. Gehen Sie auf das Autonomiebedürfnis Ihres Kindes ein. Lassen Sie es aktiv mitmachen. Machen Sie die gemeinsame Mahlzeit zu einer angenehmen Erfahrung für alle Beteiligten.

Babyfreundlicher Essplatz

Damit Ihr Kind das neue Essen mit allen Sinnen erforschen kann, sollte der Essplatz möglichst unkompliziert zu reinigen sein. Ob es dabei im Hochstuhl (siehe Seite 105) oder auf Ihrem Schoß sitzt, ist von seinem aktuellen Entwicklungsstand abhängig. Wenn Sie es auf dem Schoß füttern, empfiehlt es sich, auf Kleidung zu achten, die leicht zu reinigen ist. Ziehen Sie nicht den empfindlichsten Pullover an, während Ihr Kind mit Karottenbrei oder Tomatensauce hantiert. Ein abwischbarer Duschvorhang oder eine Bürostuhlunterlage kann Ihren Teppich schützen.

(Un-)Praktisches Zubehör

Eine extra Ausstattung brauchen Sie für die Beikostzeit aber nicht, auch wenn Babymärkte das gern suggerieren. Lätzchen sind praktisch – ein umgebundenes Geschirrtuch (mit Wäscheklammer verschlossen) tut es theoretisch aber auch. Bei warmen Temperaturen kann Ihr Baby natürlich auch ganz unbekleidet essen.
Ein etwas kleinerer Babylöffel ist praktisch, Speziallöffel sind dagegen nicht erforderlich. Ganz im Gegenteil sind die besonders schmalen Babylöffel eher so konzipiert, dass das Baby die Nahrung davon heruntersaugt, statt sie zu essen. Netze, in die man Obststücke legt, damit das Kind diese lutschen kann, sind ebenfalls nicht nötig, da sie nicht dazu geeignet sind, den Umgang mit festerer Nahrung im Mund zu fördern.
Sie brauchen keine Breisauger fürs Fläschchen, die mit einem kreuzförmigen großen Schlitz ausgestattet sind, damit dickflüssiger Brei hindurchfließen kann. Brei sollte wie jede andere festere Kost nicht eingesaugt, sondern gelöffelt werden.
Manche der genannten Hilfsmittel kommen aus dem therapeutischen Bedarf. Kinder mit besonderen Bedürfnissen können von speziellen Esshilfen profitieren. Für den regulären Einsatz in der Beikostphase sind sie aber nicht zu empfehlen.

Chaos am Esstisch?

Schieben Sie bei den ersten Mahlzeiten mit Ihrem Kind eigene Erwartungen am besten zur Seite. Für Ihr Baby öffnet sich eine ganz neue Welt, die es auf vielen Ebenen erfahren möchte. Vielleicht erinnern Sie sich daran, wie Ihnen im Urlaub mal etwas serviert wurde, was Sie bisher noch nie gegessen, vielleicht sogar noch nicht einmal gesehen haben. Sie haben keine Idee, ob und wie das Ganze schmecken und sich im Mund anfühlen wird. Darum haben Sie es wahrscheinlich erst einmal von allen Seiten angeschaut, daran gerochen, vielleicht mit Fingern oder Gabel zerkleinert, bevor Sie dann wirklich den ersten kleinen Bissen ganz vorsichtig in den Mund genommen haben. Für Ihr Baby ist auch der Kürbisbrei oder das Stück Kartoffel auf dem Teller eine ganz neue Erfahrung, die es zunächst noch nicht mal unter der Kategorie »Essen« einordnen kann. Denn Hunger und Sättigung sind bisher noch immer mit dem Stillen oder dem Fläschchen verknüpft. Geben Sie Ihrem Kind also Zeit und Raum, das neue Essen mit allen Sinnen zu erfahren. Dazu gehört, dass es mit dem Essen »spielt«. Das Spiel der Kinder ist ihr Weg, zu lernen und die Welt zu verstehen. Lassen Sie Ihr Kind das Essen sehen, riechen, ertasten, zerdrücken, in den Mund und vielleicht auch wieder hinausbefördern. Haben Sie keine Sorge, dass dieses Essverhalten jetzt über Monate oder gar Jahre so bleiben wird. Ganz im Gegenteil: Kinder, die von Anfang an selbst mitmachen dürfen, sind meist schnell geschickt im Umgang mit den jeweiligen Lebensmitteln und dem dazu passenden Besteck.

Je älter Ihr Baby wird, desto mehr möchte es seine Welt selbst begreifen. Es will alles anfassen und ausprobieren. Auch beim Thema Essen ist das nicht anders. Auch wenn es anfangs mit Chaos am Esstisch verbunden ist, lassen Sie die Autonomiebestrebungen Ihres Kindes zu. Natürlich dürfen Sie eingreifen, wenn es die Tomatenstücke gegen die Wand pfeffert, aber verhindern Sie keine wichtigen Entwicklungsschritte, indem Sie versuchen, die Mahlzeiten »kleckerfrei« zu gestalten. Ihr Baby, das schon bald ein Kleinkind ist, wird sich auf lange Sicht an Ihrem Essverhalten orientieren. Sie müssen ihm jetzt keine »Tischmanieren« beibringen, sondern ihm dabei helfen, erst einmal die Freude am Essen zu entdecken.

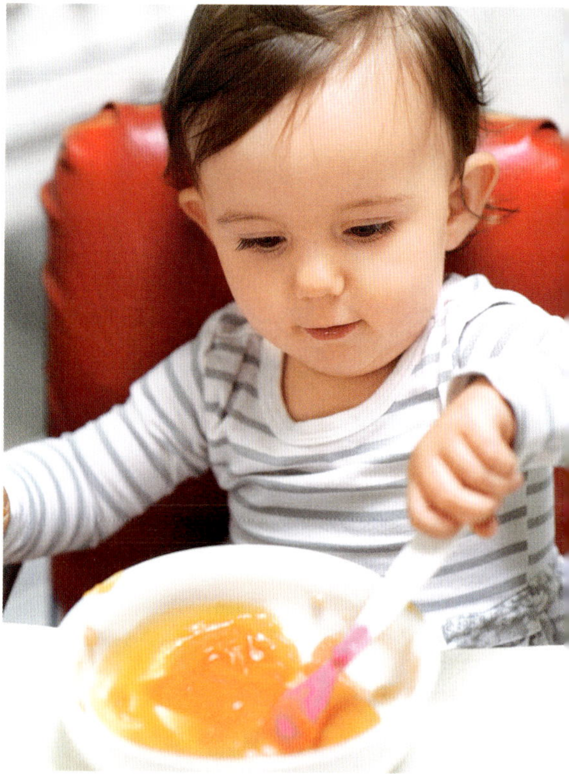

Das Baby bestimmt: Statt belöffelt zu werden, essen viele Kinder lieber selbst.

Aufmerksam füttern statt passiv belöffeln

Wenn Sie Ihrem Baby die Beikost in Breiform anbieten, benötigt es gerade am Anfang Ihre Hilfe. So kann ein circa sechs Monate altes Kind meist ein Stück weich gekochte Kartoffel greifen und zum Mund führen. Den mit Brei gefüllten Löffel wird es wahrscheinlich noch nicht treffsicher in den Mund befördern. Doch auch Füttern ist keine passive Belöffelung vonseiten der Eltern, sondern sollte immer entsprechend die Signale des Kindes berücksichtigen. Um ein Gefühl dafür zu bekommen, ist es sinnvoll, sich von seinem Partner einmal selbst füttern zu lassen. Das beschert viele

Aha-Momente – ebenso wie das Füttern des Partners, der dann entsprechend Rückmeldung dazu geben kann. Sie werden so schnell erfahren, was sich gut anfühlt und was eher unangenehm ist.

Das Baby feinfühlig füttern

Lassen Sie Ihr Baby entspannt, aber aufrecht auf Ihrem Schoß sitzen. Halten Sie Blickkontakt. Ihr Kind sollte Sie so sehen können, dass es nachvollziehen kann, was gerade passiert. Es fühlt sich nämlich seltsam an, wenn der Löffel plötzlich über die Schulter »fliegt« und knapp vor dem Mund landet. Als anreichender Elternteil müssen auch Sie das Gesicht Ihres Babys sehen, um seine Essbereitschaft erkennen zu können.

Zeigen Sie Ihrem Kind das Essen auf dem Tisch, das Sie nun füttern werden. Lassen Sie es bei Interesse auch mit den Händen erkunden. Viele Babys interessieren sich sehr für den Löffel an sich. Ein zweiter Löffel, den das Baby selbst in die Hand nimmt, ist hilfreich.

Überzeugen Sie sich immer davon, dass das Essen nicht zu heiß ist. Nehmen Sie eine kleine Menge auf den Löffel und führen Sie ihn langsam zum Mund Ihres Kindes. Langsam deshalb, damit Ihr Baby sehen kann, was da kommt. Wenn Ihr Kind den Mund öffnet, können Sie den Löffel sanft hineinschieben. Er sollte aber niemals zwischen die zusammengepressten Lippen gequetscht werden. Ihr Baby signalisiert durch erkennbares Interesse und Öffnen des Mundes seine Bereitschaft zum Essen.

Das Esstempo gibt Ihr Baby vor und nicht der nächste anrollende volle Löffel, der es zwangsweise schnell schlucken lässt. Das Baby nimmt die Nahrung selbst mit dem Mund auf. Der Brei soll nicht an den Lippen oder am Gaumen des Kindes abgestreift werden.

Wenn der Brei aus dem Mund läuft oder Ihr Baby ihn aktiv herausprustet, schieben Sie ihn nicht einfach mit dem Löffel wieder hinein. Die Mundregion ist sehr sensibel. Viele Kinder lassen sich schnell irritieren und zeigen ihr Unbehagen. Auch ständiges Abwischen zwischendurch stört den Essvorgang. Wischen Sie den kleinen Breischnurrbart also erst nach Ende der Mahlzeit mit einem feuchten Lappen ab. Wenn so gut wie gar nichts von Ihren gut gemeinten Breiangeboten im Mund bleibt, ist das meist ein Signal, dass Ihr Kind noch nicht ganz beikostbereit ist. Geben Sie Ihrem Kind noch etwas Zeit und probieren Sie es zu einem späteren Zeitpunkt erneut.

ACHTSAM ODER ABGELENKT?

Die Mahlzeiten mit Baby können dauern, gerade wenn Sie sich wirklich auf das Tempo Ihres Kindes einlassen. Eltern sind aber irgendwie permanent unter Zeitdruck, weil es gefühlt immer noch etwas zu erledigen gibt. Versuchen Sie dennoch, im Moment und bei Ihrem Kind zu bleiben. Lassen Sie es kleine Pausen machen, ohne zu drängeln. Schließlich gibt es am Esstisch so viel Neues zu entdecken. Die Nahrung will nicht nur gegessen, sondern mit allen Sinnen erkundet werden.

Versuchen Sie nicht, Ihr Kind mithilfe von Ablenkungen zum Essen zu bewegen. Verzichten Sie darauf, den Breilöffel als Flugzeug in den Mund fliegen zu lassen oder Ihr Kind mit Singen oder Klatschen zum Essen zu überreden.

Und bitte lenken Sie es auch nicht mit kleinen Filmchen auf dem Smartphone oder Tablet ab. Auf diese Weise kann Ihr Kind kein Gefühl für Hunger oder Sättigung entwickeln. Sogar die Geschmackswahrnehmung leidet. Für kleine Kinder in der Esslernphase ist das besonders problematisch. Nehmen Sie sich selbst genug Zeit zum Essen und geben Sie diese auch Ihrem kleinen Essanfänger.

Durch Wegdrehen des Oberkörpers, Zusammenkneifen des Mundes oder Wegschieben von Löffel oder Teller zeigt Ihr Baby Sättigung oder nachlassendes Interesse an. Sie müssen dann keine Tricks oder Ablenkungsmanöver anwenden, um eine bestimmte Breimenge ins Kind zu befördern.

MIT UND OHNE BREI – BEIKOST NACH BEDARF

In den letzten Jahren hat sich der Begriff Baby-led Weaning in Sachen Beikost etabliert. Hebamme und Stillberaterin Gil Rapley prägte ihn durch ihr 2008 erschienenes Buch. Darin ist der an den Bedürfnissen des Babys orientierte Beikostweg beschrieben. 2013 erschien dann die deutsche Übersetzung »Baby-led Weaning – Der stressfreie Beikostweg«. Weitere deutschsprachige Bücher zum Thema folgten. Völlig neu ist das Thema aber nicht. Ganz im Gegenteil entspricht das Vorgehen des Baby-led Weaning eher dem ursprünglichen Weg, wie Kinder an das Essen am jeweiligen Familientisch herangeführt wurden. Die Breifütterung hat eine wesentlich kürzere Historie. Sie ist eng verknüpft mit dem Rückgang der Stillquoten in den 1960/70er-Jahren und dem damals empfohlenen »Stillen und Füttern nach Plan«.

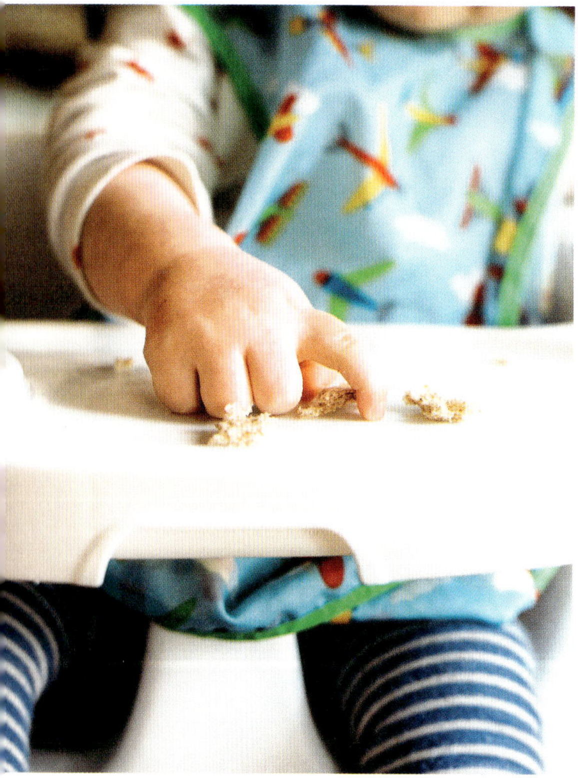

Sobald Ihr Kind greifen kann, widmet es sich konzentriert dieser neuen Fähigkeit.

Mit »to wean« wird im Englischen der Abstillprozess beschrieben, also das Entwöhnen von der reinen Muttermilchernährung. Für mit Pre-Nahrung gefütterte Kinder ist dies ebenfalls ein guter Weg. Auch hier ist ja das Füttern nach Bedarf die Empfehlung. Dem schließt sich ganz logisch die Beikost nach Bedarf an.

Es gibt viele Fragen

Der Begriff Baby-led Weaning (BLW) wird meist synonym mit Begriffen wie breifrei, Fingerfood, Selbstfütterung, autonome oder selbstbestimmte Beikost verwendet. Das führt immer wieder zu Verwirrungen und Verwechslungen. Es wird zum Beispiel oft angenommen, dass das Baby tatsächlich niemals breiige Nahrung, sondern ausschließlich Fingerfood bekommt. Doch warum sollte dem Baby der Frühstücksporridge, der Kartoffelbrei, der dickflüssige Smoothie oder das Risotto vorenthalten werden, wenn der Rest der Familie diese Speisen mit Genuss verzehrt?
Es geht viel mehr darum, dem Baby nicht alle Lebensmittel ausschließlich in pürierter Form anzubieten – und dies streng getaktet nach einem vorgegebenen Plan.
Das bedeutet nicht, dass Breipläne zur Beikosteinführung generell schlecht sind. Im Gegenteil: Sie können die Eltern durchaus bei der Alltagsorganisation entlasten. Wichtig ist nur, dass eben kein Druck entsteht, dass das Baby zu einer bestimm-

DIE SORGE VOR DEM VERSCHLUCKEN

Bei Babys liegt der Würgreflexpunkt noch weiter vorn als bei Kindern und Erwachsenen. Dadurch werden Stücke, Nahrung, aber auch kleine Gegenstände, die es im Mund noch nicht handhaben kann, mit der Zunge nach vorn gebracht und ausgespuckt. Oft ist das verbunden mit zum Teil dramatisch klingenden Würgelauten. Dabei handelt es sich aber nicht um ein Verschlucken.

Generell ist Verschlucken sowohl bei der Nahrungsaufnahme – beim Breifüttern wie beim Selbstessen – als auch in anderen Kontexten möglich. Das gilt nicht nur im Säuglingsalter. Später ist vor allem das Herumlaufen während des Essens ein Risikofaktor.

Eltern sollen deshalb ihr Baby oder Kleinkind generell im Auge behalten. Denken Sie daran auch, wenn Ihr Kind nicht in Ihrer Blickrichtung im Buggy sitzt und auf einem Brötchen herumkaut.

Achten Sie darauf, dass Ihr Baby beim Essen aufrecht sitzt und Sie es beobachten können. Bieten Sie ihm keine kleinteiligen unverarbeiteten Lebensmittel wie Nüsse an. Achten Sie auch sonst darauf, was es in den Mund nimmt (zum Beispiel kleine Spielzeuge von Geschwisterkindern oder herumliegende Gegenstände). Besuchen Sie einen Erste-Hilfe-Kurs für Eltern, damit Sie wissen, wie Sie im Fall von Verschlucken aber auch in anderen Situationen adäquat reagieren.

ten Zeit eine bestimmte Menge essen muss. Die Bedürfnisse des Kindes müssen auch bei der Nahrungsaufnahme berücksichtigt werden.

Die Vorteile breifreier Beikost

Ein klarer Vorteil von BLW besteht darin, dass Ihr Kind die Nahrungsmittel in ihrer ursprünglichen Form und Konsistenz kennenlernt. Püriert lässt sich nicht erkennen und oft auch nur schwer erschmecken, was da gerade serviert wird.

Breifrei ist auch unterwegs und auf Reisen mit dem »Beiköstling« einfacher, weil Sie weder Pürierstab noch Gläschen mitschleppen müssen. Bei fast jeder Mahlzeit ist mindestens eine Komponente dabei, die auch ein Baby essen kann.

Es gab und gibt immer auch Kinder, die weder den Brei noch das Füttern mögen und lieber selbst aktiv werden. Wenn Sie als Eltern auf die Zeichen und Bedürfnisse Ihres Babys eingehen, sind alle Wege gleich gut.

Kauen ist wichtig für die Entwicklung

Wenn Sie vor allem Brei füttern, ist es wichtig, darauf zu achten, dass Sie Ihrem Kind nach und nach die Möglichkeit geben, stückhaftere Nahrung kennenzulernen. Auch Breifahrpläne empfehlen, dass das Baby ungefähr ab dem zehnten, elften Monat beginnt, am Familientisch mitzuessen.

Brei überbrückt tatsächlich nur eine relativ kurze Phase zwischen der ausschließlichen Stillzeit und der altersentsprechend angepassten Familienkost und sollte sich keinesfalls als Dauerkost für Kleinkinder einbürgern.

Gemeinsame Mahlzeiten

Für Sie als Eltern hat der breifreie beziehungsweise der fütterfreie Beikostweg den Vorteil, dass Sie gleichzeitig mit Ihrem Baby essen können. Natürlich können und dürfen Sie Ihr Baby hier und da unterstützen, aber generell haben Sie die Hände frei zum Essen. Ihr Baby wiederum kann Sie beobachten und direkt am Vorbild lernen. Es kann eigenständig wie »die Großen« handeln. Die Autonomie und das Selbstvertrauen Ihres Babys werden so auch am Esstisch gestärkt.

Auch wenn Sie Ihr Kind füttern, ist es empfehlenswert, dennoch zu versuchen, möglichst immer gleichzeitig etwas zu essen. Es empfiehlt sich nicht, erst das Baby »abzufüttern«, um dann anschließend selbst ohne Kind zu essen. Vielleicht können Sie sich auch mit Ihrem Partner beim Füttern abwechseln. Die gemeinsamen Familienmahlzeiten sind für Ihr Baby wertvolle Lernerfahrungen nicht nur in Sachen Essen, sondern auch im sozialen Miteinander. Und ganz nebenbei ist es vielleicht auch für Sie selbst eine schöne Erfahrung, die Mahlzeit mit Ihrem Baby zu teilen und als Familie so immer mehr zusammenzuwachsen.

BABY-LED WEANING

Bei der selbstbestimmten Beikost besteht Ihre Hauptaufgabe darin, dem Baby gesunde und angemessen zubereitete Lebensmittel aufzutischen. Den Rest erledigt Ihr Kind. Überlassen Sie ihm die Auswahl und das Esstempo.
Folgende Punkte gilt es zu beachten:

- Gerade bei der breifreien Beikosteinführung ist es besonders wichtig, dass Ihr Kind auch die entsprechende Beikostreife hat (siehe Seite 104), was eher selten vor dem Beginn des zweiten Lebenshalbjahrs der Fall ist.
- Bieten Sie ihm zu früh Lebensmittel in Form von Fingerfood an, wird es damit noch nicht richtig umgehen können. Das Risiko, sich zu verschlucken, wird dadurch erhöht. Wird dagegen entwicklungsgerecht mit BLW begonnen, besteht keine erhöhte Gefahr. Das hat auch eine aktuelle neuseeländische Studie ergeben. Anfangs aktivieren die selbst essenden Kinder ihren Würgereflex zwar häufiger als die mit Brei gefütterten. Mit acht Monaten ist es jedoch genau umgekehrt.
- Ihr Kind sollte stabil auf dem Schoß oder in einem Hochstuhl sitzen können. Es muss den Oberkörper sowie Arme und Hände frei bewegen können. Achten Sie auch darauf, dass Kleidung oder Lätzchen die Bewegungsfreiheit nicht einschränken.
- Lassen Sie Ihr Kind beim Essen nicht allein.
- Wenn Sie Obst und Gemüse als Fingerfood anbieten, sollten die Stücke möglichst etwas länger als die geballte Faust Ihres Babys sein, weil anfangs das Essen sonst komplett darin verschwindet. Es braucht einige Monate, bis Ihr Kind vom Greifen mit der gesamten Handfläche zum Zangengriff und schließlich zum recht differenzierten Pinzettengriff übergeht. Dieser Entwicklung entsprechend, sollten Sie die Nahrung passend anbieten.
- Achten Sie auf eine angemessene Temperatur des Essens. Probieren Sie, ob sich das Fingerfood im Mund gut am Gaumen mit der Zunge

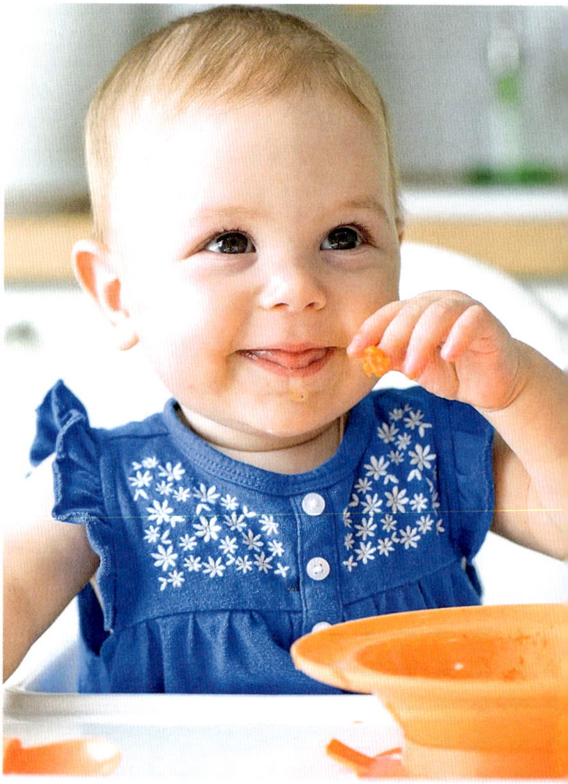

Beim Selberessen macht Ihr Baby gleichzeitig die Erfahrung der Selbstwirksamkeit.

zerdrücken lässt. Anfangs zerkleinert Ihr Baby das Essen nämlich auf diesem Weg. Etwas später kommen dann die Kauleisten und nach und nach die Zähnchen zum Einsatz. Sollte Ihr Baby Schwierigkeiten beim Zerkleinern der Nahrung haben, warten Sie noch etwas mit der Beikost beziehungsweise bieten Sie ihm nur ganz weiche Lebensmittel oder versuchsweise etwas Brei an.

- Ihr Baby sollte sich das Essen immer selbst nehmen und in den Mund stecken, damit es lernt, Größe und Konsistenz der einzelnen Lebensmittel richtig einzuschätzen.
- Unterstützen Sie Ihr Kind angemessen, aber überlassen Sie ihm die Führung. So können Sie das runtergefallene Stückchen gern aufheben, aber nicht in den Mund Ihres Kindes schieben.
- Genießen Sie Ihr Essen gemeinsam mit Ihrem Kind. Sie sind Vorbild von Anfang an.
- Stillen Sie Ihr Baby weiterhin nach Bedarf. Das kann anfangs vor oder nach und sogar während der Mahlzeit sein. Erst nach und nach werden sich die Beikost- und Milchmahlzeiten mehr voneinander abgrenzen. Doch auch hier ist der Entwicklungsspielraum individuell und groß. Wenn Sie nicht stillen, schränken Sie die Pre-Milchmahlzeiten nicht ein, sondern gehen auch entsprechend nach den Bedürfnissen Ihres Kindes. Es kann sein, dass Sie anfangs zunächst zu viel oder zu wenig Flaschenmilch zubereiten. Drängen Sie Ihrem Kind nichts auf. Schon bald wird sich alles wieder einspielen und Sie können die »neuen« Trinkmengen Ihres Kindes wieder genauer einschätzen.
- Trauen Sie ihm in Sachen Beikost ein Gespür für seine Bedürfnisse zu, aber gehen Sie den Beikostweg mit, der für Ihr Kind und auch für Sie passend ist. Dies kann auch eine Mischung aus achtsamer Breifütterung und BLW sein.

Breifreie Snacks für unterwegs

Gerade unterwegs ist Fingerfood praktisch – es gibt kein Geklecker mit Breigläschen, Sie brauchen nichts aufzuwärmen, und weil Ihr Baby ja selbst essen kann, können Sie die Pause nutzen, um sich selbst eine Tasse Tee oder ein paar Spalten Obst zu gönnen.

Die folgende Liste soll Ihnen eine Idee davon geben, welche Speisen sich als Fingerfood für unterwegs bewährt haben:

- Minimuffins mit Apfel
- Herzhafte Mini-Muffins mit Gemüse
- Zuckerfreie Mini-Pancakes
- Gebackene Falafel-Bällchen
- Zuckerfreie Energiebällchen
- Kleine Pizzaschnecken
- Zuckerfreie Waffelherzen (zum Beispiel mit Vanillemark)
- Vollkornnudeln – schmecken auch kalt
- Und natürlich auch einfach das »gute alte« belegte Brot und Obst und Gemüse, entsprechend geschält und geschnitten

MUFFINGRUNDREZEPT OHNE KÜNSTLICHE SÜSSE

Sie brauchen:
3 sehr reife Bananen
60 ml Pflanzenöl (z. B. Rapsöl)
1 Ei
½ Päckchen Backpulver
200 g Dinkelmehl (Type 1050)
75 g blützenzarte Haferflocken
3–4 EL Milch

Zubereitung:
Heizen Sie den Backofen auf 180 °C vor. Die Bananen schälen, mit einer Gabel zerdrücken und zusammen mit dem Öl fein pürieren. Das Ei unterrühren. Mehl, Backpulver und Haferflocken in einer Schüssel vermischen und unter das Bananenmus rühren. Ist der Teig sehr fest, esslöffelweise etwas Milch dazugeben, bis er die Konsistenz eines festen Rührteigs hat.
Verteilen Sie den Teig auf 12 Muffin- oder 24 Mini-Muffinförmchen und backen Sie sie im heißen Ofen etwa 25 Minuten.

PROBLEME BEI DER BEIKOSTEINFÜHRUNG

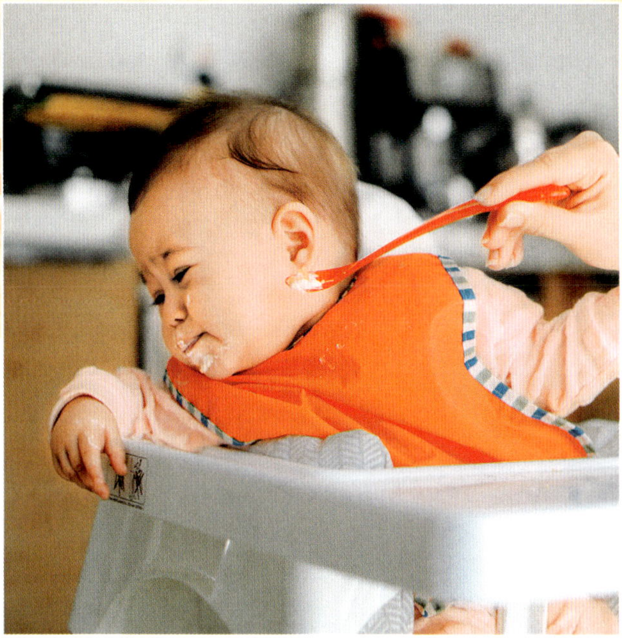

Ein möglichst unkomplizierter und einfacher Übergang von Muttermilch auf feste Kost steht auf der Wunschliste vieler Eltern. Aber manchmal hinkt die Realität dem Wunschtraum ein wenig hinterher. Und das ist auch gar nicht schlimm. Denn jedes Kind ist anders und entwickelt sich in seinem ganz eigenen Tempo.

Für Sie als Eltern ist es spannend, Ihr Kind dabei zu begleiten, wie es nach und nach seine Welt erkundet und sich zunehmend darin zurechtfindet. Auf diesem Weg sind immer wieder kleinere und größere Hürden zu überwinden. Das ist ganz normal und nur natürlich. Und immer mal wieder werden auch im Hinblick auf die Ernährung Ihres Kindes Schwierigkeiten und Sorgen auftreten. Vielleicht ist Ihr Baby besonders wählerisch oder besonders empfindlich. Vielleicht mag es nicht kauen, sondern lieber an seinem Fläschchen festhalten. Oder es ist immerzu hungrig, und es fällt Ihnen schwer, Esspausen einzuhalten. Vielleicht gehört es auch zu den hartnäckigen Beikostverweigerern, die man kaum davon überzeugen kann, dass irgendetwas jenseits von Muttermilch und Pre-Nahrung schmecken könnte. Lassen Sie sich nicht entmutigen! All das ist nur eine Phase und geht vorbei.

Wichtig ist bei aller berechtigten Sorge, nicht zu vergessen, dass ein einzelner »Nudeln ohne alles«-

Tag nicht über die Gesundheit Ihres Kindes entscheidet. Es kommt vielmehr auf die langfristige Bilanz an. Und solange die stimmt, ist höchstwahrscheinlich alles in Ordnung.
Wenn Sie allerdings das Gefühl haben, dass Ihr Kind sich nicht gut entwickelt, sollten Sie das Gespräch mit Ihrem Kinderarzt oder Ihrer Hebamme suchen. Gemeinsam werden Sie schnell herausfinden, ob Ihr Kind gut mit all den Nährstoffen versorgt ist, die es zum Wachsen braucht.

MEIN KIND ISST NICHT!

Sie haben es sicher schon vermutet, und es stimmt: Auch beim Thema Beikost soll Ihr Kind selbst entscheiden, was in seinen Mund und in sein Bäuchlein kommt. Als Eltern machen Sie nur das entsprechende Nahrungsangebot und unterstützen Ihr Kind beim Handling. Was und wie viel von der angebotenen Speise gegessen wird, entscheidet das Baby. Wie bei allen Entwicklungsschritten geht es darum, Ihrem Baby zu vertrauen.

Vertrauen ist wichtig

Vertrauen sollten Sie auch sich selbst: Sie werden es merken, wenn Ihr Kind wirklich ein gesundheitliches Problem hat, das dazu führt, dass es sich unzureichend ernährt. Wie gewohnt, ist es besser, wenn Sie sich weniger an der verspeisten Menge als am Gesamtzustand Ihres Kindes orientieren. Gerade in Phasen, in denen Ihr Kind vermeintlich wenig isst, schauen Sie immer auf das Gesamtbild. Ist es gesund und entwickelt sich altersentsprechend? Wie sind die Urinausscheidung und die Verdauung? Wie sieht die Gewichtsentwicklung aus? Wenn Ihnen einer der genannten Parameter Sorgen macht, wenden Sie sich an Ihren Kinderarzt beziehungsweise auch an Ihre Hebamme oder Still- und Ernährungsberaterin. Der objektive Blick auf das eigene Kind ist schwierig, gerade wenn man sich Sorgen macht.
Die Sorge, dass das Baby nicht isst, bezieht sich vor allem auf die Beikost. Wenn es also weiterhin nach Bedarf an der Brust trinkt oder entsprechend Pre-Milch bekommt, wird es sich über diesen Weg holen, was es braucht. Das Essverhalten ändert sich im zweiten Lebenshalbjahr zudem oft von Woche zu Woche und sogar von Tag zu Tag. Wenn Sie also denken »Mein Kind isst nicht«, werfen Sie einen Blick auf die Gesamtbilanz von Stillen beziehungsweise Pre-Nahrung und Beikost. Wirkliche Gedeihstörungen werden durch den aufmerksamen Blick der Eltern, aber auch die engmaschigeren Vorsorgetermine im ersten Lebensjahr rechtzeitig erkannt.

Falsche Erwartungen

Kritische Kommentare oder unrealistische Erwartungen aus dem Umfeld können auch beim Thema Beikost verunsichern. Das Vergleichen mit anderen Kindern ist ein weiterer Stressfaktor. Nicht selten wird es als elterliches Verdienst gefeiert, wenn ein Kind ganz unkompliziert »nach Plan« isst und auch später ganz offen und nörgelfrei mit dem Thema Essen umgeht. Doch Eltern von mehreren Kindern wissen nur allzu gut, wie unterschiedlich sich Kinder selbst unter annähernd gleichen Bedingungen entwickeln. Auch beim Thema Schlafen haben wir als Eltern meist viel weniger Einfluss, als uns an vielen Stellen vermittelt wird. Kinder bringen in allen Lebensbereichen ihre Individualität mit ein.
Beikost ist kein Erziehungsfeld. Bieten Sie diese Ihrem Kind also ganz ohne Hintergedanken an. Die Beikost wird wahrscheinlich wenig am aktuellen Schlafverhalten ändern und zunächst auch wenig an der momentanen Stillfrequenz.
Nehmen Sie es nicht persönlich, wenn Ihr Baby das liebevoll zubereitete Beikostmenü mit Nichtachtung straft. Verzichten Sie darauf, Essen als Belohnung einzusetzen, weil Ihr Kind irgendetwas besonders gut gemacht hat. Dies führt schnell zu ungesunden Verhaltensmustern in Sachen Ernährung, die sich oft bis ins Erwachsenenalter hinaus auswirken.

GROSS, KLEIN, DICK, DÜNN?!

Jeder Mensch ist unterschiedlich, jedes Kind auch. Größe und Statur unterscheiden sich bei kleinen und bei großen Menschen. Wachstumskurven (siehe Seite 113) und Tabellen sind sicherlich gute Anhaltspunkte, um das Gedeihen von Kindern nachzuvollziehen. Aber auch, wenn ein Kind in die eine oder andere Richtung aus »der Kurve fällt«, muss genau geschaut werden, woran das liegen könnte. Schon in der Schwangerschaft wächst ein Baby in Schüben. Und auch nach der Geburt nehmen viele Kinder eher schubweise zu als ganz gleichförmig.

Eltern von eher leichten Kindern sind oft ähnlich besorgt wie die von vergleichsweise schweren Babys. Sowohl »zu viel« als auch »zu wenig« Gewicht kann mit gesundheitlichen Einschränkungen einhergehen. Aber ein einzelner abweichender Parameter muss eben auch immer als solcher gesehen werden.

Es gilt, genau zu schauen

Allerdings gilt es, bei Abweichungen immer ein bisschen genauer hinzuschauen. Denn auch der Allgemeinzustand und das Verhalten des Kindes sowie die Ausscheidungen sagen viel über das Gedeihen aus. So können auch Kinder gut gedeihen, obwohl sie ein bisschen ausserhalb der Kurve liegen. Und andere wiederum wachsen laut Kurve unauffällig, aber es fehlt vielleicht trotzdem ein bestimmter Nährstoff.

Bei Gewichtsabweichungen nach oben und nach unten ist ein Esstagebuch auf alle Fälle aufschlussreich bei der Ursachenforschung. Hängt eine zu hohe Gewichtszunahme mit der gleichzeitigen Aufnahme einer sehr zucker- oder zu eiweißreichen Ernährung zusammen, wäre eine Ernährungsberatung zur Unterstützung der Eltern eine wichtige Maßnahme. Bei einem sehr kräftigen Stillkind, das sogar eher wenig gesunde Beikost zu sich nimmt, sind dagegen keine Maßnahmen nötig. Genauso ist es bei einer eher zurückhaltenden Gewichtszunahme. Bei einem blassen, kränklichen und vielleicht noch in der Entwicklung auffälligen Kind besteht Handlungsbedarf. Ist es hingegen ein zwar zierliches, aber vitales und motorisch gut entwickeltes aktives Kind, reicht meist einfach eine Verlaufskontrolle. Die Wachstumskurven im gelben Untersuchungsheft und von der WHO (siehe Seite 113) stellen deshalb auch nur Anhaltspunkte und keine absoluten Größen dar. Bei Abweichungen ist die Rücksprache mit der Kinderärztin sinnvoll – meist wird sie aber die Eltern beruhigen können.

Die Entwicklung im ersten Jahr

Als grobe Orientierung verdoppeln Babys im ersten Lebensjahr mit drei bis viereinhalb Monaten ihr Geburtsgewicht. Zwischen zehn und 16 Monaten haben sie es verdreifacht. Mit zwei bis zweieinhalb Jahren haben sie das Geburtsgewicht meist vervierfacht. Von diesen Faustregeln gibt es aber immer wieder erhebliche Abweichungen, auch bei Kindern, die sich ganz gesund entwickeln.

Es ist wichtig, neben der familiären Esssituation immer auch das ganze Kind im Blick zu haben. Gerade eine Überfütterung resultiert oft daraus, dass Essen als Strategie zur Ablenkung oder gegen Langeweile eingesetzt wird.

Bei einer eher zu geringen Nahrungsaufnahme kann manchmal die familiäre Essstruktur noch verbessert werden. Regelmäßige gemeinsame Mahlzeiten wirken sich oft positiv auf den Appetit aus. Und natürlich spielt auch die Auswahl der Lebensmittel eine wichtige Rolle.

Es gibt aber auch Erkrankungen, die den Stoffwechsel und das Gedeihen des Kindes massiv beeinträchtigen. Wenn Sie sich also Sorgen um die Gesundheit und die altersgemäße Entwicklung Ihres Kindes machen, nehmen Sie diese bitte ernst und lassen Sie sie rechtzeitig von Ihrem Kinderarzt abklären. Er kann Ihnen schnell sagen, ob ein gesundheitliches Problem vorliegt.

WIE GEHT ES MIT DEM STILLEN WEITER?

Kein Kind bleibt für immer an der Brust – auch wenn es sich mitunter so anfühlen mag. Gerade zu Beginn der Beikostzeit haben viele Babys eine hohe Stillfrequenz. Entsprechend groß sind dann die Erwartungen der Mütter an die Beikost.
Tatsache ist aber: Damit Ihr Baby sich nach und nach an die Veränderung seiner Nahrung gewöhnen kann, sind die Mengen anfangs klein und verändern wenig am Stillverhalten. Dennoch beginnt mit dem ersten Bissen Beikost ganz langsam der Abstillprozess. Wie lang dieser Prozess dauert, ist höchst individuell. Manche Mütter macht dieser Schritt etwas wehmütig. Doch bis Ihr Baby oder Kleinkind wirklich seine letzte Mahlzeit an der Brust trinkt, wird noch viel Zeit vergehen, wenn Sie weiter nach Bedarf stillen. Es besteht keine Notwendigkeit, Ihrem Kind neben der Beikost etwas anderes als Muttermilch zu geben. Auch in dieser Phase seiner Entwicklung profitiert es sehr vom Stillen. Informationen zum Abstillen finden Sie ab Seite 72.

Pre-Nahrung auch in der Beikostzeit weiter nach Bedarf füttern

Wenn Ihr Kind bisher mit Pre-Nahrung gefüttert wurde, können Sie diese Säuglingsnahrung auch während der Beikostzeit beibehalten. Es kann dauern, bis Ihr Kind mengenmäßig so viel Beikost verzehrt, dass sich die Trinkmenge reduziert. Gerade anfangs kann es immer wieder mal Phasen geben, wo es ausschließlich mit dem Fläschchen gefüttert werden möchte.
Reduzieren Sie die Flaschenmahlzeiten in dem Tempo, das Ihr Baby vorgibt. Beachten Sie dabei auch, welche Flaschenmahlzeit (häufig ist es das Morgen- oder Abendfläschchen) für Ihr Kind am bedeutsamsten ist. Es gibt einige Kinder, die zum ersten Geburtstag tatsächlich so viel und ausgewogen Beikost essen, dass sie gar keine Flaschenmahlzeit mehr benötigen. Für andere ist aber auch weiterhin die Mischung aus Pre-Milch und Beikost der passende Weg.
Manche Mütter stillen und füttern Pre-Nahrung gleichzeitig, weil vielleicht die Muttermilchmenge nicht ausreichend ist. Reduziert sich durch die Beikost nach und nach der Milchbedarf, lassen viele zuerst die Flaschenmahlzeiten und die damit verbundene aufwendigere Zubereitung weg. Das vereinfacht den Stillalltag. Legen Sie Ihr Baby weiterhin entsprechend oft an, sodass es mit Muttermilch und Beikost zusammen alles bekommt, was es braucht.

MEIN KIND IST SO WÄHLERISCH!

Vielleicht wird Ihr Kind begeistert alles oder vieles von dem essen, was Sie ihm in Sachen Beikost anbieten. Oder es reiht sich bei den Kindern ein, die recht viele Lebensmittel zum Teil vehement ablehnen, auch »Picky Eater« genannt.
In den ersten Monaten der Beikostzeit sind viele Kinder noch sehr bereit, neue Dinge zu probieren. Oft wecken sogar besonders geschmacksintensive Nahrungsmittel ihre Begeisterung. Je mehr aus dem Baby ein Kleinkind wird, umso kleiner wird oft das Essensspektrum.

Entscheidend ist, dass Ihr Kind sich altersentsprechend entwickelt

Manchmal lehnen kleine Kinder von heute auf morgen Lebensmittel ab, die sie noch kurz davor mit Begeisterung gegessen haben. Dieses Verhalten ist gar nicht so selten. Mit 18 Monaten wird die Lebensmittelauswahl bei vielen Kleinkindern zunehmend enger. Oft beginnt dann die »Nudeln ohne alles«-Zeit. Viele Eltern sorgen sich, ob ihr Kind alles bekommt, was es braucht. Aber wenn Ihr Kind sich weiterhin altersentsprechend entwickelt, ist alles in Ordnung.

Untersuchungen zeigen, dass auch extrem wählerische Kinder genauso schnell wachsen wie »unkomplizierte« Esser, wenn sie mengenmäßig ausreichend essen. Evolutionsbedingt wird süß, salzig und fettig bevorzugt, da dies eher für sichere (nicht giftige) und nährstoffreiche Nahrung steht als es für saure oder bittere Speisen der Fall ist. Kinder trauen sich deshalb eher an den Apfel als an den Rosenkohl heran.

Geben Sie nicht auf!

Bieten Sie Ihrem Kind Lebensmittel, die es ablehnt, immer wieder an. Manchmal sind bis zu 15 Versuche nötig, bis ein Kind ein Lebensmittel akzeptiert. Aber plötzlich schmeckt Ihrem Kind ein bisher unbekanntes oder nicht mehr gemochtes Lebensmittel wieder. Und manchmal hilft auch gar nichts, und die Abneigung bleibt bestehen. Die meisten Kinder werden im Alter von acht bis zehn Jahren wieder experimentierfreudiger. Anbieten heißt aber, dass Sie wirklich nur ein freundliches Angebot machen, ohne dabei Zwang auszuüben. Wenn Sie selbst davon essen, ist das Ganze noch einmal überzeugender.
Üben Sie niemals Druck aus. Wenn Ihr Kind sich nach dem Ansehen, Anfassen und Daran-Riechen dagegen entscheidet, ein Lebensmittel zu probieren, ist das sein gutes Recht. Die Selbstbestimmung am Esstisch gilt für alle Familienmitglieder. Sicher gibt es auch Nahrungsmittel, gegen die Sie selbst eine geschmackliche Abneigung haben. Vergegenwärtigen Sie sich dieses Gefühl, wenn Sie zu enthusiastisch versuchen, Ihr Kind zum Essen zu überreden.

DIE VERDAUUNG

Beikost macht sich auch am Stuhlgang bemerkbar. Dieser ist fester geformt und riecht aufdringlicher, als Sie es vom Muttermilchstuhl vielleicht gewohnt waren. Wenn Ihr Baby Fingerfood oder stückigeren Brei isst, werden Sie auch immer wieder kleine erkennbare Nahrungsstückchen in der Windel finden. Nach und nach werden die Lebensmittel mehr gekaut und noch besser aufgespalten und verwertet. Manche Kinder reagieren auf die ersten Beikostversuche mit Verstopfung. Achten Sie auf eine ausreichende Flüssigkeitszufuhr wie Muttermilch beziehungsweise Pre-Nahrung oder Wasser und bieten Sie stuhlauflockernde Nahrungsmittel wie Birne, Pastinake, Zucchini oder Pflaume an.

ESS- UND FÜTTERSTÖRUNGEN

Die hier beschriebenen Verhaltens- und Vorgehensweisen beziehen sich immer auf Kinder ohne gesundheitliche Beeinträchtigungen oder Besonderheiten, die mit dem Thema Essen verknüpft sind. Es gibt in seltenen Fällen auch (früh-)kindliche Essstörungen. Diese unterscheiden sich vom Verhalten der wählerischen Esser (Picky Eaters) oder von Kindern, die das Thema Beikost einfach eher langsam angehen.
Ursachen dafür können gemachte Erfahrungen in der frühen Säuglingszeit sein – zum Beispiel eine aus medizinischen Gründen notwendige Sondenernährung. Manchmal erschweren auch Interaktionsstörungen zwischen Eltern und Kind den Essalltag. Gerade für Eltern, die in Bezug auf das Gedeihen ihres Babys schon große Sorgen durchleben mussten, ist das zögerliche Essverhalten ihres Kindes eine große Herausforderung. Manchmal sind auch (bisher unentdeckte) Besonderheiten zum Beispiel im Mund- und Zungenbereich ein möglicher Grund, warum Kinder sich gar nicht oder nur zaghaft auf feste Kost einlassen. Betroffene Kinder und ihre Eltern benötigen professionelle Unterstützung. Holen Sie sich daher immer fachlichen Rat und Hilfe.

MUSS EIN BABY DAUERND ESSEN?

Die Nahrungsmittelindustrie hat das Thema »Snacks« in den letzten Jahren als interessante Einnahmequelle entdeckt. So finden sich in den Drogerie- und Supermarktregalen etliche Kindersnacks, die »für zwischendurch« gedacht sind. Von der Reiswaffel über Hirsekringel und gefriergetrocknete Obststücke bis hin zu weniger gesunden Dingen wie zuckerhaltigen Kinderkeksen, gibt es zahlreiche Produkte.

Achten Sie auf die Zutatenliste

Auch die als »Quetschies« (siehe Seite 121) bezeichneten Saugbeutelchen mit dem pürierten Obst- oder Gemüsebrei gibt es in etlichen Variationen. Viele dieser handlichen Snacks enthalten leider allerlei überflüssige oder gar ungesunde Zutaten, auf die Ihr Baby besser verzichten kann. Auch beim Bäcker gibt es viele Backwaren, die wahlweise zu salz- oder zu zuckerhaltig sind. Bei losen und auch bei verpackten Fertigsnacks müssen Eltern immer auf die Zutatenliste achten, bevor sie ihrem Baby etwas davon anbieten.
Viel günstiger und auch gesünder ist es, wenn man die Verpflegung für unterwegs einfach von zu Hause mitnimmt. Zum Beispiel indem man Obst- und Gemüseschnitze und vielleicht noch etwas Vollkornbrot in eine Lunchbox packt.

Esspausen sind wichtig

Es stellt sich jedoch die Frage: Brauchen Kinder tatsächlich permanent etwas zum Essen? Oder können sie auch mal für ein oder zwei Stunden ohne einen Snack auskommen? Die offiziellen Empfehlungen zu diesem Thema sind recht klar: Neben den klassischen drei Hauptmahlzeiten sind zwei kleinere Zwischenmahlzeiten sinnvoll. Das permanente »Snacken« ist dagegen wenig gesundheitsförderlich, weil Kinder auf diese Weise ihr natürliches Gefühl für Hunger und Sättigung verlieren, wenn der kleine Magen ständig zu tun hat. Auch für die Zahngesundheit sind Esspausen wichtig, damit die Mundflora sich »erholen« kann.

Essen gegen Langeweile?

Oft werden Snacks auch eingesetzt, um stressige Situationen zu entschärfen, Trost und Ablenkung zu spenden oder auch um Langeweile zu umgehen. Leider werden auf diese Weise schnell ungesunde Essgewohnheiten etabliert. Gerade Essen unterwegs findet oft nicht konzentriert und in Ruhe statt, sondern die Kinder laufen mit der Brezel in der Hand über den Spielplatz oder sind durch andere Ablenkungen nicht bei der Sache. Natürlich ist es sinnvoll, eine (gesunde) Kleinigkeit dabeizuhaben, wenn Sie den ganzen Nachmittag mit Ihrem Kind an der frischen Luft verbringen möchten. Aber machen Sie dann auch wirklich eine kleine Pause zum Essen – zum Beispiel auf einer Parkbank. Wenn Sie Wasser auch unterwegs in einem kleinen Becher ohne Trinkaufsatz anbieten, wird Ihr Kind wirklich nur seinen Durst löschen und nicht zum Dauernuckeln an der Trinkflasche animiert. Auch dafür sind die kleinen Zähnchen dankbar.
Wenn es einfach nur eine Stunde auf den Spielplatz geht, müssen Sie sicherlich keine Proviantpakete mitnehmen. Fragen Sie sich bei jedem »Snack«, den Sie Ihrem Kind geben, warum Sie diesen jetzt anbieten. So werden Sie schnell die essbaren Langeweileüberbrücker oder Trostpflaster enttarnen. Geben Sie Ihrem Kind das, was es wirklich braucht: Ihre Präsenz oder Ihren Trost. Essen ist Essen. Es sollte deshalb auch niemals die Funktion von »Belohnung« oder gar »Bestrafung« übernehmen. So würden schneller als gedacht Grundlagen für sehr ungesunde Essgewohnheiten gelegt. Verknüpfen Sie Mahlzeiten oder Snacks deshalb auch niemals mit dem Verhalten Ihres Kindes. Ihr Kind braucht das Vertrauen, dass es immer und unabhängig von anderen Umständen von Ihnen gut mit Nahrung versorgt wird. Es muss dafür nichts leisten.

VORBILD SEIN – GEMEINSAM AM FAMILIENTISCH

Ihr Baby bringt von Geburt an alle Kompetenzen mit, die es für seine Ernährung braucht. Nach und nach entwickelt es diese immer weiter. Ihre Aufgabe als Eltern ist es, diesen Prozess angemessen zu begleiten. Zum einen, indem Sie ihm das entsprechende Angebot machen. Zum anderen, indem Sie eine schöne Essatmosphäre schaffen. Das fängt damit an, dass Sie beim Stillen für entspannte Bedingungen sorgen. Später schaffen Sie dann eine schöne Stimmung am Esstisch. Sie sind für Ihr Kind das entscheidende Vorbild in Sachen Essverhalten – und das nicht nur in den ersten Baby- und Kleinkindjahren, auch wenn hier bereits wichtige Grundlagen gelegt werden. Wie so oft ist für Kinder das, was wir tun, meist viel prägender als das, was wir sagen.

Überlegen Sie selbst, wie Ihr eigenes Essverhalten in der Kindheit geprägt wurde. Bestimmt gibt es Aspekte, die Sie gern an Ihr Kind weitergeben möchten, und Dinge, die Sie anders handhaben möchten. Neben diesen Überlegungen ist es auch wichtig, die Individualität Ihres Kindes und seine Bedürfnisse im Blick zu haben.

Wenn Sie mehrere Kinder haben, wissen Sie, wie unterschiedlich Vorlieben und Abneigungen sein können. Aber selbst ein Blick auf das Essverhalten der Erwachsenen offenbart eine große Bandbreite. Und das nicht nur in Bezug auf die Essensauswahl. Auch die bei jeder Mahlzeit gegessene Menge sowie das Tempo unterscheiden sich.

Wenn Sie gern Gäste haben, müssen Sie sogar noch mehr unterschiedliche Charaktere und Bedürfnisse unter einen Hut bringen. Betrachten Sie Ihr Kind als täglichen Gast an Ihrem Familientisch. Es verdient ebenso viel Respekt und Verständnis wie jeder »echte« Gast. Ihre Hauptaufgabe besteht also neben dem Bereitstellen eines gesunden und ausgewogenen Essenangebots darin, dass sich Ihr Kind beim Essen wohlfühlt. Gehen Sie verantwortungsvoll mit dieser Aufgabe um, indem Sie immer wieder auch den Fokus auf Ihre eigene Ernährung legen. Essen Sie das, was Ihr Körper wirklich braucht? Nehmen Sie sich genug Zeit dafür? Was läuft richtig gut? Was möchten Sie gern verändern?

Die täglichen gemeinsamen Mahlzeiten prägen das Familienleben. Auch wenn Ihr Kind noch klein ist: Versuchen Sie sich doch einmal vorzustellen, wie Ihr Familientisch in zehn oder 15 Jahren idealerweise aussehen soll.

In den Teenager-Jahren sind gemeinsame Mahlzeiten auch in stürmischeren Zeiten immer wieder ein wertvoller Anker. Sie wissen heute noch nicht, mit welchen Vorlieben und Essgewohnheiten Sie Ihr Kind später noch konfrontieren wird. Das kann die Ablehnung vieler Lebensmittel im Vorschulalter sein, aber auch der Umstieg auf eine andere Ernährungsform in der Pubertät. Das Thema Essen wird Sie als Eltern über die Babyzeit hinaus an der einen oder anderen Stelle vielleicht noch einige Nerven kosten.

Sie werden nie die vollständige Kontrolle darüber haben, was Ihr Kind isst oder eben auch nicht. Und in der Regel ist das auch nicht notwendig. Haben Sie Vertrauen in Ihr Kind – jetzt und später. Haben Sie Vertrauen in sich selbst und Ihre Fähigkeit, zu wissen, was es gerade braucht. Aber auch in Ihr Urteilsvermögen, das es Ihnen ermöglicht, wirkliche Probleme rechtzeitig zu erkennen und sich Unterstützung suchen.

Essen ist mehr als reine Nahrungsaufnahme. Gerade innerhalb der Familie vermittelt das gemeinsame Essen auch Nähe, Zuwendung und Geborgenheit. Die immer wiederkehrenden Abläufe und Rituale geben Kindern Sicherheit in allen Entwicklungsphasen.

Planen Sie die Mahlzeiten so, dass Sie möglichst alle wenigstens einmal am Tag zusammen essen – mit genügend Zeit zum Genießen, Erzählen und einander Zuhören. Gemeinsames Kochen und Essen stärken die familiäre Bindung.

ENTSPANNTE MAHLZEITEN AM FAMILIENTISCH

Jede Familie begeht die täglichen Mahlzeiten auf ihre eigene Weise. Hier finden Sie Tipps für entspannte Mahlzeiten und Anregungen, das Essen gemeinsam schön zu gestalten. Schaffen Sie sich Ihre eigenen Traditionen, die für Sie und Ihre Familie passen.

- Decken Sie den Tisch möglichst gemeinsam mit Ihrem Kind. Vielleicht zünden Sie zum Beginn der Mahlzeit eine Kerze an oder stellen ein paar selbst gepflückte Blumen in eine Vase. Auch für kleine Kinder ist ein schön gedeckter Tisch ein Zeichen der Wertschätzung. Sie müssen sicherlich keine Blüten aus Karotten schnitzen, aber trotzdem gilt: »Das Auge isst mit.«
- Kleine Kinder können noch nicht lange warten, wenn das Essen auf dem Tisch steht und der Hunger schon groß ist. Wenn die Kinder ein wenig älter sind, können Sie das Essen auch mit einem gemeinsamen Tischspruch beginnen, aber in der Baby- und Kleinkindzeit könnten längere Rituale Ihr Kind überfordern. Ein »Guten Appetit« können Sie auch Ihrem Baby schon wünschen.
- Erklären Sie Ihrem Baby oder Kleinkind, was es zum Essen gibt. Kinder, die schon beim Kochen mithelfen können, erzählen gern stolz, was sie da gemeinsam mit Ihnen zubereitet haben.
- Lassen Sie die Kinder – sobald es ihr Alter zulässt – selbst bestimmen, wie groß die Portion ist, die sie auf ihren Teller laden. So bekommen sie nach und nach ein Gefühl für die richtige Menge. Natürlich dürfen Sie anfangs etwas mithelfen, die Menge richtig einzuschätzen.
- Sorgen Sie dafür, dass alle Dinge, die für eine Mahlzeit benötigt werden, auf dem Tisch stehen. Gerade kleine Kinder sind schnell abgelenkt, wenn zwischendurch immer wieder einer aufsteht, um Gewürze, eine fehlende Kelle oder ein Getränk zu holen.
- Vertagen Sie Gespräche über schwierige Themen auf andere Zeiten und Orte. Der Esstisch sollte davon frei bleiben. Auch kleine Kinder spüren es schon, wenn Konflikte in der Luft liegen, und reagieren entsprechend irritiert.
- Verbannen Sie das Smartphone und andere Unterhaltungs- und Ablenkungselektronik vom Esstisch. Spätestens wenn Ihre Kinder im Teenager-Alter sind, werden Sie froh sein, wenn sich »handyfreie Mahlzeiten« in Ihrer Familie etabliert haben.
- Haben Sie realistische Erwartungen an die Mahlzeiten mit Kind. Die meisten Kinder möchten unmittelbar nach dem Essen aufstehen und sich wieder bewegen. Respektieren Sie den kindlichen Bewegungsdrang und zwingen Sie Ihr Kind nicht, sitzen zu bleiben, bis alle fertig sind.
- Gute Tischmanieren und eine entsprechende Esskultur lernen Kinder besser anhand von Vorbildern als durch ständige Ermahnungen. Gerade Mahlzeiten mit kleinen Kindern bergen ein gewisses Chaospotenzial. Nehmen Sie es mit Humor, wenn bei jeder Mahlzeit mindestens ein Glas umfällt. Es lässt sich alles waschen und reinigen. Und so wie es jetzt ist, wird es nicht bleiben.
- Beziehen Sie Ihr Kind auch schon in die Lebensmittelauswahl und Zubereitung der Mahlzeiten mit ein. Altersentsprechend gibt es in der Küche zahlreiche Möglichkeiten, Ihr Kind zu integrieren. Noch schaut es Ihnen vielleicht vom Tragetuch aus beim Kochen zu. Aber schon kurze Zeit später schneidet es die ersten Gurkenscheiben, und schneller als gedacht, wird es Ihnen stolz den ersten selbst gebackenen Kuchen präsentieren.
- Laden Sie ab und zu kleine und große Gäste zum Essen ein. Viele Kinder essen gerne gemeinsam mit anderen Kindern, vor allem wenn es dabei familiär und ungezwungen zugeht.

BÜCHER, DIE WEITERHELFEN

Schwangerschaft, Geburt, Wochenbett

Silvia Höfer, Alenka Scholz *Meine Schwangerschaft. Tag für Tag faszinierende Bilder und umfassender Rat* GRÄFE UND UNZER VERLAG

Sarah Schocke *Veggie for Moms: Die besten vegetarischen Rezepte für Schwangerschaft und Stillzeit* ZS Verlag

Loretta Stern, Anja Constance Gaca *Das Wochenbett* Kösel

Dagmar von Cramm *Richtig essen in Schwangerschaft und Stillzeit* GRÄFE UND UNZER VERLAG

Stillen

Norma Jane Bumgarner *Wir stillen noch – über das Leben mit gestillten Kleinkindern* La Leche Liga

Regine Gresens *Intuitives Stillen* Kösel

Dr. Carlos Gonzalez *Stillen – ein Geschenk fürs Leben* La Leche Liga

Marta Guoth-Gumberger, Elizabeth Horman *Stillen – einfühlsame Begleitung durch alle Phasen der Stillzeit* GRÄFE UND UNZER VERLAG

Katharina Kunert-Peter *Stillen +1* fidibus Verlag

Beikost und Ernährung

Dr. Markus Keller, Edith Gätjen *Vegane Ernährung: Schwangerschaft, Stillzeit und Beikost* Ulmer

Gill Rapley, Tracey Murkett *Baby-led Weaning. Das Grundlagenbuch: Der stressfreue Beikostweg* Kösel

Niko Rittenau *Vegan-Klischee ade!* Ventil Verlag

Sarah Schocke, Alexander Dölle *Mix & fertig Babybrei. Die besten GU-Rezepte für den Thermomix* GRÄFE UND UNZER VERLAG

Loretta Stern, Anja Constance Gaca *Das Breifrei-Kochbuch* Kösel

Loretta Stern, Anja Constance Gaca, Björn Moschinski *Breifrei – das Veggi-Kochbuch* Kösel

Dagmar von Cramm *Das große GU Kochbuch für Babys und Kleinkinder. Von der Stillzeit zum Kleinkindalter* GRÄFE UND UNZER VERLAG

Vanessa von Hilchen *Die Kleinschmeckerin: Meine besten Veggie-Rezepte für Kinder* GRÄFE UND UNZER VERLAG

Partnerschaft und Familie

Anja Constance und Christian Gaca *Von guten Eltern … und glücklichen Paaren* Kösel

Christian Gaca *Papipedia* GRÄFE UND UNZER VERLAG

Leben mit Baby

Anja Constance Gaca, Susanne Mierau *Mein Schreibaby verstehen und begleiten* GRÄFE UND UNZER VERLAG

Herbert Renz-Polster, Nora Imlau *Schlaf gut, Baby* GRÄFE UND UNZER VERLAG

Nicola Schmidt *artgerecht – Das andere Babybuch* Kösel

ADRESSEN, DIE WEITERHELFEN

Hebammen:

www.hebammenverband.de/familie/hebammen-suche

www.hebammensuche.de

www.kidsgo.de/kurse/hebammen

Still- und Laktationsberatung:

www.bdl-stillen.de/stillberatungsuche.html

www.stillen.de/laktationsberatung-finden

www.ausbildung-stillbegleitung.de/index.php/kontakte

www.afs-stillen.de

www.lalecheliga.de

Ernährungsberatung:

www.gesund-ins-leben.de/inhalt/beratungstele-fon-kinderernaehrung-31045.html

www.vegane-familien.de

Stillen und Ernährung:

www.still-lexikon.de

www.stillkinder.de

www.stillen-institut.com/de/fachwissen.html

www.gesund-ins-leben.de

www.bzfe.de

Schwangerschaft, Geburt, Wochenbett, Stillzeit, Baby:

www.vonguteneltern.de

www.hebammenblog.de

www.mama-baby-vision.de

www.geborgen-wachsen.de

Postpartale Krisen:

www.schatten-und-licht.de/index.php/de/

Stillhilfsmittel und Milchpumpen:

www.milchwiese.de

www.medela.de

www.lansinoh.de

Rezepte für die Beikostzeit und den Familientisch

www.kleinschmeckerin.com

www.breifreibaby.de

www.dagmarvoncramm.de/rezepte/mom-baby/

www.eltern.de/gesundheit-ernaehrung/essen-trinken/rezepte/rezepte-fuer-babys

REGISTER

I/J/K

L

M

N

O/P

Q/R

S

Dank

Ein Buch schreibt man nie ganz allein. So gibt es doch einige Menschen, die mich maßgeblich dabei unterstützt haben. Die Grundlage für dieses Buch sind mein Hebammen- und Stillberaterinnenwissen sowie Erlebnisse aus der Berufspraxis und persönliche Erfahrungen. Am meisten zum Thema Stillen und Babyernährung durfte ich von den Babys und ihren Eltern selbst lernen. So viele verschiedene Wege habe ich schon begleitet, die mich weit über den (Beikost-)Tellerrand hinausblicken ließen. Danke an all diese Familien.

Danke ganz besonders auch an meine Familie: an Christian und an unsere vier Kinder. Dieses Buch ist in der Stillzeit mit unserem vierten Kind entstanden. Die Bedürfnisse von vier kleinen und großen Kindern mit dem Buchschreiben unter einen Hut zu bekommen war nicht immer leicht. Christian hat es mir aber dennoch immer leicht gemacht. Und er hatte immer Schokolade für mich parat, wenn die Autorinnennerven gerade mal etwas blank lagen. Danke dafür und überhaupt für alles.

Danke auch an meine Freunde und an meine Kolleginnen, besonders an Saphira und Simone, für den immer wieder wertvollen Austausch oder die Hilfe bei der Quellensuche.

Ein ganz großer Dank geht auch an meine Lektorin Nadine Widl, die dieses Buchprojekt mit mir von Anfang an geplant, strukturiert und umgesetzt hat. Wie schön es doch immer wieder ist, von der anfänglichen Idee zum fertigen Buch zu kommen. Für den inhaltlichen Feinschliff hätte ich mir keine bessere Lektorin als Margarethe Brunner an meiner Seite wünschen können. Es hat einfach gepasst, und auch unter Zeitdruck war die Zusammenarbeit immer ein Vergnügen.

Danke auch an alle, die noch an diesem Buch beteiligt waren, darunter die Illustratorin Nadia Gasmi und die GU-Bildredaktion. Es braucht viele Menschen, um aus einem Projekt ein fertiges Buch zu zaubern.

DIE WERDEN SIE AUCH LIEBEN.

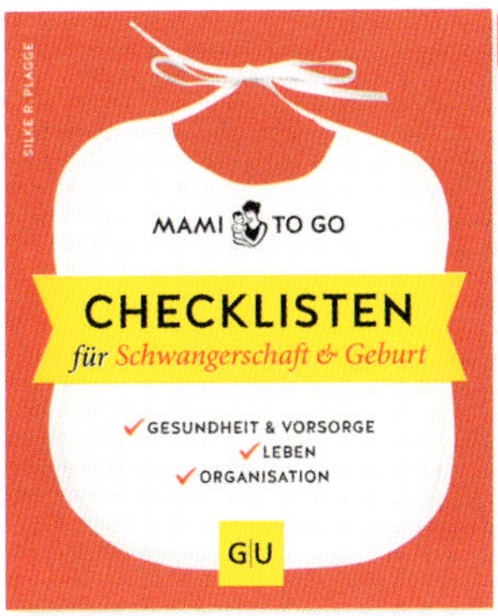

ISBN 978-3-8338-6720-0

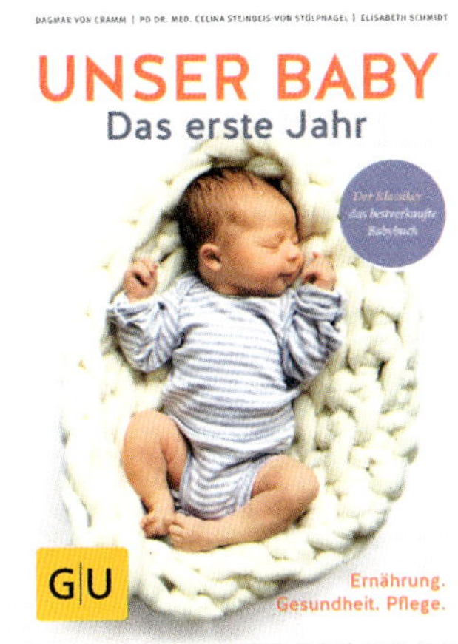

ISBN 978-3-8338-6195-6

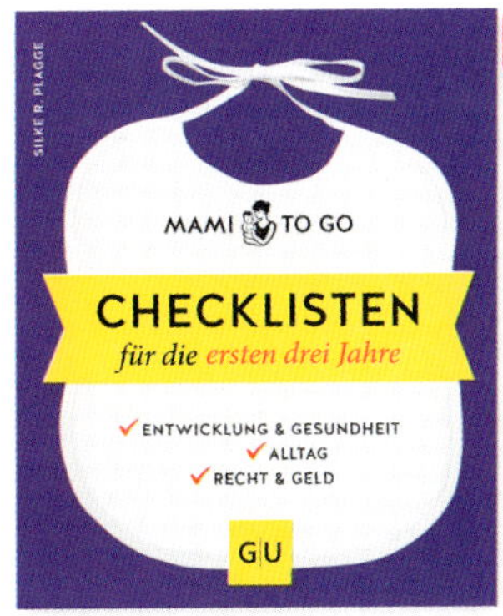

ISBN 978-3-8338-6545-9

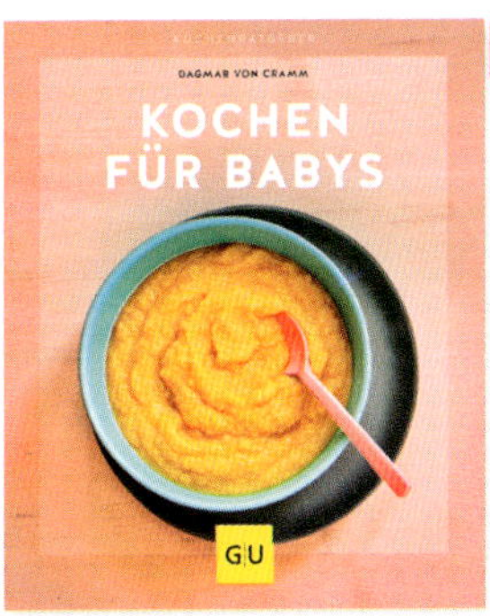

ISBN 978-3-8338-6851-1

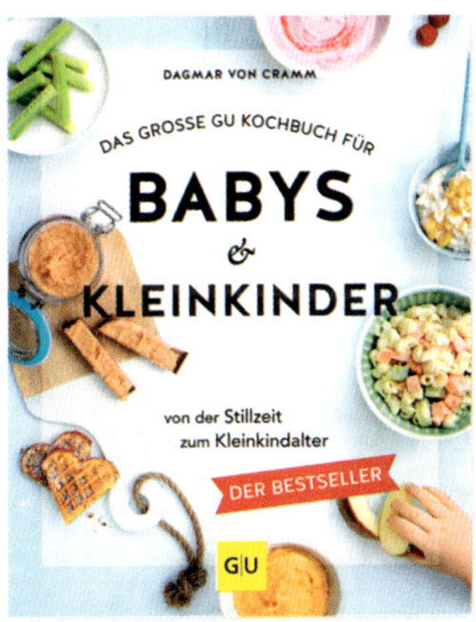

ISBN 978-3-8338-6261-8

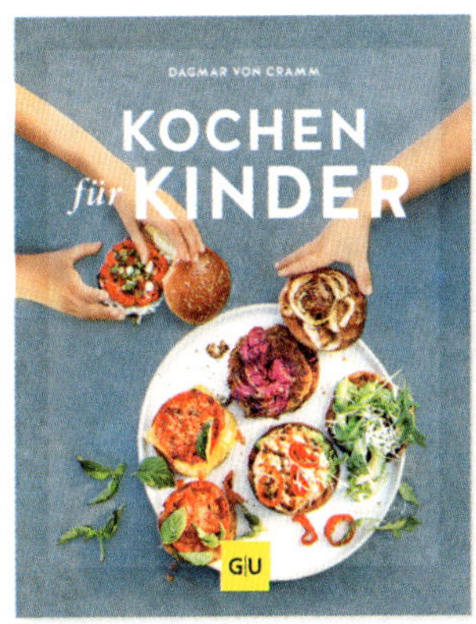

ISBN 978-3-8338-6883-2

e Auch als eBook erhältlich.

GU

Mehr von GU auf **www.gu.de** und **facebook.com/gu.verlag**

QUALITÄTS G|U GARANTIE

LIEBE LESERINNEN UND LESER,

wir wollen Ihnen mit diesem Buch Informationen und Anregungen geben, um Ihnen das Leben zu erleichtern oder Sie zu inspirieren, Neues auszuprobieren. Wir achten bei der Erstellung unserer Bücher auf Aktualität und stellen höchste Ansprüche an Inhalt und Gestaltung. Alle Anleitungen und Rezepte werden von unseren Autoren, jeweils Experten auf ihren Gebieten, gewissenhaft erstellt und von unseren Redakteur*innen mit größter Sorgfalt ausgewählt und geprüft.

Haben wir Ihre Erwartungen erfüllt? Sind Sie mit diesem Buch und seinen Inhalten zufrieden? Wir freuen uns auf Ihre Rückmeldung. Und wir freuen uns, wenn Sie diesen Titel weiterempfehlen, in Ihrem Freundeskreis oder bei Ihrem Online-Kauf.

Sollten wir Ihre Erwartungen so gar nicht erfüllt haben, tauschen wir Ihnen Ihr Buch jederzeit gegen ein gleichwertiges zum gleichen oder ähnlichen Thema um.

KONTAKT ZUM LESERSERVICE

GRÄFE UND UNZER VERLAG
Grillparzerstraße 12
81675 München
www.gu.de

GRÄFE UND UNZER

Ein Unternehmen der
GANSKE VERLAGSGRUPPE

IMPRESSUM

G|U

GU ist eine eingetragene Marke der GRÄFE UND UNZER VERLAG GmbH, www.gu.de

ISBN 978-3-8338-6940-2
3. Auflage 2023

Projektleitung: Nadine Widl
Lektorat: Margarethe Brunner
Korrektorat: Karin Leonhart
Satz: Dorothee Griesbeck
Herstellung: Martina Koralewska
Innen- und Umschlaggestaltung: independent Medien-Design GmbH, Horst Moser, München
Repro: Longo AG, Bozen
Druck und Bindung: dimograf

Umwelthinweis:
Nachhaltigkeit ist uns sehr wichtig. Der Rohstoff Papier ist in der Buchproduktion hierfür von entscheidender Bedeutung. Daher ist dieses Buch auf PEFC-zertifiziertem Papier gedruckt. PEFC garantiert, dass ökologische, soziale und ökonomische Aspekte in der Verarbeitungskette unabhängig überwacht werden und lückenlos nachvollziehbar sind.

Die GU-Homepage finden Sie unter www.gu.de

Bildnachweis:
Bildnachweis Cover: Tana Teel/Stocksy Innenteil: iStockphoto: S. 6, 140, 146; Getty Images: S. 9, 10 u., 46, 54, 70, 72, 100, 106, 122, 138; Nadia Gasmi S. 82, 84, 93; GU Archiv/Stefanie Aumiller S. 31 (Bild 2-4); GU Archiv/Mona Binner Photographie S. 114; S. 14; GU Archiv/Anke Schütz S. 3; Mauritius Images S. 33; Plainpicture: S. 2, 28, 77, 92, 126; Shutterstock: S. 8, 22, 79; Stock.Adobe: S. 13, 20, 25, 50, 58, 80, 93, 144; Stocksy: S. 10 o., 14, 38, 62, 96, 142; Westend61: S. 31 (Bild 1), S. 56. Illustrationen: Claudia Klein (S. 23, 39, 40, 48, 125)
Syndication: www.seasons.agency

Wichtiger Hinweis
Die Gedanken, Methoden und Anregungen in diesem Buch stellen die Meinung bzw. Erfahrung der Verfasserin dar. Sie wurden von der Autorin nach bestem Wissen erstellt und mit größtmöglicher Sorgfalt geprüft. Sie bieten jedoch keinen Ersatz für persönlichen kompetenten medizinischen Rat. Jede Leserin, jeder Leser ist für das eigene Tun und Lassen auch weiterhin selbst verantwortlich. Weder Autorin noch Verlag können für eventuelle Nachteile oder Schäden, die aus den im Buch gegebenen praktischen Hinweisen resultieren, eine Haftung übernehmen.